实用临床护理规范系列

SHIYONG LINCHUANG HULI GUIFAN XILIE

总主编 · 张玉侠

实用临床
护理操作规程

吴 燕 · 主编

复旦大学出版社

本书编委会

主　编　吴　燕

副主编　胡　敏

编　者　（按姓氏笔画排列）

丁　娟（复旦大学附属中山医院）
王　琳（复旦大学附属中山医院）
王春灵（复旦大学附属中山医院）
李静怡（复旦大学附属中山医院）
吴　燕（复旦大学附属中山医院）
肖沙璐（复旦大学附属中山医院）
沈敏伟（复旦大学附属中山医院）
周云峰（复旦大学附属中山医院）
项　波（复旦大学附属中山医院）
胡　敏（复旦大学附属中山医院）
唐颖嘉（复旦大学附属中山医院）
曹秋君（复旦大学附属中山医院）
董忻悦（复旦大学附属中山医院）
蔡　吉（上海市老年医学中心）

插　图

黄悦蕾（复旦大学附属中山医院）

秘　书

曹秋君（复旦大学附属中山医院）
顾璘翌（复旦大学附属中山医院）
沈志云（复旦大学附属中山医院）

序　一

医疗与护理是构成医学的两个最重要部分。历经百年蕴积的现代护理，对现代医疗卫生健康发挥着越来越重要的作用。如今，护理学已经成为与临床医学平行的一级学科，这为护理学科的发展提供了更广阔的空间，也提出了更高的要求。现代护理学需要对护理实践的经验、规范、研究进行总结凝练，从而形成可推广、可传承的学术体系。

复旦大学附属中山医院护理团队在学科带头人张玉侠教授的带领下，汲取 80 余年护理实践经验，汇聚集体智慧，总结国内、外最新护理研究成果，编撰了“实用临床护理规范系列”丛书。我有幸先睹为快，阅读了丛书中的部分内容，感触颇深。

这套丛书最大的亮点正是书名中的“规范”和“实用”。“规范”是对医疗护理工作的基本要求，不以规矩则不成方圆，临床工作更是如此。中山医院护理学科 80 多年来所取得的一切成就，都是基于历代中山护理人对“规范”的严格恪守和实践——规范的临床操作、规范的培训体系、规范的学术研究、规范的管理模式等。正因为中山医院一代代护理人长期坚持严谨、规范的工作作风，才使得中山医院护理学科在多个领域成为行业标杆，并能成为“全球卓越循证护理中心”。积长年护理实践之经验和成果，中山医院护理团队编撰了这套“规范”丛书，形成了一定的理论，供大家分享、借鉴，共同促进我国护理事业的发展和不断提升。“实用”二字则体现了这套丛书的编撰风格。丛书的总主编张玉侠教授和各位编者均是活跃在临床一线的具有丰富护理经验的专家和骨干。他们从临床护理实践的基本问题入手，重“实”、重“用”，强调科学护理，尽可能多地呈现护理领域的创新成果。“实用”二字也是基于中山护理团队多年来重视临床、重视实践、重视思考、重视培训的工作风格，源于中山护理团队多年来的经验积累和实践成果。相信这套丛书对提升护理质量、促进护理学科发展具有一定的指导价值和科学意义。

进入新时代，中山医院作为公立医院中的“国家队”，在推进我国医疗卫生事业高质量发展和促进人民健康的进程中应该发挥引领和示范作用。我真诚地向大家推荐这套

“实用临床护理规范系列”丛书，相信它会对广大一线护理人员的临床实践和成长具有较大的借鉴和指导作用，对我国临床护理实践和管理的规范化起到积极的推动作用。

是为序。

中国科学院院士
复旦大学附属中山医院院长 樊嘉
2021 年 9 月

序　二

护理工作是整个医疗卫生工作的重要组成部分，在防病治病、抢救生命、促进健康、减轻病痛和提高生活质量等方面均发挥着不可替代的作用，尤其是在实施“健康中国”战略的奋斗征程中，为人民提供全面、全程、全生命周期的健康服务更是广大护士的责任所在。随着医疗护理新理念、新技术日新月异，将科学、优质、有效的知识和经验整合入临床护理实践是促进临床质量和学科发展的重要策略。护理是一门实践性、操作性很强的应用学科，所谓“工欲善其事，必先利其器”，临床实践中需要有一套科学、实用的参考书籍，以提高工作效率和改善护理质量。

复旦大学附属中山医院护理学科作为国家临床重点专科建设项目，在护理管理、临床护理服务、护理专科技术、护理人才培养等方面均具有较丰厚的积累和创新。为满足临床护理实践的发展需求，复旦大学附属中山医院与全国的临床护理专家携手合作，同时得到各个领域医疗专家的大力支持，共同编写了“实用临床护理规范系列”丛书。本套丛书汇总了当前各专科先进、尖端的医疗技术和护理规范，同时也凝聚了一流大型综合性医院的管理智慧和前沿理念，希望为临床护理管理者和一线人员的实际工作提供借鉴和思路。

“实用临床护理规范系列”丛书总结了中山医院多年的临床护理经验、规范和标准，系统地梳理了重症护理、急诊急救护理、心脏疾病护理、肝脏疾病护理、静脉输液治疗护理、临床护理操作规程、血液净化临床护理等领域的护理重点和核心要素，结合最新指南、最佳证据及国内外专家共识，经过广泛、深入和反复的论证，并遵循严谨的书籍编写程序，希望最终呈现给读者高质量的内容。整套丛书在内容和结构上简洁明了，注重全面性、实践性、应用性元素的融合。本套丛书的出版将有助于一线护士建立科学的临床思维，在现代医学高速发展的进程中为患者提供科学、全面、高效及充满人文精神的整体护理照护。

本套丛书的编写得到了复旦大学附属中山医院、复旦大学出版社各级领导及国内各级医疗单位同道的大力支持和悉心指导，在此一并表示衷心的感谢。

本套丛书旨在为临床一线护理人员提供实用、前沿的参考性书籍，以助力他们更新专业理念、提升理论水平和优化实践技能。但由于编者水平所限，时间仓促，书中难免有不足之处，在此恳请广大同道及读者提出宝贵意见，以利于日后继续改进！

复旦大学附属中山医院
教授、护理部主任　張玉侠
2021 年 9 月

前　言

临床护理操作是临床医疗技术之一，是临床护理工作中非常重要的工作，是医疗护理救治方案具体落实于患者的重要步骤，是护士实现治病救人的重要手段和方式。通过护理操作，护士将药物和治疗措施实施于患者，使其发挥效用；通过护理操作，护士对患者进行病情观察、标本采集，获得疾病诊治所需的重要指标和信息；通过护理操作，护士运用专业技术解决患者病痛，为患者提供舒适和安全保障。按照护理专业相关要求进行规范操作，精准完成特定护理任务是护士应当具备的核心能力和基本技能，需要临床护士不断学习巩固和熟练掌握。随着医疗技术的发展及信息化应用在护理领域的不断深入，一些护理操作的流程步骤也随之发生相应改变，以适应临床需求，但总体原则和宗旨不变。

《实用临床护理操作规程》从临床实际出发，遵循护理操作的专业性和科学性，体现护理操作的技术性，并融合临床实践积累，结合临床发展需要，贴合临床护理现状，以患者为中心，注重整体护理和人文关怀，在临床护士进行护理操作时提供指导和参考。本书共六章，内容涵盖常见的 80 余项临床护理操作，包括基础护理操作技术、内科护理操作技术、外科护理操作技术、急危重症护理操作技术、妇产科护理操作技术及临床常见操作护理。根据各项护理操作的特点，每项操作可包含概述、目的、适用范围、操作流程、注意事项、操作并发症及处理、健康教育、知识链接及操作评价等相关内容，部分操作配有插图。操作流程以表格形式呈现，涉及操作步骤和动作要点，并在备注中注明操作关键步骤，整体结构清晰完整，内容精简，具有较强的实用性。各项操作后设置的“知识链接”板块介绍相关技术的最新研究进展，旨在对该项护理技术进行补充、拓展及延伸，拓宽临床思路。

本书基于护理操作整体理念，尝试革新操作评价方式。将每项护理操作视作一个整体，掌握所有操作步骤并熟练操作者评为合格，如有关键步骤未掌握或操作不到位则视为不合格。不再以对各操作步骤赋值和评分得到其总分来评价护士对操作的掌握情况，因此本书未设置操作评分表，此模式供大家探讨。

本书编者均具有丰富临床工作经验及临床教学经验，在编写、审校过程中，全体编者对书稿内容、结构进行了反复斟酌和修改，但由于编者水平有限，书中难免有错漏，不足之处恳请读者不吝指正，以便后期修正完善。

对本书编写过程中给予指导和帮助的所有专家和同仁，在此一并表示感谢！

吴　燕

2023 年 6 月

目 录

第一章　基础护理操作技术

第一节　无菌技术与手卫生

一、手卫生

(一) 概述

手卫生(hand hygiene)是洗手、卫生手消毒和外科手消毒的总称，是为控制医护人员在工作中的交叉感染风险而采取的措施，是医院感染控制的重要手段。

(二) 目的

清除医护人员手部皮肤污垢、碎屑及致病微生物，切断通过手传播感染的途径。

(三) 操作流程

如表 1－1 所示。

表 1－1　流动水下七步洗手法操作流程

操作步骤	动作要点	备注
准备和检查用物	素质要求：服装整洁，仪表端庄	
	环境准备：整洁、明亮、宽敞	
	备妥用物：洗手池设备(感应式或长柄水龙头)、洗手液、擦手纸	
调节水流	打开水龙头，调节合适水流	
	有条件的情况下，注意调节水温	
湿手、涂洗手液	流动水湿润双手	
	取适量洗手液涂抹	
按照顺序洗手，每步 15～30 秒(图 1－1)	① 洗手掌(内)：掌心相对，手指并拢，互相揉搓	★
	② 洗背侧指缝(外)：手心对手背沿指缝相互揉搓，双手交换进行	
	③ 洗掌侧指缝(夹)：掌心相对，双手交叉沿指缝相互揉搓	
	④ 洗指背(弓)：弯曲各手指关节，半握拳把指背放在另一手掌心旋转揉搓，双手交换进行	

（续　表）

操作步骤	动作要点	备注
	⑤ 洗拇指(大)：一手握另一手大拇指旋转揉搓，双手交换进行	
	⑥ 洗指尖(立)：弯曲各手指关节，把指尖合拢在另一手掌心旋转揉搓，双手交换进行	
	⑦ 洗手腕、手臂(腕)：揉搓手腕、手臂，双手交换进行	
冲净、干燥	流动水冲净	★
	用擦手纸擦干双手	

注：★表示关键步骤。

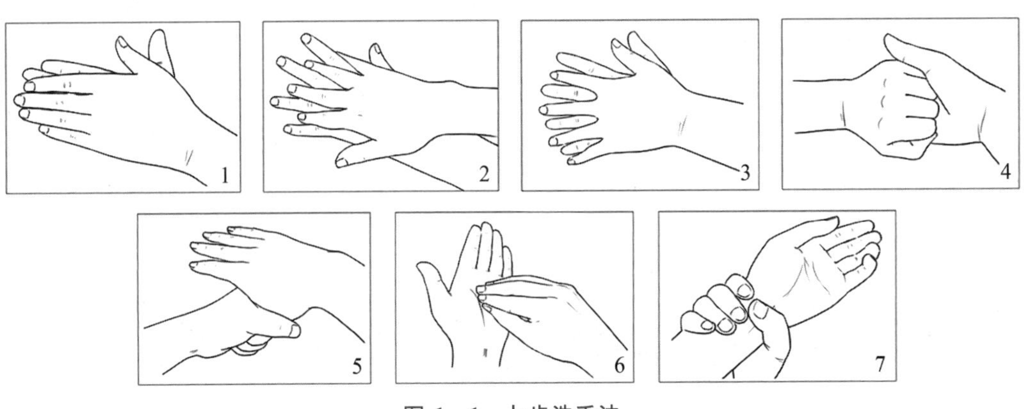

图 1－1　七步洗手法

（四）注意事项

（1）洗手指征：

1）直接接触每个患者后。

2）从同一患者身体的污染部位移动到清洁部位时。

3）接触患者黏膜、破损皮肤或伤口前后。

4）接触患者血液、体液、分泌物、排泄物、伤口敷料等之后。

5）接触患者周围环境及物品后。

6）穿脱隔离衣前后，脱手套之后。

7）进行无菌操作，接触清洁、无菌物品之前。

8）处理药物或配餐前。

（2）当手部有血液或其他体液等肉眼可见的污染时，应用洗手液和流动水洗手；当手部没有肉眼可见的污染时，可用快速手消毒剂消毒双手，揉搓方法与洗手方法相同。

(3) 医护人员的指甲应保持干净、短小，不佩戴人造指甲或首饰。

(4) 洗手方法正确，手的各个部位都需洗到、冲净，尤其要认真清洗指背、指尖、指缝和指关节等易污染部位；冲净双手时注意指尖向下。

(5) 注意调节合适的水流，避免污染周围环境和自身。

(6) 擦干双手时，应使用一次性擦手纸。如使用干净的毛巾擦手，毛巾要一用一消毒；盛放消毒毛巾的容器应定期清洗、灭菌。

(五) 知识链接

快速手消毒剂洗手后，优先推荐自然晾干的方式干手。流动水洗手后，优先推荐使用一次性擦手纸干手。使用干手器干手时待干时间长，可能因风干不充分影响手部干燥效果，也可能因干手器内滋生的细菌导致二次污染；一次性擦手纸携带细菌少、洁净程度高、吸水性强、使用方便，待干时间短，可确保手部清洁干燥，安全执行操作，故优先推荐。

(六) 操作评价

(1) 动作轻巧，注意节力原则，操作时间≤5 分钟。

(2) 洗手方法正确，搓洗到位，冲洗彻底。

(3) 关键步骤操作规范、准确。

(4) 手卫生符合要求，检测到的细菌菌落数≤10 cfu/cm^2。

二、无菌技术

(一) 概述

无菌技术(aseptic technique)是指在医疗护理操作过程中，保持无菌物品、无菌区域不被污染，防止病原微生物侵入人体的一系列操作技术。

(二) 目的

(1) 取放和传递无菌物品，保持无菌物品的无菌状态。

(2) 形成无菌区域，盛放无菌物品，供治疗、护理使用。

(3) 防止病原微生物通过医疗护理操作传播。

(三) 操作流程

如表 1-2 所示。

表 1-2　无菌技术操作流程

操作步骤	动作要点	备注
准备和检查用物	素质要求：服装整洁，仪表端庄	
	环境准备：整洁、明亮、宽敞、定期消毒 操作前 30 分钟停止清扫，减少走动 操作台面清洁、干燥、平坦，物品布局合理	
	护士准备：洗手、戴口罩	

（续　表）

操作步骤	动作要点	备注
	用物准备：无菌持物钳及盛放持物钳的容器、无菌容器、无菌包、无菌溶液、盛装无菌溶液的容器、无菌手套；治疗盘、启瓶器、弯盘、记录纸、签字笔	
	用物检查：用物名称、有效期、灭菌标识，包布无潮湿、破损，无菌手套型号，无菌溶液瓶签、瓶口、瓶身、溶液质量	★
	开盖：打开盛放无菌持物钳的容器盖	
	取钳：手持无菌持物钳上 1/3 处，闭合钳端；将钳移至容器中央，垂直取出，关闭容器盖	
使用无菌持物钳	使用：保持钳端向下，在腰部以上范围活动	★
	放钳：用后闭合钳端，打开容器盖，快速垂直放回容器，松开轴节，关闭容器盖	
	消毒：按规定定期消毒	
	开包：由外到内依次揭开无菌包的四角，手不可触及包布内面	
使用无菌包	取物：用无菌钳夹取所需物品，不跨越无菌区	★
	回包：按原折痕由内到外包好四角，妥善固定，防止松散	
	记录：注明开包日期及时间，并签名。有效期 24 小时	
	备盘：准备清洁、干燥、大小合适的治疗盘	
	取巾：按无菌包使用法取一块无菌治疗巾，放于治疗盘内	
	铺巾：双手捏住无菌巾一边外面两角，轻轻抖开，双折平铺于治疗盘上，将上层折成扇形，边缘向外，无菌面向上	
铺无菌盘	放物：用无菌钳夹取无菌物品放入，不能跨越无菌区	★
	覆盖：拉平扇形折叠层，边缘对齐，将开口处向上折两次，两侧边缘分别向下折一次，露出治疗盘边缘	
	记录：注明铺盘日期及时间，并签名。有效期 4 小时	
	开盖：打开容器盖，内面向上置于稳妥处	
使用无菌容器	取物：用无菌钳夹取无菌物品	★
	关盖：取物后，立即盖上盖子，启用后 24 小时有效	
	手持无菌容器：应托住底部，不能接触容器边缘及内壁	
	准备盛放无菌溶液的容器	
	开瓶：开启瓶盖，消毒瓶塞并打开	
倒取无菌溶液	倒液：瓶签朝向掌心，倒出少量溶液旋转冲洗瓶口，再倒出溶液至无菌容器中	★
	盖塞：塞好瓶塞	
	记录：注明开瓶日期、时间并签名。有效期 24 小时	

（续　表）

操作步骤	动作要点	备注
戴脱无菌手套	戴手套：一手捏住一只手套的反折部分（手套内面），另一手对准五指戴上；再用戴好手套的手插入另一只手套的反折内面（手套外面），戴上手套	★
	调整：双手调整手套位置，将手套的翻边扣套在工作服衣袖外面	
	脱手套：未脱手套的手捏住另一手套腕部外面，翻转脱下；已脱手套的手插入另一手套内面，将其往下翻转脱下	
操作后处理	物品处理：分类放置，统一处理	
	洗手、脱口罩	

注：★表示关键步骤。

（四）注意事项

（1）严格遵循无菌原则。

（2）铺无菌盘的注意事项。

1）铺无菌盘的区域必须清洁、干燥。

2）无菌巾避免潮湿。

3）非无菌物品不可触及无菌面。

4）覆盖无菌巾时注意使边缘对齐。

（3）使用无菌持物钳（镊）的注意事项。

1）无菌持物钳（镊）罐应配套。

2）取放无菌持物钳（镊）时，应将钳（镊）端闭合，使用时应保持钳（镊）端向下，用后立即放回。

3）无菌持物钳（镊）只能用于夹取无菌物品，不可夹取油纱布，不能触碰未经消毒的物品。

4）到远处夹取物品应连同容器一起搬移，就地取出使用；如有被污染或可疑污染时，应重新消毒灭菌。

5）使用无菌持物钳（镊）时，不能低于腰部。

6）打开包后的无菌罐、持物钳（镊），使用有效期为 4 小时。

（4）使用无菌包注意事项。

1）物品超过有效期、被污染或包布受潮，则需重新灭菌。

2）打开无菌包时，手不可触及包布内面，操作时手臂不能跨越无菌区。

（5）使用无菌容器时，不可污染无菌容器内面、边缘及容器盖内面。

（6）倒取无菌溶液时，不可将物品伸入无菌溶液瓶内蘸取溶液；倾倒溶液时不可直接接触无菌溶液瓶口；已倒出的溶液不可倒回瓶内。

（7）打开过的无菌包或无菌溶液如无污染，有效期 24 小时；铺好的无菌盘有效期 4

小时。

(8) 戴脱无菌手套注意事项。

1) 防止手套外面(无菌面)触及任何非无菌物品。

2) 已戴手套的手不可触及未戴手套的手及另一手套的内面(非无菌面);未戴手套的手不可触及手套的外面。

3) 戴好手套的手始终保持腰部以上水平、视线范围内。

4) 发现手套有破损,立即更换。

(五) 操作评价

(1) 动作轻巧,注意节力原则。

(2) 操作过程规范、准确,未跨越无菌区。

(3) 遵循无菌原则,无污染,如有污染立即更换。

三、穿脱隔离衣

(一) 概述

隔离衣(isolation gown)是用于保护医务人员避免受到血液、体液和其他感染性物质的污染或用于保护患者避免感染的防护用品。分为一次性隔离衣和布制隔离衣。

(二) 目的

(1) 保护工作人员和患者。

(2) 防止病原微生物播散,减少感染和交叉感染。

(三) 适用范围

(1) 接触经接触传播的感染性疾病患者时,如传染病、多重耐药菌感染的患者。

(2) 对实行保护性隔离的患者实施诊疗、护理时,如大面积烧伤、骨髓移植的患者。

(3) 可能受到患者血液、体液、分泌物、排泄物喷溅时。

(四) 操作流程

如表 1-3 所示。

表 1-3　穿脱隔离衣操作流程

操作步骤	动作要点	备注
评估患者	评估患者的病情、治疗、护理状况、目前隔离类型及隔离措施	★
准备和检查用物	素质要求:服装整洁,仪表端庄	
	环境准备:整洁、明亮、宽敞	
	护士准备:去除手表和所有饰物 工作服为长袖时,卷袖过肘 洗手,戴口罩、圆帽	
	备妥用物:规格合适的完好隔离衣	
取隔离衣	双手持衣领取下隔离衣,内面向操作者	★

（续　表）

操作步骤	动作要点	备注
穿隔离衣	穿衣袖：一手持衣领，另一手伸入衣袖内，穿衣袖，举起手臂，将衣袖穿上；换手持衣领，穿上另一侧衣袖；双手臂高举将衣袖穿好	★
	系领扣：两手持衣领，由前（领子中央）向后理顺领边，扣上领扣	
	扣袖口：扣好袖口或系上袖带	
	捏衣边：在腰带下约 5 cm 处分别将隔离衣两侧衣边捏至前面	
	系腰带：两手在背后将衣边边缘对齐，向一侧折叠，按住折叠处，将腰带在背后交叉，回到前面打一活结，结头向上	
	扣下扣：向前半步扣下摆扣	
脱隔离衣	解下扣：解开下扣	★
	解腰带：松开腰带，在前面打一活结（结头向上）	
	解袖口：解开袖口，将衣袖向上拉，在肘部将部分衣袖塞入工作衣袖内	
	洗手	
	解领扣：解开领扣	
	脱衣袖：一手伸入另一侧袖口内，拉下衣袖过手（遮住手），再用衣袖遮住的手在外面拉下另一衣袖，两手在袖内使袖子对齐，双臂逐渐退出	
	挂衣钩：双手持领，将隔离衣两边对齐，挂好备用	
操作后处理	物品处理：分类放置，统一处理	
	隔离衣备洗：脱下后清洁面向外，卷好投入污衣袋中	
	洗手、脱口罩	

注：★表示关键步骤。

（五）注意事项

（1）隔离衣只能在规定区域内穿脱，穿前应检查有无潮湿、破损，长短须能全部遮盖工作服。

（2）隔离衣每日更换，如有潮湿或污染，应立即更换。

（3）穿脱隔离衣的过程中应避免衣领、面部、帽子和清洁面被污染，始终保持衣领清洁、干燥。

（4）穿好隔离衣后，双臂保持在腰部以上；不得进入清洁区，避免接触清洁物品。

（5）消毒手时不能沾湿隔离衣，隔离衣也不可触及其他物品。

（6）脱下的隔离衣如挂在半污染区，应清洁面向外；挂在污染区则应污染面向外。

（六）知识链接

（1）穿脱隔离衣口诀。

1）穿隔离衣：一左二右三伸手，四系领五扣袖，六拉左七拉右，两边对齐向后抖，左手压右手折，带子系在衣前右，俯下身去扣下钮。

2）脱隔离衣：一解下扣二松带，三解袖口塞双袖，四洗手五解领，内脱左外脱右，对齐领边和衣袖，将衣轻轻挂上钩。

（2）防护服（disposable gown）：临床医务人员在接触甲类或按甲类传染病管理的传染病患者时所穿的一次性防护用品。应具有良好的防水、抗静电、过滤效率及无皮肤刺激性，穿脱方便，结合部严密，袖口、脚踝口应为弹性收口。

1）下列情况应穿防护服：①临床医务人员在接触甲类或按甲类传染病管理的传染病患者时；②接触经空气传播或飞沫传播的传染病患者，可能受到患者血液、体液、分泌物、排泄物喷溅时。

2）穿脱防护服的注意事项：①防护服只限在规定区域内穿脱；②穿前应检查防护服有无破损；穿时勿使衣袖触及面部及衣领。发现有渗漏或破损应及时更换，脱时应注意避免感染。

（七）操作评价

（1）动作熟练，注意节力原则。

（2）操作过程规范、准确。

（3）遵循隔离原则。

（4）穿着利索，衣领平整。

（曹秋君）

第二节　生命体征的测量与监测

生命体征（vital sign）是体温、脉搏、呼吸及血压的总称。正常情况下，生命体征在一定范围内相对稳定，而在病理情况下会出现极其敏感的变化。观察、测量和记录生命体征是日常护理工作中重要的基本技能之一。

一、体温、脉搏和呼吸测量

（一）概述

体温、脉搏和呼吸的测量是一种获得患者生理状态基本资料，了解机体重要脏器功能活动情况的途径。

（二）目的

（1）通过对患者生命体征的监测，护士可以及时、准确地掌握患者的客观资料。

（2）发现病情变化，为患者的诊断、治疗提供依据。

（三）操作流程

如表 1－4 所示。

表 1－4　体温、脉搏和呼吸的测量

操作步骤	动作要点	备注
核对评估解释	核对：采用两种以上方式核对患者身份	
	评估患者，选择合适的测量方式： ① 病情，意识状态，治疗情况及配合程度； ② 30 分钟内有无运动、进食、进冷热饮、冷热敷、洗澡等； ③ 测量耳温者观察外耳道有无畸形、耵聍等	★
	解释：向患者及家属解释操作目的、方法、注意事项及配合要点	
准备和检查用物	素质要求：服装整洁，仪表端庄	
	环境准备：安静、整洁、明亮、温湿度适宜； 擦拭盘、台、车	
	护士准备：洗手、戴口罩	
	备妥用物：治疗盘、弯盘、耳温仪、一次性耳套、手消毒液、表（精确到秒）、记录单 若测口温、腋温，则备水银体温计，容器 2 个（含消毒液纱布），清洁纱布若干；若测肛温，则备肛表、润滑油、棉签、容器 2 个（含消毒液纱布、卫生纸）	
核对解释	核对：采用两种以上方式核对患者身份	
	解释：操作目的、方法、注意事项及配合要点	
协助安置体位	协助患者取舒适体位	
	洗手	
测体温（耳温仪）	耳温仪开机、装耳套	
	耳温仪测温（选择暴露于空气中的耳朵），将耳背往后上方拉，将探测头轻柔地插入耳道里，按下开始键（图 1－2）	★
	取出耳温仪，正确读数，取下耳套	
测体温（水银体温计）	（口温）体温计水银端斜放于舌下热窝，嘱患者紧闭口唇，用鼻呼吸，勿咬体温计，时间 3 分钟（图 1－3）	★
	（腋温）擦干腋下汗液，水银端放腋窝处，体温计紧贴皮肤，嘱患者屈臂过胸，夹紧，时间 10 分钟	★
	（肛温）取侧卧、俯卧或屈膝仰卧位，暴露测温部位，润滑肛表水银端，插入肛门 3～4 cm；婴幼儿可取仰卧位，护士一手握住患儿双踝，提起双腿，另一手将已润滑的肛表插入肛门（婴儿 1.25 cm，幼儿 2.5 cm），并握住肛表用手掌根部和手指将双臂轻轻捏拢，固定。时间 3 分钟，取出体温计，用纱布擦拭，并用卫生纸擦净患者肛门处。协助患者穿衣、裤，取舒适体位	★

（续　表）

操作步骤	动作要点	备注
测脉搏	用示指、中指、无名指的指端轻按桡动脉（图 1－4）	★
	计数 30 秒，结果乘以 2	
测呼吸	测呼吸时手指不可离开搭脉搏处 观察患者胸部或者腹部的起伏（一起一伏为一次呼吸）、深度、节律、音响、形态及有无呼吸困难	★
	数呼吸 30 秒，结果乘以 2	
测量后	床旁记录测量值	
操作后处理	协助取舒适体位，整理病床单位	
	清理用物，正确处理	
	洗手、脱口罩	
记录	正确绘制体温单	★

注：★表示关键步骤。

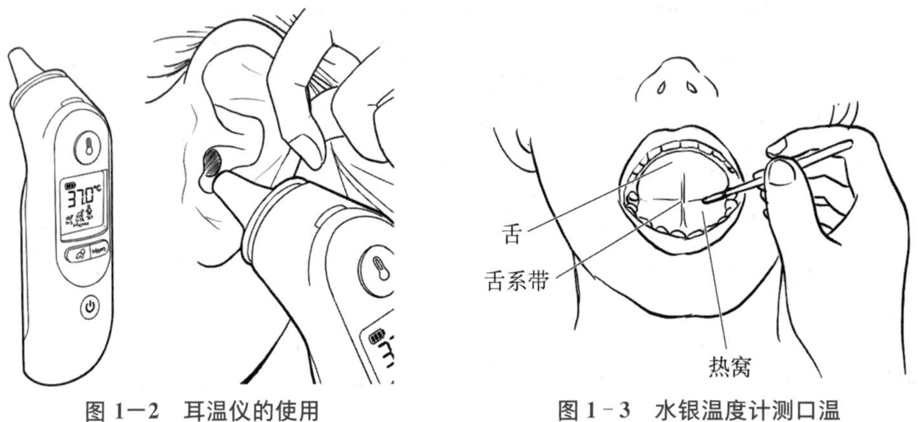

图 1－2　耳温仪的使用

图 1－3　水银温度计测口温

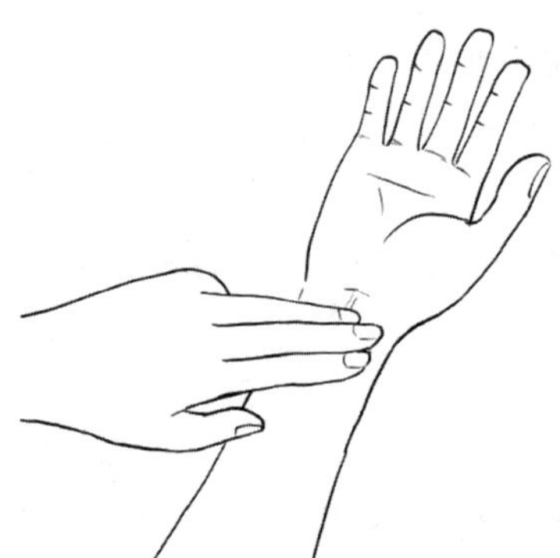

图 1－4　桡动脉测量法

（四）注意事项

（1）不能对有耳疾和正在接受治疗的耳朵测耳温。

（2）若使用水银体温计，测量体温前，应清点体温计的数量，并检查体温计是否完好，水银柱是否在35℃以下。

（3）精神异常者、昏迷者、婴幼儿、口腔疾病患者、口鼻腔手术者、呼吸困难者、不能合作者不可采用口表测温。

（4）进食、吸烟、面颊部冷热敷后，应间隔30分钟方可用口表测温。

（5）腋下有创伤、手术、炎症者，腋下出汗较多者，肩关节受伤或消瘦夹不紧体温计者禁忌测量腋温。患者沐浴后须等待30分钟后方可测腋温。

（6）直肠疾病或手术后、腹泻、心肌梗死患者不宜从直肠测温，热水坐浴、灌肠后等待30分钟方可行直肠测温。心肌梗死患者不宜测肛温，以免刺激肛门引起迷走神经反射，导致心动过缓。

（7）婴幼儿、精神病患者、躁动患者直肠测温时护士须手扶肛表，以防肛表断裂或进入直肠，造成意外。

（8）肛表与口表、腋表须分别清洁消毒。

（9）不可用拇指诊脉，当脉搏细弱不易计数时，可用听诊器听心率1分钟代替。

（10）若发现患者脉搏短绌，应由2名护士同时测量，一人听心率，另一人测脉率，由听心率者发出“起”或“停”口令，计时1分钟。

（11）偏瘫患者选择健侧肢体测量脉率。

（12）患者剧烈运动后或情绪激动时，应休息20分钟再测脉率。

（13）测量呼吸时宜取仰卧位。

（14）测呼吸时不能与患者讲话，呼吸不规则的患者及婴儿测1分钟。

（五）健康教育

（1）告知患者测量体温、脉搏、呼吸的目的、方法、注意事项和配合要点。

（2）告知患者生命体征正常值，并对异常值情况进行相应处理。

（六）知识链接

（1）临床上以口腔、直肠、腋窝等处的温度来代替体表温度，其中直肠温度最接近人体深部温度，而日常工作中，测量口腔、腋下温度更为常见。但在低热情况下，直肠测温与口腔测温准确度高于腋下测温。

（2）颌下测量体温通常应用于新生儿和婴儿，该时期棕色脂肪（brown adipose tissue, BAT）在产热中发挥重要作用。婴儿期的棕色脂肪分布在肩部和颈部周围，胸骨背面和沿脊柱两侧棘突深部血管的两侧，形成中心保暖系统。根据这一解剖特点，可以选用颌下代替腋下来监测新生儿体温。优点是不需松开包被，利于保暖，测量部位暴露于体表，减少对患儿的刺激，患儿不哭闹，所测体温值准确。测量新生儿颌下颈部体温时将新生儿侧卧于婴儿小床上，头部垫一小枕，使新生儿下颌紧贴胸部，将体温表水银端置于颌下颈部皮肤皱褶处，10分钟后取出。因小儿颈部短，皮肤皱褶较深，再加上包被的固定作用，体温计易于固定，具有临床实用性。

(3) 脉搏测量的部位多选择浅表、靠近骨骼的大动脉，如桡动脉、颞动脉、颈动脉、肱动脉、腘动脉、足背动脉、胫后动脉和股动脉等。

(4) 额温测量：一般用于体温初筛，可采用非接触式红外线体温计。使用前确认探头镜片是否干净，如有脏污，可用棉签或软布蘸75%乙醇轻轻擦拭。被测对象在测量前应避免剧烈运动，避免长时间风吹日晒，保持相对平稳的身体状态，以提高体温初筛的准确率。测试时，额温仪对准被测者前额正中眉心上方，仪器指向额头保持垂直，与额头的距离为1～3 cm(额温仪不同测距可能不同，具体根据额温仪说明书)，有刘海遮挡时，应将刘海拨开，有汗水和雨水的，应擦拭干净再进行测量，避免测量结果失真。

(七) 操作评价

(1) 动作轻巧、熟练，注意节力原则。

(2) 关键步骤全部完成，无错漏。

(3) 读数、记录正确。

(4) 注意人文关怀。

(5) 操作时间不超过10分钟。

二、无创血压测量

(一) 概述

血压(blood pressure, BP)是血液在血管内流动时对血管壁的侧压力，一般指动脉血压。心脏收缩时，血液射入主动脉，此时动脉管壁所受的压力最大，称为收缩压；心脏舒张时，动脉管壁弹性回缩，此时动脉管壁所受的压力最小，称为舒张压。收缩压与舒张压之差称为脉压，测量血压一般以肱动脉血压为标准。

血压测量可分为直接测量和间接测量两种方法。直接测量法属于一种创伤性检查，临床仅限于急危重症患者、特大手术及严重休克患者的血压监测。间接测量法是应用血压计间接测量血压，是目前临床上广泛应用的血压测量方法。

(二) 目的

(1) 通过对患者血压的监测，可以及时、准确地掌握患者的客观资料。

(2) 发现病情变化，为患者的诊断、治疗提供依据。

(三) 操作流程

如表1-5所示。

表1-5　无创血压测量操作流程

操作步骤	动作要点	备注
评估解释	核对：采用两种以上方式核对患者身份	
	评估：① 患者病情、治疗情况、既往血压状况及手术史； ② 患者意识状态及合作程度； ③ 患者肢体活动情况及测血压处皮肤情况； ④ 了解患者30分钟内有无剧烈运动、饱餐或洗过热水澡，并嘱其休息	★

（续　表）

操作步骤	动作要点	备注
	解释：向患者及其家属解释测血压的目的、注意事项及配合要点	
准备和检查用物	素质要求：服装整洁，仪表端庄	
	环境准备：安静、整洁、明亮、温湿度适宜；擦拭盘、台、车	
	护士准备：洗手、戴口罩	
	备妥用物：血压计、听诊器、手消毒液、记录单	
	血压计检查：有强检标志、血压计导管无老化、衔接良好，袖带完好、无污染，气囊开关良好，玻璃柱无破裂，打气检查无漏气，水银柱无断裂或水银量不足等情况	
	听诊器检查：导管无老化、衔接紧密，传音良好	
核对解释	核对：采用两种以上方式核对患者身份	
	解释：测量血压的目的、方法、注意事项及配合要点	
协助安置体位	协助患者取平卧位或坐位	
	测量肢体的肱动脉与心脏及血压计“0”点处于同一水平	★
正确系袖带	触及肱动脉搏动位置，袖带下缘距肘窝 2～3 cm，平整包裹上臂	★
	袖带松紧度以一指为宜	
放置听诊器	听诊器放置于肱动脉搏动处	★
	拇指不可按压在听诊器上	
测量	平稳注气与放气，避免过快或过慢	★
测量后	放尽袖带内空气，取下袖带	
	床旁记录测量值	
	告知患者测量值	
操作后处理	协助取舒适体位，整理衣袖，整理床单位	
	清理用物，正确处理	
	洗手、脱口罩	
记录	正确记录	

注：★表示关键步骤。

（四）注意事项

（1）血压监测遵循“四定”原则：定时间、定体位、定部位、定血压计。

（2）测血压前不可剧烈运动，避免情绪激动，应在患者平静时进行。

（3）测量肢体的肱动脉与心脏及血压计“0”点处于同一水平位置，卧位时平腋中线，坐位时平第四肋间。

(4) 偏瘫患者选择健侧肢体测量。

(5) 充气不可过猛、过高,防止水银外溢;放气不可过快,以免读数误差。

(6) 当听不清或出现异常声音时,应分析排除外界因素;需重复测量时,应将袖带内气体驱尽,水银柱降至"0"点,稍等片刻后再行测量。

(7) 非常规生命体征测量时,根据医嘱,持医嘱执行单实施操作。

(五) 健康教育

(1) 告知患者无创血压测量的目的、意义、注意事项及配合方法。

(2) 指导患者居家自我监测血压的方法。

(3) 对高血压患者进行生活方式、功能锻炼和心理指导等。

(六) 知识链接

《中国高血压防治指南》(2018 年修订版)对血压测量的要求:应间隔 1～2 分钟重复测量,取 2 次读数的平均值记录。如果收缩压或舒张压的 2 次读数相差 0.665 kPa (5 mmHg)以上,应再次测量,取 3 次读数的平均值记录。首诊时需测量两上臂血压,之后一般选择较高读数的上臂测量。

(七) 操作评价

(1) 动作轻巧、熟练,注意节力原则。

(2) 关键步骤全部完成,无错漏。

(3) 读数、记录正确。误差<5 mmHg。

(4) 注意人文关怀。

(5) 操作时间不超过 10 分钟。

三、床旁心电监护

(一) 概述

心电监护(electrocardiogram monitor)是利用心电监护仪同时监测患者实时、动态的心电图、心律、心率、血压、呼吸、血氧饱和度等生理参数。

(二) 目的

(1) 通过监测患者的心律、心率、呼吸、血压、血氧饱和度等,及时发现患者病情变化。

(2) 持续监测患者心电活动,及时判断心律失常。

(3) 监测药物的治疗效果及不良反应。

(三) 操作流程

如表 1-6 所示。

表 1-6 床旁心电监护操作流程

操作步骤	动作要点	备注
核对医嘱	接到医嘱后,双人核对	
评估解释	核对:采用两种以上方式核对患者身份	

（续　表）

操作步骤	动作要点	备注
	评估：① 患者病情、意识、合作程度、放置电极片部位皮肤情况、评估肢体活动度、臂围、有无手术外伤等袖带加压禁忌、有无灰指甲或涂指甲油、有无植入性起搏器； ② 环境情况、光照情况、有无电磁波干扰	★
	解释：向患者及家属解释心电监护的目的、注意事项及配合要点	★
准备和检查用物	素质要求：服装整洁，仪表端庄	
	环境准备：安静、整洁、明亮、温湿度适宜	
	护士准备：洗手、戴口罩	
	备妥用物：一次性电极片3～5个，乙醇棉球数个，弯盘1个，多功能监护仪1台，安全别针，橡皮筋，护理记录单，必要时准备备皮刀	★
	检查监护仪：强检标识在有效期内，仪器外观完好，电源线及导线无破损、老化、外露；连接监护仪电源，开机检测：检查按键是否灵敏、血压袖带充气是否良好、血氧探头是否灵敏，检测完毕后监护仪呈待机状态	★
核对解释	核对：采用两种以上方式核对患者身份	★
	解释：心电监护的目的、注意事项及配合要点	
协助安置体位	协助患者取舒适体位	
	暴露操作区域，注意保暖及隐私保护	
连接监护仪	乙醇棉球擦净皮肤，待干后安放电极(图1-5、1-6)，必要时胸前区备皮	
	分别连接心电导联贴片、血氧饱和度传感器、血压袖带	★
	打开监护仪，测量血压	★
设置参数	设置各类报警参数	★
	调节报警音量	
整理导线	整理固定各种导线，不得有折叠	
安置体位	协助患者取舒适体位	
	整理床单位，拉起床栏	
观察记录	定时巡视观察	★
	准确记录	
健康教育	告知患者及家属注意事项和配合要点	★
撤监护仪	向患者说明，取得合作	
	关机，断电源	

（续　表）

操作步骤	动作要点	备注
操作后处理	用物处理	
	洗手、脱口罩	

注：★表示关键步骤。

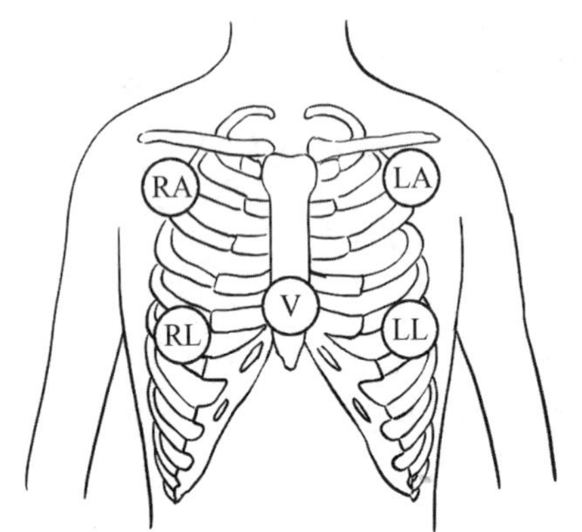

图 1-5　心电监护胸前电极片位置(五导联)

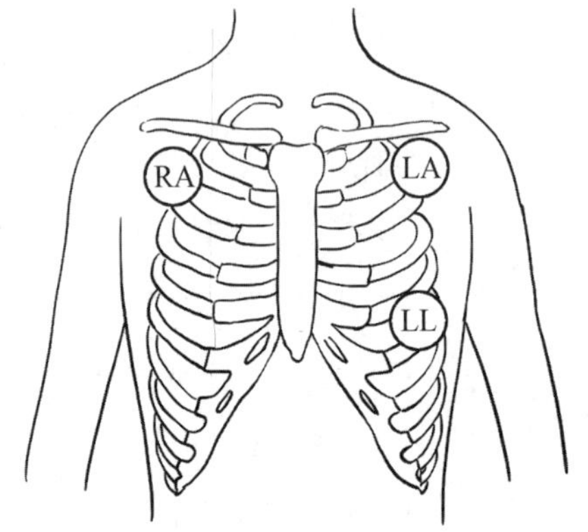

图 1-6　心电监护胸前电极片位置(三导联)

(四) 注意事项

(1) 根据病情，协助患者取合适体位。

(2) 血压袖带放置位置正确，松紧合适(袖带与患者手臂间容一指)，如连续监测，每班放松1～2次。

(3) 心电导联一般选择Ⅱ导联，密切观察心电图波形，及时处理干扰和电极脱落等情况，如遇异常监测值，及时通知医师处理。

(4) 定期观察患者粘贴电极片处的皮肤，建议每日更换电极片和粘贴部位，以免发生皮肤损伤。

(5) 合理设置报警范围，减少因误报警造成的报警疲劳，贻误救治时机。禁止关闭报警声音。

(6) 心电监护不具有诊断意义，如需详细了解心电图的变化，需做常规导联心电图。

(7) 正确放置电极位置：患者如有植入性起搏器，电极片应避开起搏器位置。

1) 五导联：右锁骨正下方(RA)；左锁骨正下方(LA)；右腋前线肋缘处(RL)；左腋前线肋缘处(LL)；胸骨右侧第四肋间(V)(图1-5)。

2) 三导联：右锁骨正下方(RA)；左锁骨正下方(LA)；左腋前线肋缘处(LL)(图1-6)。

(8) 对躁动患者，应当固定好电极和导联线，避免电极脱位及导联线打折、缠绕。

(9) 连接血氧饱和度探头时，使红外线光源对准指甲，不与袖带放在同侧。

(五) 操作并发症及处理

1. 皮肤受损的预防

(1) 放置电极片前，应先清洁局部皮肤。

(2) 经常观察仪器接触的局部皮肤的情况。

(3) 定时更换接触部位，减少对患者造成的不适。

2. 皮肤受损的处理

(1) 保持皮肤清洁、干燥。

(2) 对已出现过敏症状者，除每日更换电极片外，可予药物外用。

(六) 健康教育

(1) 清醒患者，告知监测目的及注意事项，取得患者及家属配合。

(2) 如粘贴电极片处皮肤有瘙痒感，应及时告知医护人员。

(3) 告知患者及家属不应擅自调节心电监护仪，不要自行移动机器、电极片和血氧探头，以免误关仪器报警，贻误患者抢救时机；或使用不当，造成心电监护仪损坏。

(4) 心电监护仪周围避免放置水杯、水壶，以免不慎将水泼洒到仪器上，造成短路，烧毁设备。

(5) 禁止在心电监护仪周围使用电子移动设备，防止造成心电干扰。

(6) 告知患者和家属避免牵拉导联线等，以免扯下电极片和损坏电极及导联线。

(7) 停机时向患者说明，取得合作后再关机，断电源。

(七) 知识链接

(1) 一般情况下，心电图选择模拟Ⅱ导联，主要是因为其P波明显，而P波在心律失常分析中是较为重要的。

(2) 心电监护仪的心电波幅可以通过自动或手动的方式进行调整，正常心电波幅增益为1，手动方式有0.25倍、0.5倍和2倍3种波幅增益可调节，自动方式是由监护仪自动调节的。当患者心电高电压时可将心电波幅增益调为0.5倍，当患者心电低电压时可将波幅增益调为2倍，使完整波形可以清晰显示在心电监测屏幕上。

(3) 心电波形扫描速率有12.5 mm/s、25.0 mm/s和50.0 mm/s三档，一般调节为25 mm/s。

(4) 测量前，根据监测人群(成人、小儿或婴儿)确认监测方式，并选择适合成人/小儿/婴儿使用的血压袖带宽度，具体袖带宽度参考表1-7。

表1-7　成人/小儿/婴儿血压袖带宽度选用参考

患者类型	肢体周长(cm)	袖带宽度(cm)
婴儿	10～19	8
小儿	18～26	10.6
成人1	25～35	14
成人2	33～47	17
腿部	46～66	21

(5) 影响无创血压测量准确值的因素：

1) 袖带大小：袖带气囊至少应包裹上臂的80%，大多数人的臂围为25～35 cm，应使用长 35 cm、宽 12～13 cm 规格气囊的袖带。

2) 休克、低体温患者测出的血压偏低；患者移动、颤抖、痉挛时测出的血压偏高。

(6) 各参数报警范围的设置：

1) 心率：一般为患者心率的±30%，下限不低于 40 次/分，上限不高于 150 次/分，或遵医嘱。开启心律失常分析和 ST 分析，ST 报警高低限为±0.20 mV。安装心脏起搏器患者应开启起搏分析。心电扫描速率一般为 25 mm/s。

2) 血压：一般为患者血压值的±20～30 mmHg。如患者为异常血压，应结合病史、病情调整报警的范围。

3) 血氧饱和度：Ⅱ型呼吸衰竭患者设定在 88%以上；无Ⅱ型呼吸衰竭患者设定在 95%以上；SpO_2 低于 95%的氧疗患者可根据实际数据下浮 5%作为报警下限，下限不得低于 85%。

4) 呼吸：一般设置为 12～24 次/分，下限不得低于 10 次/分。

(八) 操作评价

(1) 动作轻巧、熟练，注意节力原则。

(2) 关键步骤全部完成，无错漏。

(3) 操作规范、安全，无操作不良反应。

(4) 读数、记录正确。

(5) 注意人文关怀，保护患者隐私。

(6) 操作时间不超过 10 分钟。

（董忻悦）

第三节　物理降温

一、冰袋的使用

(一) 概述

冰袋的使用(the use of ice bag)是使用冰袋作用于机体局部，以起到止血、止痛、消炎、退热作用的治疗方法。

(二) 目的

降温、局部消肿、止血、消炎、止痛。

(三) 禁忌证和禁忌部位

1. 禁忌证

(1) 深部化脓性病灶或慢性炎症：减少局部血液量，影响炎症吸收。

(2) 局部血液循环严重不良：加重血液循环障碍。

(3) 用冷敏感、心脏病、昏迷、感觉障碍者慎用。

2. 禁忌部位　枕后、耳蜗、阴囊处、心前区、腹部、足底。

（四）操作流程

如表1－8所示。

表1－8　冰袋使用操作流程

操作步骤	动作要点	备注
核对医嘱	接到医嘱后，双人核对	★
评估解释	核对：采用两种以上方式核对患者身份	
	评估：① 患者的病情、治疗情况； ② 意识状态、肢体活动能力、感知觉能力及合作程度； ③ 放置部位皮肤及皮下组织状况	★
	解释：① 向患者及家属解释使用冰袋的目的、方法； ② 告知使用过程中可能出现的不适及注意事项	
准备和检查用物	素质要求：服装整洁，仪表端庄	
	环境准备：安静、整洁、温湿度适宜； 擦拭盘、台、车	
	护士准备：洗手、戴口罩	
	备妥用物：冰袋、治疗巾或布套、体温计、治疗盘、医嘱执行单、手消毒液	
核对解释	核对：采用两种以上方式核对患者身份	
	解释：冰袋使用的目的、方法、注意事项及配合要点	
协助安置体位	根据放置部位，安置患者体位	
	酌情关闭门窗，注意患者保暖	
放置冰袋	将冰袋包裹在治疗巾里，放置在所需部位	★
观察	观察患者反应	
	30分钟后复测体温，测温方法正确	★
	冰袋融化后需及时更换，治疗巾潮湿需及时更换	
健康教育	告知注意事项	
操作后处理	协助取舒适卧位，整理床单位	
	用物处理	
	洗手，脱口罩	
	正确记录：记录使用时间、效果反应，降温后的体温记录于体温单上	

注：★表示关键步骤。

（五）注意事项

（1）冰袋外必须用治疗巾或布袋包裹，禁止直接接触皮肤。

（2）注意观察冰袋有无漏水，冰袋融化、毛巾浸湿应及时更换。

(3) 观察用冷部位皮肤状况，倾听患者主诉，若有青紫、灰白、麻木感立即停用。

(4) 冰袋放置部位：高热降温时，冰袋置于前额、头顶、体表大血管经过处(如颈部两侧、腋窝)。

(5) 注意冰袋使用时间，遵医嘱执行。用于降温，30 分钟后测量体温，体温降至 39℃以下时，撤去冰袋，如降温未达到效果，间隔 1 小时继续治疗或遵医嘱。用于治疗时使用不超过 30 分钟。

(6) 复测体温，不可选择降温处测量，以免影响体温准确度。如使用耳温仪，降温前和降温后，选择同侧耳部测温。

(六) 健康教育

(1) 向患者和家属介绍冰袋使用的目的及注意事项。

(2) 说明冰袋使用的正确方法。

(3) 告知患者出现不适应及时通知护士。

(4) 做好患者心理护理，做好病室通风散热。

(七) 知识链接

冰袋用于禁忌部位的后果：用于耳后、阴囊易引起冻伤；用于心前区易引起心率减慢、心房颤动、传导阻滞；用于腹部易引起腹泻；用于足底易引起反射性血管收缩，影响散热或引起一过性冠状动脉收缩。

(八) 操作评价

(1) 动作轻巧、熟练，注意节力原则。

(2) 关键步骤全部完成，无错漏。

(3) 操作规范、安全，无操作不良反应。

(4) 注意人文关怀，保护患者隐私。

二、温水、乙醇擦浴

(一) 概述

1. 乙醇擦浴(alcohol sponge bath)　使用乙醇擦浴是利用乙醇的挥发性和刺激皮肤血管扩张的作用，带走身体的热量，达到降温目的。

2. 温水擦浴(tepid water sponge bath)　使用 32～34℃的温水擦浴，低于患者皮肤温度，可使机体的热量通过传导发散；皮肤受冷刺激后，使皮肤血管收缩，继而扩张，擦浴时的手法使血管被动扩张，更加促进散热，适用于高温患者降低体温。除准备温水外，其余用物同乙醇擦浴，具体操作见乙醇擦浴相关内容。

(二) 目的

通过蒸发和传导作用降低体表温度，从而达到使高热患者降温的目的。

(三) 操作流程

如表 1 - 9 所示。

表1-9　擦浴操作流程

操作步骤	动作要点	备注
核对医嘱	接到医嘱后,双人核对	★
评估解释	核对:采用两种以上方式核对患者身份	★
	评估:① 患者的病情、治疗情况、酒精过敏史; ② 意识状态、肢体活动能力及合作程度; ③ 皮肤及皮下组织状况	
	解释:① 向患者及家属解释使用擦浴的目的,方法、注意事项及配合要点 ② 告知操作过程中可能出现的不适反应; ③ 协助解二便	
准备和检查用物	素质要求:服装整洁,仪表端庄	
	环境准备:安静、整洁、明亮、温湿度适宜; 擦拭盘、台、车	
	护士准备:洗手、戴口罩	
	备妥用物:治疗盘、治疗碗、75%乙醇、冰袋、热水袋、小毛巾、浴巾、衣裤、便器(按需准备)、医嘱执行单、手消毒液	
	擦浴液配置:75%乙醇与水按1:(2.5~3)比例配制成25%~35%乙醇溶液200~300 mL;温度32~34℃的温水	
核对解释	核对:采用两种以上方式核对患者身份	
	解释:擦浴的目的、方法、注意事项及配合要点	
协助安置体位	关门窗,拉床帘,注意遮挡	
	安置患者体位	
	冰袋置头部,热水袋置足底部	
上肢擦浴	协助患者脱近侧上衣,露出上肢,下垫浴巾,每侧擦拭3分钟,将小毛巾浸湿,拧半干,缠于手上呈手套状,离心方向擦浴	★
	擦拭顺序: 侧颈→肩部→上肢外侧→手背 侧胸→腋窝→上肢内侧→手心 重复数次,浴巾擦干皮肤	
	以同法擦拭对侧	
腰背部擦浴	协助患者侧卧,露出背部,垫浴巾	★
	从颈部向下擦拭全背,擦拭3分钟	
	擦拭顺序:颈下肩部→背部→腰部→臀部,再用浴巾擦干皮肤,更换上衣,协助患者仰卧	

（续　表）

操作步骤	动作要点	备注
下肢擦浴	协助患者脱去近侧裤腿，平卧，露出下肢，下垫浴巾	★
	擦拭顺序： ① 髂部→下肢外侧→足背； ② 腹股沟→下肢内侧→内踝； ③ 臀下→下肢后侧→足跟	
	重复数次，每侧擦拭 3 分钟，浴巾擦干皮肤	
	以同法擦拭对侧	
	擦浴毕，更换裤子，撤去浴巾	
	撤去热水袋	
核对观察	观察患者反应和局部皮肤情况	★
	擦浴后 30 分钟，测量体温	
	体温低于 39℃，取下头部冰袋	
健康教育	告知注意事项	
操作后处理	协助取舒适卧位，整理床单位	
	用物处理	
	洗手，脱口罩	
	准确记录：擦浴时间、患者反应、体温	

注：★表示关键步骤。

（四）注意事项

（1）新生儿、血液病患者、酒精过敏者禁用酒精擦浴。

（2）禁止擦拭胸前区、腹部和足底。

（3）腋窝、肘窝、腹股沟、腘窝等有大血管经过的浅表处，应多擦拭片刻，以促进散热；擦浴完毕后用大毛巾擦干皮肤。

（4）擦浴过程中注意保暖、保护患者隐私。

（5）擦浴全程应控制在 20 分钟内。

（6）擦浴期间注意观察，一旦患者出现寒战，面色苍白，脉搏和呼吸异常等情况，应立即停止擦浴，通知医师，给予相应处理。

（7）热水袋根据季节和病情而定，一般水温调节至 60～70℃，对于意识不清者、老人、婴幼儿、麻醉未清醒者、感觉迟钝者、末梢循环不良者，热水袋水温调节至 50℃。

（五）健康教育

（1）告知患者温水及乙醇擦浴的目的、作用及注意事项。

（2）解释操作应达到的治疗效果，做好患者心理护理。

（六）知识链接

（1）擦浴前将冰袋置于头部，其目的是协助降温并防止擦浴时头部充血而致头痛；热水袋置足部，以促进足底血管扩张，减轻头部充血。

（2）禁忌酒精擦浴的部位：①胸部，因为可以反射性引起心率减慢；②腹部，受凉可导致腹泻；③枕后部的延髓有调节心跳、呼吸、血压的中枢，过冷会导致严重后果；④足心，对冷敏感，可引起反射性末梢血管收缩，影响散热效果。

（3）冷疗的生理效应：

1）降低机体的基础代谢率，降低体温。

2）收缩血管，减少血流量，减慢血液循环速度。

3）降低毛细血管通透性。

4）减弱肌肉组织和结缔组织的伸展性及柔韧性。

5）增加关节腔液黏稠度。

6）减慢神经传导速度。

（4）降温毯是通过传导散热，由循环的水流进行制冷后，达到降温的效果。其目的是保证人体器官的功能。降温毯采用计算机系统自动控制，操作简单、方便，既可保证患者治疗所需体温，又能减少护士的劳累。

（七）操作评价

（1）动作轻巧、熟练，注意节力原则。

（2）关键步骤全部完成，无错漏。

（3）操作规范、安全，无操作不良反应。

（4）注意人文关怀，保护患者隐私。

（5）操作时间不超过 20 分钟。

（6）操作过程中沟通良好。

（项　波）

第四节　氧气吸入技术

（一）概述

氧气吸入（oxygen inhalation）技术是指通过给氧，提高动脉血氧分压和动脉血氧饱和度，增加动脉血氧含量，纠正各种原因造成的缺氧状态，促进组织的新陈代谢，维持机体生命活动的一种治疗技术。

（二）目的

（1）提高动脉血氧分压和动脉血氧饱和度，纠正缺氧。

（2）促进组织新陈代谢，维持机体生命活动。

（三）操作流程

如表 1－10 所示。

表 1－10　氧气吸入技术操作流程

操作步骤	动作要点	备注
核对医嘱	接到医嘱后，双人核对	
评估解释	核对：采用两种以上方式核对患者身份	
	评估：① 患者的病情、年龄、意识状态、治疗情况及合作程度； ② 缺氧情况（口唇、肢端末梢）、鼻腔状况（鼻黏膜是否完整、鼻腔是否通畅、鼻中隔有无歪曲）； ③ 周围环境是否安全，有无明火	
	解释：向患者及家属解释氧气吸入的目的、方法、注意事项及配合要点	
准备和检查用物	素质要求：服装整洁，仪表端庄	
	环境准备：安静、整洁、明亮、安全、温湿度适宜；擦拭盘、台、车	
	护士准备：洗手、戴口罩	
	备妥用物：氧气表、一次性湿化瓶、一次性使用鼻氧管/氧气面罩（根据患者病情及缺氧情况选择）、治疗盘、盛有冷开水的小药杯、棉签、手消毒液、医嘱执行单、护理记录单、纱布/纸巾	
核对解释	核对：采用两种以上方式核对患者身份	
	解释：氧气吸入目的、方法、注意事项及配合要点	
协助安置体位	协助患者取舒适体位	
吸氧	先将湿化瓶与氧气表连接，再安装氧气表，拴上安全链并检查氧气表是否通畅（图 1－7） 清洁患者鼻腔 取出一次性使用鼻氧管/氧气面罩，并正确连接 按需调节氧流量（轻度缺氧：1～2 L/min；中度缺氧：2～4 L/min；重度缺氧：4～6 L/min） 湿润鼻氧管，并检查鼻氧管/氧气面罩是否通畅 佩戴鼻氧管/氧气面罩（图 1－8） 妥善固定，松紧适宜 洗手，正确记录：记录用氧开始时间、氧流量，患者生命体征和氧饱和度	★
核对和巡视观察	再次核对，指导患者氧气吸入的注意事项	
	观察氧疗效果	★
	如调节氧流量需及时记录	
停止吸氧	核对，解释	
	放弯盘、松固定	
	取下鼻氧管/氧气面罩，擦拭患者鼻面部（纱布/纸巾），用物置弯盘/医疗垃圾袋内	★
	关闭氧气开关	

（续　表）

操作步骤	动作要点	备注
	卸下氧气表	
	洗手，正确记录：记录停氧时间、吸氧总时间及氧疗效果	
操作后处理	协助取舒适体位，整理床单位	
	指导注意事项	
	清理用物	
	洗手，脱口罩	

注：★表示关键步骤。

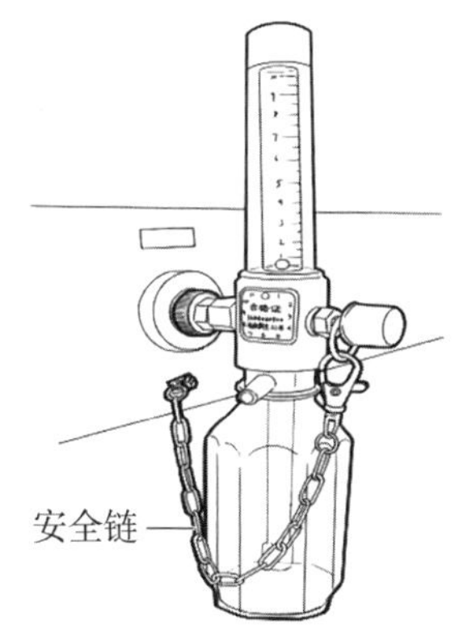

图 1－7　湿化瓶与氧气表连接

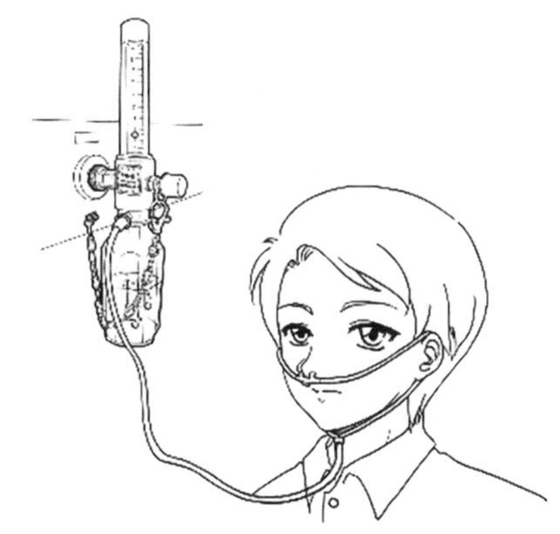

图 1－8　正确佩戴鼻氧管

（四）注意事项

（1）用氧前，检查氧气装置有无漏气，是否通畅。

（2）严格遵守操作规程，注意用氧安全，切实做好“四防”，即防震、防火、防热、防油。

（3）用氧过程中加强监测，观察氧疗效果。定时巡视，观察氧流量、湿化瓶内水量，检查用氧设备工作状态是否良好，供氧管道是否通畅，保证用氧安全。

（4）根据患者病情调节氧流量，轻度缺氧：1～2 L/min；中度缺氧：2～4 L/min；重度缺氧：4～6 L/min。

（5）使用时，先调流量，再佩戴鼻氧管/面罩；停用时，先取下鼻氧管/面罩，再关氧气；调节氧流量时，先分离鼻氧管/面罩与湿化瓶连接处，调好流量再接上，以免氧流量过高，导致湿化液进入鼻氧管引起患者呛咳。

（6）持续吸氧的患者，定期更换鼻氧管/面罩和湿化瓶。

（7）氧气筒内氧勿用尽，压力表至少要保留 0.5 MPa（5 kg/cm^2），以免灰尘进入筒内，再充气时引起爆炸。

（8）对未用完或已用尽的氧气筒，应分别悬挂“满”或“空”的标志，便于及时更换。

（五）操作并发症及处理

压力性损伤：吸氧过程中，吸氧装置长时间压迫面部皮肤容易引起压力性损伤。

(1) 预防:

1) 保持面部皮肤清洁干燥。

2) 使用鼻塞时注意调整导管松紧适宜,做好鼻腔清洁。

3) 定时观察面部、耳郭皮肤情况。

4) 使用面罩时,应根据患者的情况选择合适的大小。加压给氧时,应根据病情定时放松减压或使用皮肤保护敷料。

(2) 处理:

1) 根据患者病情,给予调整吸氧方式,避开皮肤破损处。

2) 做好破损处皮肤的清洁、消毒、防护,避免加重或感染。

(六) 健康教育

(1) 告知患者及家属氧疗的重要性和安全用氧的知识。

(2) 告知患者及家属切勿擅自调节氧流量。

(3) 告知患者及家属正确使用氧疗的方法和注意事项。

(七) 知识链接

1. 氧疗专家共识　氧气治疗(氧疗)是使用高于空气氧体积分数的气体对患者进行治疗。

(1) 氧疗的适应证:①PaO_2<55 mmHg, SaO_2<85%, PvO_2<35 mmHg;②PaO_2<65 mmHg,但伴有缺氧症状;③急性缺氧,呼吸窘迫伴 $PaCO_2$ 升高或降低;④心肺复苏后、休克、心力衰竭、急性脑水肿、中毒、重度贫血等疾病严重状态。

(2) 氧疗的原则和方式:①控制性氧疗。慢性阻塞性肺疾病(chronic obstructive pulmonary disease, COPD)伴Ⅱ型呼吸衰竭患者予以持续低浓度给氧。②高浓度吸氧。对重症肺炎、肺水肿、急性呼吸窘迫综合征(acute respiratory distress syndrome,ARDS)等引起的Ⅰ型呼吸衰竭缺氧患者,应采用 FiO_2 0.3~0.6 甚至更高浓度的氧疗。③高压氧舱适用于急性 CO 中毒、减压病及化学性肺泡炎等。

(3) 给氧方法:①鼻塞或鼻导管法,最常用于轻、中度低氧血症;②面罩法,适用于伴有明显缺氧表现的患者;③机械通气合并氧疗,适用于呼吸衰竭等严重缺氧患者;④家庭氧疗法,适用于慢性低氧血症需长期氧疗患者。

(4) 氧疗中的注意事项:①重视病因治疗;②加强氧疗的监护,如意识状态、发绀程度、呼吸、心率变化及尿量、动脉血气分析等;③吸入氧气需加湿;④严格遵医嘱调节氧疗流量和时间,预防氧中毒;⑤其他注意事项,如应定期清洁消毒或更换吸氧装置,严防火源靠近等。

2. 氧疗的副作用及处理

(1) 氧中毒:对于长期高浓度吸氧者,若出现胸骨下窘迫感、咳嗽、恶心、呕吐、肢体感觉异常、惊厥等,应警惕氧中毒可能。

1) 预防:①避免长时间高浓度吸氧。②设置合理的氧浓度并严格交接班,加强巡视。③定期检查吸氧装置是否完好。④告诫患者吸氧过程中勿自行随意调节氧流量。⑤做好吸氧的疗效观察。

2) 处理:①予持续血氧饱和度监测,定时做好血气分析。②及时去除病因。③必要时给予机械通气。④遵医嘱用药。

(2) 气道黏膜干燥:

1) 预防:①做好氧气湿化,保持湿化水在规定的范围内,按要求每天更换湿化水。②每天 2 次做好鼻腔及鼻导管的清洁。

2) 处理:①遵医嘱给予雾化吸入,以保持气道湿润。②鼓励患者适当增加饮水量。③遵医嘱给予化痰药治疗。

(八) 操作评价

(1) 操作规范、安全,动作轻巧、熟练,注意节力原则。

(2) 关键步骤全部完成,无错漏。

(3) 注意人文关怀,保护患者隐私。

(4) 注重病情观察,关注患者主诉。

(5) 操作时间不超过 8 分钟。

(6) 操作过程中沟通良好。

(李静怡)

第五节 指尖血糖检测

(一) 概述

指尖血糖检测(fingertip blood glucose monitoring)是一种快速血糖检测技术,即采取指尖毛细血管血,利用快速血糖仪进行血糖检测,是糖尿病管理的重要手段之一,也是指导患者进行血糖控制的重要措施。

(二) 目的

通过检测患者的血糖水平,评价代谢指标,为临床治疗提供依据。

(三) 操作流程

如表 1-11 所示。

表 1-11 指尖血糖检测操作流程

操作步骤	动作要点	备注
核对医嘱	接到医嘱后,双人核对	
评估解释	核对:采用两种以上方式核对患者身份	
	评估:① 患者的意识状态、自理能力及合作程度; ② 患者的指尖皮肤状况、近期血糖情况、对指尖血糖检测的了解程度等; ③ 患者的进食状况、活动状况及有无不适等	★
	解释:向患者及家属解释指尖血糖检测的目的、方法、注意事项及配合要点,嘱患者洗手	

（续　表）

操作步骤	动作要点	备注
操作前准备	素质要求：服装整洁，仪表端庄	
	环境准备：安静、整洁、明亮、温湿度适宜； 擦拭治疗盘、台、车	
	护士准备：洗手、戴口罩	
	备妥用物：血糖仪、试纸、一次性采血针、75％乙醇棉球（干湿度适宜）、干棉签或干棉球、血糖记录本（联网血糖仪无须准备）、锐器盒、弯盘、手消毒液等	
测试前准备	按电源键 2 秒，血糖仪开机，仔细检查屏幕所有显示是否正常（联网血糖仪需 Wi-Fi 同步数据）	
	仔细检查血糖仪是否完成质控	★
	检查血糖仪的代码卡编号与试纸瓶上的校正码是否相符	
	检查试纸、采血针、75％乙醇棉球、棉签是否在有效期内	
核对解释	核对：采用两种以上方式核对患者身份（联网血糖仪需扫描患者腕带）	
	解释：血糖检测的目的、方法、注意事项及配合要点，询问患者是否洗过手、是否符合血糖检测要求	
采血测试	插入试纸： ① 从试纸瓶中取出试纸，握持试纸中间部分，避免触及采血区，取出试纸后及时盖好瓶盖； ② 将试纸正面朝上插入血糖仪	★
	采血（图 1－9）： ① 选择指尖或指腹两侧部位（水肿或感染的部位不宜采取），轻揉采血指头，手指下垂 10～15 秒； ② 75％乙醇棉球消毒拟采血手指，待干； ③ 取下采血针保护盖，将采血针紧靠采血部位刺入； ④ 用干棉球拭去第一滴血； ⑤ 轻轻按摩手指直至挤出足够的血液量； ⑥ 血糖仪呈 45°，测试区吸取足量血样（图 1－10）； ⑦ 血样完全覆盖测试区，以干棉签或干棉球轻按采血处	★
	读数： ① 滴入血样后不要移动血糖仪和试纸； ② 出现以下情况，需重新检测：屏幕显示“High”（血糖过高）；屏幕显示“Low”（血糖过低）；屏幕显示“Q test”（吸血不足、试纸严重受潮、试纸损坏或过期）	★
操作后处理	洗手、记录（联网血糖仪无须记录，但需查看数据是否上传）	
	告知患者或家属血糖检测结果，根据结果给予相关指导	
	报告医师检测结果，若血糖出现危急值（＜2.2 mmol/L 或＞24.8 mmol/L），按危急值报告制度处理	★
	清理用物、正确处理	

注：★表示关键步骤。

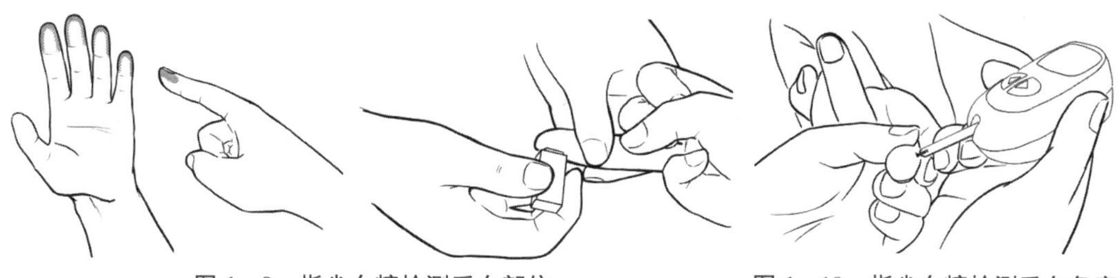

图 1－9　指尖血糖检测采血部位　　图 1－10　指尖血糖检测采血角度

（四）注意事项

（1）检测血糖前要仔细查看血糖试纸的有效期和代码，确认血糖仪上的代码与试纸代码一致。

（2）为避免试纸污染、受潮，取试纸时保持手部干燥，插入试纸时手持试纸中间部分，避免触及采血区。

（3）待患者手指消毒部位酒精自然挥发干透后方可采血。

（4）采血时勿用力挤压采血部位，避免大量组织间液混入血样而影响血糖测试结果。

（5）测试时建议一次性吸取足量的血样量(使用某些满足二次加样设计的血糖仪，也应在规定的时间内追加足量血样)。

（6）在测试中不要按压或移动血糖试纸和血糖仪。

（7）采血针应一人一次一针，不可重复使用，以免引起感染。

（8）测试后记录血糖测试结果，如果测试结果可疑，建议重新测试一次。

（五）健康教育

（1）告知患者血糖检测的目的、方法、注意事项及配合要点。

（2）长期监测者，帮助其建立轮流交替采血部位的计划，合理轮换采血部位，避免疼痛、淤血等的发生。

（3）告知患者低血糖的症状及相应处理措施，若有不适应及时通知医护人员。

（4）告知患者血糖值应做好记录并保存，以便了解治疗效果及指导下一步治疗方案。

（六）知识链接

（1）血糖监测是糖尿病管理中的重要组成部分，其结果有助于评估糖尿病患者糖代谢紊乱的程度，制订合理的降糖方案，同时反映降糖治疗的效果并指导治疗方案的调整。

目前临床常用的血糖监测方法包括毛细血管血糖监测，糖化血红蛋白(glycated hemoglobin A_{1c}，HbA_{1c})，糖化白蛋白(glycated alb，GA)和持续葡萄糖监测(continuous glucose，CGM)等。其中，毛细血管血糖监测包括患者自我血糖监测(self-monitoring of blood glucose，SMBG)及在医院内进行的即时检测(point-of-care testing，POCT)，是血糖监测的基本形式。HbA_{1c} 是反映既往 2～3 个月血糖水平的公认指标，GA 和 CGM 可以反映短期血糖水平，是上述方法的补充。

（2）医院内血糖监测可以通过实验室生化仪对静脉血浆或血清葡萄糖进行检测，但更多的血糖监测是通过快速、简便、准确的 POCT 来完成的，使患者尽早得到相应处理。POCT 只能用于对糖尿病患者血糖的监测，不能用于诊断。

由于院内患者的情况相对比较复杂，患者的血样类型、采血部位、血样红细胞压积及各种内源性和外源性物质对血糖检测值均有一定的影响。因此，对于院内血糖仪的精准性和抗干扰性、操作人员的培训与考核、操作规程及相关制度的制订、质量的控制等有更严格的要求。

(3) 毛细血管血糖监测的方案：血糖监测的频率和时间要根据患者病情的实际需要来决定。血糖监测的频率选择一天中不同的时间点，包括餐前、餐后 2 小时、睡前及夜间(一般为凌晨 2 点至 3 点)。国内外各种指南建议的监测频率和各时间点血糖监测的适用范围见表 1－12、1－13。

表 1－12　各种指南对自我血糖监测(SMBG)频率的建议

治疗方案	指南	HbA_{1c} 未达标(或治疗开始时)	HbA_{1c} 已达标
胰岛素治疗	IDF(2012)	大多数Ⅰ型糖尿病患者和妊娠期妇女：≥3 次/天	
	CDS(2013)	≥5 次/天	2～4 次/天
	ADA(2015)	多次注射或胰岛素泵治疗，应进行 SMBG 的时间点：正餐和点心前、偶尔餐后、睡前、运动前、怀疑低血糖时、治疗低血糖至血糖恢复正常后、执行关键任务前(如驾驶)	
		1～2 次注射：SMBG 结果有助于指导治疗决策和/或自我管理	
非胰岛素治疗	CDS(2013)	每周 3 天，5～7 次/天	每周 3 天，2 次/ 天
	ADA(2015)	SMBG 结果有助于指导治疗决策和/或自我管理	

注：IDF，The International Diabetes Federation，国际糖尿病联盟；CDS，Chinese Diabetes Society，中华医学会糖尿病学分会；ADA，The American Diabetes Association，美国糖尿病学会。

表 1－13　各时间点血糖监测的适用范围

时间	适 用 范 围
餐前血糖	空腹血糖较高，或有低血糖风险时(老年人、血糖控制较好者)
餐后 2 小时血糖	空腹血糖已获得良好控制，但 HbA_{1c} 仍不能达标者；需要了解饮食和运动对血糖影响者
睡前血糖	注射胰岛素的患者，特别是晚餐前注射胰岛素者
夜间血糖	经治疗血糖已接近达标，但空腹血糖仍高者；或疑有夜间低血糖者
其他	出现低血糖症状时应及时监测血糖，剧烈运动后宜监测血糖

(4) 毛细血管血糖监测的影响因素。

1) 血糖仪的准确度和精密度：准确度是指血糖仪的测量结果与实验室血糖检测结果之间的一致程度。精密度是指同一样本多次重复测量后的一致程度。2021 年 4 月国家卫生健康委员会发布了卫生行业标准《便携式血糖仪临床操作和质量管理指南》(WS/T 781—2021)，2021 年 10 月 1 日起实施。该标准对血糖仪准确度和精密度的要求沿用了 ISO 15197(2013)标准。①对准确度的要求：当血糖浓度＜5.6 mmol/L 时，至少 95%的检测结果差异在±0.83 mmol/L 的范围内；当血糖浓度≥5.6 mmol/L 时，至少 95%的检测结果差异在±15%的范围内。②对精密度的要求：当血糖浓度＜5.6 mmol/L 时，标准差＜0.42 mmol/L；当血糖浓度≥5.6 mmol/L 时，变异系数＜7.5%。

2）干扰因素：采用葡萄糖氧化酶的血糖监测系统容易受到氧气的影响。采用葡萄糖脱氢酶的血糖监测系统，因为联用的辅酶不同而易受到其他物质的干扰，如木糖、麦芽糖、半乳糖等。血糖仪采用的血样大多为全血，因此红细胞压积对检测值的影响较大。在相同的血浆葡萄糖水平，随着红细胞压积的增加，全血葡萄糖检测值会逐步降低。具有红细胞压积校正功能的血糖仪可使这一差异值降至最小程度。常见干扰物还有：乙酰氨基酚、维生素 C、水杨酸、尿酸、胆红素、甘油三酯等内源性和外源性物质。当血液中存在大量干扰物时，血糖值会有一定偏差。此外，要让血糖仪和试纸处于最佳工作状态，对环境的温度、湿度和海拔都有要求。

3）导致毛细血管血糖与静脉血糖差异的因素：通常血糖仪采用毛细血管全血，而实验室检测的是静脉血浆或血清葡萄糖。采用血浆校准的血糖仪，空腹时的检测数值与实验室数值较接近，餐后或服糖后毛细血管葡萄糖会略高于静脉血糖。若用全血校准的血糖仪，空腹检测数值较实验室数值低 12%左右，餐后或服糖后毛细血管葡萄糖与静脉血浆血糖较接近。

4）操作人员因素：操作不当、血量不足、局部挤压、更换试纸批号时未调整校正码，或试纸保存不当等因素都会影响血糖检测值的准确性。

（5）血糖仪的维护和保养注意事项：①保持血糖仪清洁，电池工作状态正常，避开强磁场环境。②新买的血糖仪、启用新的试纸条及血糖仪更换电池后，需要用随机所带的模拟液或质控液进行仪器检测。③当血糖仪结果与 HbA1c 或临床情况不符时，或怀疑血糖仪不准确时，可及时联系制造商进行校准检测。

（6）CGM 是通过葡萄糖感应器监测皮下组织间液的葡萄糖浓度而间接反映血糖水平的监测技术，可提供连续、全面、可靠的全天血糖信息，了解血糖波动的趋势，发现不易被传统监测方法所探测的隐匿性高血糖和低血糖。因此，CGM 可成为传统血糖监测方法的一种有效补充。有关 CGM 技术的临床优势、适应证、监测数据的准确性评判、监测结果的阐述及如何指导临床实践等内容可参考《中国动态血糖监测临床应用指南》(2017 版)。

（七）操作评价

（1）动作轻巧、熟练，注意节力原则。

（2）关键步骤全部完成，无错漏。

（3）操作规范、安全，无操作不良反应。

（4）严格执行查对制度和无菌原则。

（5）注意人文关怀，与患者沟通良好。

（周云峰）

第六节　口服给药

（一）概述

口服给药(oral medication)是临床上最常用、方便、经济且较安全的给药方法，药物经口服后被胃肠黏膜吸收进入血液循环，通过血液循环到达局部或全身组织，以达到治疗疾病的目的。但由于其吸收率较低且易受到胃内容物影响，产生药效的时间较长，故不适用于急救、禁食、呕吐不止、吞咽困难、意识不清等的患者。

（二）目的

按照医嘱正确协助患者安全、正确地服用药物，达到治疗疾病、减轻症状、预防疾病、协助诊断和维持正常生理功能的目的。

（三）操作流程

如表 1－14 所示。

表 1－14　口服给药操作流程

操作步骤	动作要点	备注
核对医嘱	接到医嘱后，双人核对	★
评估解释	核对：采用两种以上方式核对患者身份	★
	评估：① 患者年龄、病情、治疗情况、用药史、药物过敏史； ② 患者意识状态、心理状态及合作程度； ③ 患者吞咽能力、口腔及食管疾病情况； ④ 患者对所服药物的认知情况	★
	解释：向患者及家属解释用药目的、用药时间、注意事项、药物作用及不良反应	
	备温水	
准备和检查用物	素质要求：服装整洁，仪表端庄	
	环境准备：安静、整洁、明亮、温湿度适宜； 擦拭盘、台、车	
	护士准备：洗手、戴口罩	
	备妥用物：发药车(盘)、药物、医嘱执行单、手消毒液、弯盘(按需备一次性小药杯、量杯、滴管、研钵、药匙、吸管)	
摆药	“三查八对”，核对医嘱及药物	★
	按照医嘱正确取药(特殊需要配置的水剂用量杯量取，油剂、滴剂不足 1 mL 时，先在小药杯中滴入温开水，再用滴管吸取)	
发药	携药物及执行单等至患者床旁，采用两种以上方式确认患者身份	★
	确认药物与患者信息一致后发放药物	
	告知患者所服药物的作用、服用方法及注意事项	

（续　表）

操作步骤	动作要点	备注
	倒入少量温开水，协助患者正确服药，并确认患者服下药物	
	再次核对	
整理用物	正确处理用物	
健康教育	告知患者药物相关知识及注意事项	★
	告知患者严格遵医嘱服药的重要性，不可私自增减药量	★
记录	洗手，脱口罩	
	记录，观察用药反应	★

注：★表示关键步骤。

（四）注意事项

（1）严格执行查对制度。

（2）需吞服的药物通常用 40～60℃温开水送服，不要用茶水服药。

（3）对牙齿有腐蚀作用的药物，如酸类和铁剂，应用吸管吸服后漱口以保护牙齿。缓释片、肠溶片、胶囊吞服时不可嚼碎。

（4）舌下含片应放于舌下或两颊黏膜与牙齿之间待其溶化。

（5）一般情况下，健胃药宜在饭前服，助消化药及对胃黏膜有刺激性的药物宜在饭后服，催眠药宜在睡前服，驱虫药宜在空腹或半空腹时服用。

（6）抗生素及磺胺类药物应准时服药，以保证有效的血药浓度。

（7）如同时服用多种药物，对呼吸道有安抚作用的药物（如止咳糖浆）应最后服用，且服用后不宜立即饮水。

（8）某些磺胺类药物经肾脏排出，尿少时易析出结晶，堵塞肾小管，服药后要多饮水。

（9）发汗类药物具有发汗降温作用，为增强药物疗效，服药后要多饮水。

（10）服强心苷类药物前，需监测患者脉率、心率、心律，如脉率低于 60 次/分或心律不齐时应暂停服用，并告知医师。

（11）服用华法林需监测凝血功能中的国际正常化比值，遵医嘱调整药物剂量，确保药物使用的有效性及安全性。

（12）用药前注意药物配伍禁忌，两种有拮抗作用的药物应分时服用。

（13）患者因故不能及时服药，应做好交接班。

（五）健康教育

（1）告知患者所服药物的作用、服用方法及注意事项。

（2）告知患者严格遵医嘱服药的重要性，不可私自增减药量。

（六）知识链接

常用口服药的使用方法见表 1－15～1－19。

表 1-15　适合清晨空腹服用的药物

种类	药物	说明
用于免疫性疾病的糖皮质激素	泼尼松、泼尼松龙、地塞米松等	可减少对肾上腺皮质功能的影响
长效一日一次服用的降压药物	氨氯地平等	清晨服用可有效控制血压。如果血压控制不佳，可能还需要在一天内的其他时段加用短效降压药物
抗抑郁药	氟西汀、帕罗西汀等	因为抑郁、焦虑、猜忌等症状清晨重晚上轻
利尿药	呋塞米、螺内酯等	如果是一日一次服用，宜放在清晨，可避免夜间排尿次数过多
驱虫药	阿苯达唑等	清晨服用可减少人体对药物的吸收，增加药物与虫体的直接接触

表 1-16　适合餐前服用的药物

种类	药物	说明
胃黏膜保护药	氢氧化铝或复方制剂等	可充分附着于胃壁，形成保护屏障
促进胃动力药	多潘立酮、西沙必利等	利于促进胃蠕动和食物向下排空，帮助消化
部分降糖药	胰岛素促分泌剂中的磺脲类，如甲苯磺丁脲等，格列奈类如格列齐特、格列吡嗪、格列喹酮等； 胰岛素增敏剂如罗格列酮、吡格列酮等	饭前服用，使胰岛素在进餐时发挥作用

表 1-17　适合餐中服用的药物

种类	药物	说明
部分降糖药	二甲双胍、阿卡波糖、伏格列波糖等	可以减少对胃肠道的刺激
助消化药	酵母、胰酶、淀粉酶等	发挥酶的助消化作用，避免被胃酸破坏
肝病辅助用药	如多烯磷脂酰胆碱胶囊	餐中或餐后均可服用，餐中效果更佳，帮助吸收
减肥药	如奥利司他	进餐时服用，减少脂肪吸收

表 1-18　适合餐后服用的药物

种类	药物	说明
非甾体抗炎药	阿司匹林、吲哚美辛、尼美舒利等	餐后服用减少对胃肠刺激
B 族维生素	复方维生素 B、维生素 B_1、维生素 B_2 等	餐后服用可随食物缓慢进入小肠以利于吸收
服药后有消化道不适的药物	/	如该药无特别强调说明，均可尝试在饭后服用，以减轻胃肠道刺激

表 1-19　适合睡前服用的药物

种类	药物	说明
催眠药	咪达唑仑、艾司唑仑、地西泮等	睡前服用帮助入睡
平喘药	沙丁胺醇、二羟丙茶碱等	哮喘多在凌晨发作，睡前服用平喘效果更好
他汀类降脂药物	辛伐他汀、普伐他汀等	肝脏合成胆固醇多在夜间，睡前服用效果好
抗过敏药	如苯海拉明、异丙嗪、氯苯那敏、酮替芬、赛庚啶等	服用后易出现嗜睡、困乏等，睡前服用安全且有助于睡眠

（七）操作评价

（1）严格执行查对制度。

（2）用药方法正确。

（3）注意观察用药后反应。

（4）关键步骤全部完成，无错漏。

（5）动作轻巧、熟练，注意节力原则。

（6）注意人文关怀，与患者沟通良好。

（董忻悦）

第七节　雾化吸入给药

（一）概述

雾化吸入（inhalation）是应用雾化装置将药液分散成细小的雾滴，经鼻或口吸入呼吸道，达到预防和治疗疾病的目的。雾化吸入用药具有起效较快、药物用量较小、不良反应较轻等优点。常用的雾化吸入法有超声波雾化吸入法、氧启动雾化吸入法和手压式雾化器雾化吸入法。本节主要介绍氧启动雾化吸入法（oxygen initiation atomization inhalation method）。

氧启动雾化吸入法是借助高速氧气气流，使药液形成雾状，随吸气进入呼吸道的方法。

（二）目的

（1）湿化气道。

（2）控制感染。

（3）改善通气。

（4）祛痰镇咳。

（三）操作流程

如表 1-20 所示。

表 1－20　氧启动雾化吸入法操作流程

操作步骤	动作要点	备注
核对医嘱	接到医嘱后，双人核对	★
评估解释	核对：采用两种以上方式核对患者身份	★
	评估：① 患者的病情、治疗情况、用药史、药物过敏史； ② 意识状态、肢体活动能力、对药物的认知及合作程度； ③ 呼吸道是否通畅、面部及口腔黏膜有无感染及溃疡	
	解释：向患者及家属解释雾化吸入的目的、方法、注意事项、药物的作用及配合要点	
准备和检查用物	素质要求：服装整洁，仪表端庄	
	环境准备：安静、整洁、明亮、温湿度适宜； 擦拭盘、台、车	
	护士准备：洗手、戴口罩	
	备妥用物：氧气装置(氧气表头、空的湿化瓶或雾化器吸入接头)、雾化器、弯盘、药液(遵医嘱配置)、医嘱执行单、手消毒液	★
	正确处理用物，洗手	
核对解释	核对：采用两种以上方式核对患者身份	★
	解释：雾化吸入的目的、方法、注意事项、药物的作用及配合要点	
协助安置体位	协助患者取舒适半卧位或坐位	
连接氧气	将氧气表头接入墙式氧气接口，拴好安全链	
加药	将配置好的药液加入雾化器内	★
连接雾化器	雾化器连接管一端连接空的湿化瓶或雾化吸入接头，另一端连接雾化器(图 1－11)	
调节氧流量	氧流量一般为 6～8 L/min	★
雾化	装上口含嘴，指导患者手持雾化器	★
	将口含嘴放入口中，紧闭嘴唇，深吸气，用鼻呼气	
	如此反复，直到药液吸完为止	
结束雾化	取出口含嘴，关闭氧气开关	★
观察	协助患者清洁口腔，擦干面部	★
	协助患者排痰	
	观察患者用药后反应	

（续　表）

操作步骤	动作要点	备注
操作后处理	协助取舒适卧位，整理床单位	
	指导注意事项	
	清理用物，正确处理	
	洗手，脱口罩	
	准确记录	

注：★表示关键步骤。

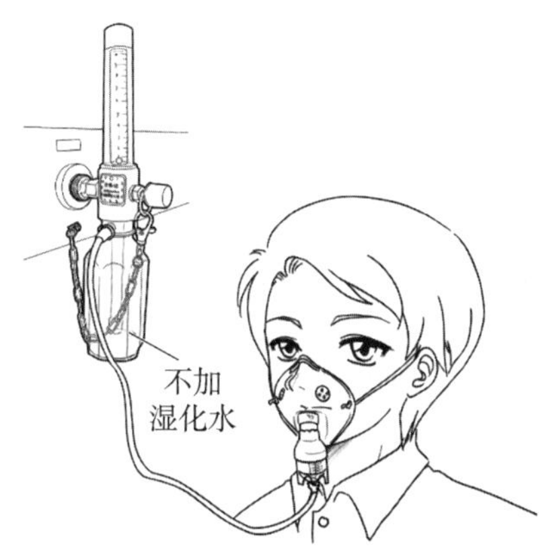

图 1－11　连接雾化器

（四）注意事项

（1）正确使用供氧装置，注意用氧安全，室内应避免火源。

（2）氧气湿化瓶内勿盛水，以免液体进入雾化器内使药液稀释而影响疗效。

（3）观察及协助排痰，注意观察患者痰液排出情况，如痰液仍未咳出，可予以扣背等方法协助排痰。

（五）健康教育

（1）向患者及家属介绍雾化吸入的作用原理，并教会其正确的使用方法。

（2）教会患者深呼吸的方法及用深呼吸配合雾化的方法。

（六）操作评价

（1）严格执行查对制度。

（2）用药方法正确。

（3）注意观察用药后反应。

（4）关键步骤全部完成，无错漏。

（5）动作轻巧、熟练，注意节力原则。

（6）注意人文关怀，与患者沟通良好。

（胡　敏）

第八节　注射给药

一、概述

注射给药包括皮内注射、皮下注射、肌内注射和静脉注射等途径。

(一) 严格执行查对制度

(1) 做好“三查八对”，确保准确无误给药。

(2) 检查药液质量，如发现药液过期、混浊、沉淀、变色、变质或药液瓶身有裂痕等，则不可使用。

(3) 同时注射多种药物，应检查药物有无配伍禁忌。

(二) 严格遵守无菌操作原则

(1) 注射场所空气清洁，符合无菌要求。

(2) 注射前，护士必须修剪指甲、洗手、戴口罩，衣帽整洁。

(3) 注射器内壁、活塞轴、针乳头、针梗、针尖及针栓内壁必须保持无菌。

(4) 注射部位皮肤按要求进行消毒：①用棉签蘸取2%碘酊，以注射点为中心向外螺旋式消毒，直径在5cm以上，待碘酊干后，用75%乙醇以同法脱碘，范围大于碘酊消毒面积，待乙醇干后即可注射；②或用0.5%碘伏或安尔碘以同法消毒两遍，无需脱碘。

(三) 严格执行消毒隔离制度，预防交叉感染

(1) 注射时做到一人一套物品，包括注射器、针头、止血带、垫巾。

(2) 所用物品须按消毒隔离制度处理：一次性物品应按规定处理(针头置于锐器盒、注射器集中置于医用垃圾袋中统一处理)，不可随意丢弃。

(四) 选择合适的注射器及针头

(1) 根据药物剂量、黏稠度和刺激性的强弱选择注射器和针头。

(2) 注射器应完整无损，不漏气；针头锐利、无钩、不弯曲、不生锈；注射器和针头衔接紧密；一次性注射器包装不漏气，在有效时间内使用。

(五) 注射药液现配现用

药液在规定注射时间临时抽取，即刻注射，以防药物效价降低或被污染。

(六) 选择合适的注射部位

(1) 注射部位应避开神经、血管处(动脉、静脉注射除外)。

(2) 不可在炎症、瘢痕、硬结、皮肤受损处进针。

(3) 对需长期注射的患者，应经常更换注射部位。

(七) 注射前排尽空气

注射前必须排尽注射器内空气，特别是静脉注射，以防气体进入血管形成栓塞；排气时防止浪费药液。

(八) 注射前检查回血

进针后、注射药液前，须检查有无回血。静脉注射必须见有回血后方可注入药物。

皮下、肌内注射无回血方可注射，如有回血，须拔出针头重新进针。

（九）掌握合适的进针角度和深度

（1）各种注射法分别有不同的进针角度和深度要求。

（2）进针时不可将针梗全部刺入注射部位，以防不慎断针，增加处理难度。

（十）掌握无痛注射技术

（1）解除患者思想顾虑，分散其注意力，取合适体位，使肌肉放松，便于进针。

（2）注射时做到“二快一慢”，即进针、拔针快，推药速度缓慢并均匀。

（3）注射刺激性较强的药物时，应选用细长针头，进针要深；同时注射多种药物，一般应先注射刺激性较弱的药物，再注射刺激性较强的药物。

二、皮内注射

（一）概述

皮内注射法(intradermic injection, ID)是将少量药液或生物制剂注入皮内组织的方法(图 1-12)。

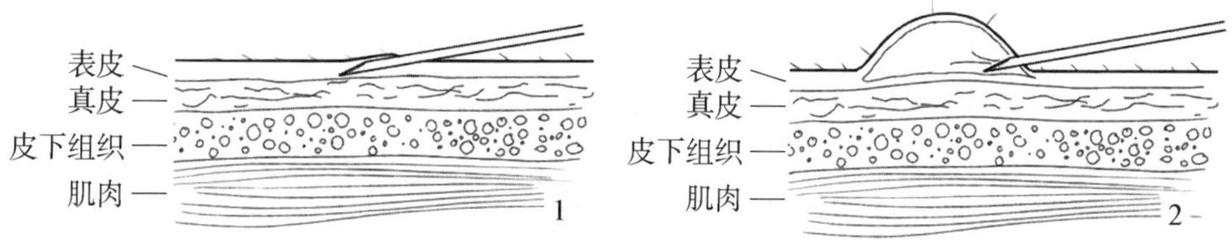

图 1-12 皮肤结构图

（二）目的

（1）进行药物过敏试验。

（2）预防接种。

（3）局部麻醉的起始步骤。

（三）操作流程

如表 1-21 所示。

表 1-21 皮内注射操作流程

操作步骤	动作要点	备注
核对医嘱	接到医嘱后，双人核对	★
评估解释	核对：采用两种以上方式核对患者身份	★
	评估：① 患者的病情、治疗情况、用药史、过敏史及家族史； ② 意识状态、对药物的认知及合作程度； ③ 注射部位的皮肤状况	★
	解释：向患者及家属解释皮内注射的目的、方法、注意事项、药物的作用及配合要点	

（续　表）

操作步骤	动作要点	备注
准备和检查用物	素质要求：服装整洁，仪表端庄	
	环境准备：安静、整洁、明亮、温湿度适宜； 擦拭盘、台、车	
	护士准备：洗手、戴口罩	
	备妥用物：注射盘(弯盘、棉签、酒精棉球)、无菌盘、注射器 1 mL 和 5 mL、药液、砂轮、手消毒液、锐器盒，(如为药物过敏试验，需备 0.1%盐酸肾上腺素和注射器 2 mL)，医嘱执行单	
	药物准备：双人按照正确方法查对药液	★
	按医嘱正确抽取药液，不余不漏不污染(青霉素皮试液配制：将 0.9%氯化钠溶液 5 mL 注入青霉素皮试液 2 500 IU 安培瓶，则 1 mL 含 500 IU，取 0.1 mL 为皮试剂量)	
	正确处理用物，洗手	
核对解释	核对：采用两种以上方式核对患者身份	★
	解释：皮内注射的目的、方法、注意事项、药物的作用及配合要点	
协助安置体位	根据注射部位，安置患者体位	
选择注射部位	根据注射目的选择部位： ① 药物过敏试验：常选前臂掌侧下段； ② 预防接种：常选上臂三角肌下缘； ③ 局部麻醉选择麻醉处	★
消毒皮肤	使用酒精棉球螺旋形由内向外消毒皮肤，直径大于 5 cm	★
再次核对	核对药物和患者信息	
再次消毒	消毒范围小于第一遍范围	
排气	排尽注射器内空气	★
注射	一手绷紧皮肤，一手持注射器，针头斜面朝上，与皮肤呈 5°刺入皮内，待针头斜面完全进入皮内后，放平注射器，用绷紧皮肤手的拇指固定针栓，注入 0.1 mL 药液，使局部隆起形成一皮丘呈半球状，皮肤变白并显露毛孔	★
拔针	注射毕，快速拔针(如为药物过敏试验，勿按压针眼)	★
核对观察	再次核对	
	观察患者用药后反应(如为药物过敏试验，20 分钟后由 2 位护士一起观察，作出判断)	★
操作后处理	协助取舒适卧位，整理床单位	
	指导注意事项	

（续　表）

操作步骤	动作要点	备注
	清理用物，正确处理	
	洗手，脱口罩	
	准确记录：药物过敏试验结果需在病历上做相关记录	

注：★表示关键步骤。

（四）注意事项

(1) 严格执行注射原则。进针的角度不宜过大，以免刺入皮下。

(2) 做药物过敏试验前，护士应详细询问患者的用药史、过敏史和家族史，如患者对需要注射的药物有过敏史，则不可做皮试，应及时与医师联系，更换其他药物。

(3) 凡初次用药或停药 3 天后再用，均需按常规做过敏试验。

(4) 皮试液要现配现用，药物浓度和剂量要准确，以免影响结果的判断。

(5) 做药物过敏试验消毒皮肤时忌用碘酊、碘伏，以免影响对局部反应的观察。若患者乙醇过敏，可选择生理盐水进行皮肤清洁。

(6) 做药物过敏试验前，备好急救药品，以防发生意外。

(7) 药物过敏结果如为阳性反应，应告知患者或家属，不能再用该种药物，并记录在病历上。

(8) 如皮试结果不能确认或怀疑假阳性时，应采取对照试验。方法：在另一前臂相应部位注入 0.1 mL 0.9%氯化钠溶液，20 分钟后对照观察反应。

（五）健康教育

(1) 告知患者皮内注射的目的、方法、注意事项、药物的作用及配合要点。

(2) 告知患者注射过程中如有不适，及时告知护士。

(3) 如为药物过敏试验，应嘱患者勿按揉注射部位，注射后 20 分钟内勿离开病室（或注射室），等待护士观察结果，同时告知患者如有不适立即通知护士，以便及时处理。

（六）知识链接

1. 青霉素皮试液浓度　含 200～500 IU/mL。

青霉素皮试液配置方法：用 80 万 IU 青霉素 1 支加入 0.9%氯化钠溶液 4 mL 溶解，稀释后每 1 mL 含青霉素 20 万 IU。再用 1 mL 注射器抽吸 0.1 mL，加 0.9%氯化钠溶液至 1 mL，则 1 mL 内含有青霉素 2 万 IU。弃去 0.9 mL，余 0.1 mL，再加 0.9%氯化钠溶液至 1 mL，则 1 mL 内含 2 000 IU。再弃去 0.9 mL，余 0.1 mL，加 0.9%氯化钠溶液至 1 mL，则 1 mL 内含 200 IU，即配成皮试溶液。

2. 青霉素过敏试验结果判断

(1) 阴性：皮丘无改变，周围无红肿，无红晕，患者无自觉症状，无不适表现。

(2) 阳性：皮丘隆起增大，出现红晕硬结，直径大于 1 cm，周围有伪足伴局部痒感；严重时可有头晕、心慌、恶心，甚至发生过敏性休克。

3. 青霉素过敏性休克的急救处理

(1) 立即停药,协助患者取平卧位,及时报告医师,就地抢救。

(2) 对于2级、3级过敏反应,首选肌内注射0.1%盐酸肾上腺素,小儿注射剂量酌减。

(3) 给予氧气吸入,改善缺氧症状。呼吸抑制时,应立即进行人工辅助呼吸,并肌内注射尼可刹米、洛贝林等呼吸兴奋剂。喉头水肿导致窒息时,应尽快进行气管切开。

(4) 根据医嘱静脉注射地塞米松5～10 mg,或氢化可的松琥珀酸钠200～400 mg加入5%～10%葡萄糖溶液500 mL内静脉滴注;应用抗组胺类药物,如肌内注射盐酸异丙嗪25～50 mg或苯海拉明40 mg。

(5) 静脉滴注10%葡萄糖溶液或平衡液扩充血容量。如血压仍不回升,可按医嘱加入多巴胺或去甲肾上腺素静脉滴注。

(6) 若发生呼吸、心搏骤停,立即进行心肺复苏。

(7) 密切观察病情,记录患者生命体征、神志和尿量等变化,及时评估治疗与护理效果,为进一步处置提供依据。

4. 严重过敏反应分级标准　见表1-22

表1-22　严重过敏反应的分级标准

分级	临床表现
Ⅰ级	只有皮肤黏膜系统症状和胃肠系统症状,血流动力学稳定,呼吸系统功能稳定: (1) 皮肤黏膜系统症状:皮疹、瘙痒或潮红、唇舌红肿和/或麻木等; (2) 胃肠系统症状:腹痛、恶心、呕吐等
Ⅱ级	出现明显呼吸系统症状或血压下降: (1) 呼吸系统症状:胸闷、气促、呼吸困难,喘鸣、支气管痉挛、发绀、呼吸流量值下降,血氧不足等; (2) 血压下降:成人收缩压80～90 mmHg,或比基础值下降30%～40%;婴儿与儿童:<1岁,收缩压<70 mmHg;1～10岁:收缩压<(70 mmHg+2×年龄);11～17岁:收缩压<90 mmHg或比基础值下降30%～40%
Ⅲ级	出现以下任一症状:神志不清、嗜睡、意识丧失、严重的支气管痉挛和/或喉头水肿、发绀、重度血压下降(收缩压<80 mmHg或比基础值下降>40%),大小便失禁等
Ⅳ级	发生心跳和/或呼吸骤停

5. 预防接种

(1) 卡介苗应该在2～8℃保存、运输并应避光。每个疫苗应该在30分钟内用完,否则就应废弃。

(2) 如果新生儿患有心脏病、肾炎、病理性黄疸、病理性湿疹,则不能注射疫苗。

(3) 在稀释疫苗时,冻干疫苗需要充分溶解并稀释,因为疫苗浓度过高或过低都不能产生好的注射效果。

(4) 接种当天注射的位置要保持干燥,不能用水洗。当有白色的脓包出现时,洗澡要避免用力揉擦。不能用手触摸并且要经常更换内衣,以确保局部清洁,避免受到细菌感染。

(5) 接种后多喝水以促进机体的新陈代谢，避免感冒。

(七) 操作评价

(1) 严格执行查对制度。

(2) 无菌概念强，不违反无菌操作原则。

(3) 注射剂量准确，皮丘形成良好。

(4) 注意观察用药后反应。

(5) 关键步骤全部完成，无错漏。

(6) 动作轻巧、熟练，注意节力原则。

(7) 注意人文关怀，与患者沟通良好。

(8) 操作时间不超过 10 分钟。

三、肌内注射

(一) 概述

肌内注射(intramuscular injection, IM)指将药液通过注射器注入肌肉组织的方法。

(二) 目的

(1) 用于不宜或不能口服或静脉注射的药物；要求比皮下注射更迅速产生疗效时。

(2) 用于注射刺激性较强或药量较大的药物。

(三) 操作流程

如表 1－23 所示。

表 1－23　肌内注射操作流程

操作步骤	动作要点	备注
核对医嘱	接到医嘱后，双人核对	★
评估解释	核对：采用两种以上方式核对患者身份	★
	评估：① 患者的病情、治疗情况、用药史及药物过敏史； ② 意识状态、肢体活动能力、对用药计划的了解及合作程度； ③ 注射部位的皮肤状况	
	解释：向患者及家属解释肌内注射的目的、方法、注意事项、药物的作用及配合要点	
准备和检查用物	素质要求：服装整洁，仪表端庄	
	环境准备：安静、整洁、明亮、温湿度适宜 擦拭台、盘、车	
	护士准备：洗手、戴口罩	
	备妥用物：注射盘(弯盘、棉签、消毒液、酒精棉球)、无菌盘、医嘱执行单、注射器、药液、砂轮、手消毒液、锐器盒	

（续　表）

操作步骤	动作要点	备注
	药物准备：双人按照正确方法查对药液； 按医嘱正确抽取药液，不余不漏不污染，将抽吸好的药液放入无菌盘中	
	正确处理用物，洗手	
核对解释	核对：采用两种以上方式核对患者身份	★
	解释：肌内注射的目的、方法、注意事项、药物的作用及配合要点	
协助安置体位	安置合适体位：取侧卧位时下腿弯曲，上腿伸直（图 1－13）	★
选择注射部位	部位选择正确	★
消毒皮肤	使用消毒液螺旋形由内向外消毒皮肤，直径大于 5 cm	
	再次核对药物和患者信息	
	再次消毒：范围小于第一遍消毒范围	
排气	排净注射器内空气	★
持针注射	左手绷紧皮肤，右手持注射器，以示指固定针栓，90°进针，刺入深度为针梗的 1/2～2/3（图 1－14）	★
固定推药	右手示指固定针栓，左手抽动活塞，确认没有回血后，缓慢推注药液，并观察患者反应	★
拔针、按压	注射毕，用无菌干棉签轻压针刺处，快速拔针后按压片刻	
核对观察	再次核对	
	观察患者用药后反应	★
操作后处理	协助取舒适卧位，整理床单位	
	指导注意事项	
	清理用物，正确处理	
	洗手，脱口罩	
	准确记录	

注：★表示关键步骤。

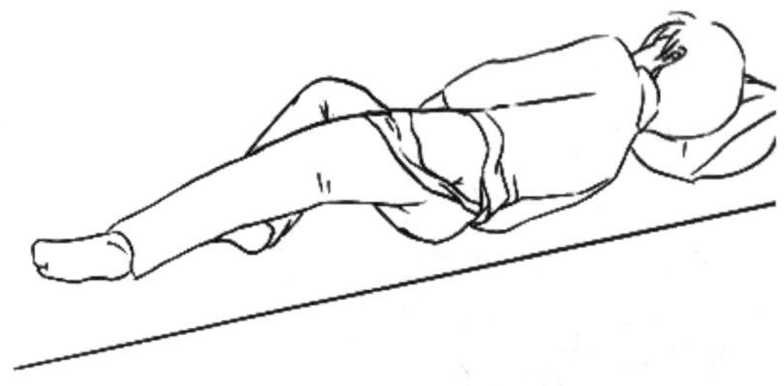

图 1－13　肌内注射体位安置图

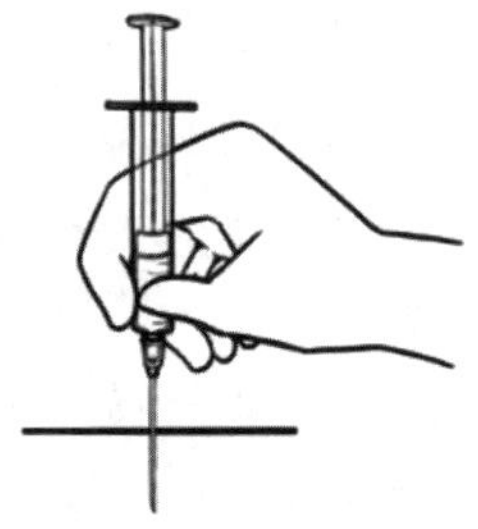

图 1－14　肌内注射进针手法示意图

（四）注意事项

（1）严格执行注射原则。

（2）两种药物同时注射时，应注意配伍禁忌。

（3）2岁以下婴幼儿不宜选用臀大肌，应选用臀中肌或臀小肌注射。婴幼儿在未能独立行走前，其臀部肌肉发育不完善，臀大肌注射有损伤坐骨神经的危险。

（4）长期进行注射的患者，应经常更换注射部位，建立轮流交替计划，以达到在有限的注射部位吸收最大药量的效果。

（5）注射时，切勿将针梗全部刺入，以防针梗折断。

（五）操作并发症及处理

1. 神经损伤

（1）预防：①根据医嘱，正确执行用药方法。②准确选择注射部位，避开神经及血管，同时注意进针的深度和方向。③注射过程中加强与患者的沟通，倾听患者的主诉。

（2）处理：①注射过程中若患者主诉神经支配区麻木或放射痛，应立即改变注射方向或停止注射。②对中度以下不完全神经损伤，可用理疗、热敷等方法促进炎症消退和药物吸收，同时可遵医嘱使用营养神经的药物治疗。

2. 局部皮肤反应（瘙痒、硬结、破溃、感染等）

（1）预防：①注射前做好注射部位皮肤的评估；②严格无菌操作；③长期注射者，轮流交替注射部位。

（2）处理：①出现局部皮肤瘙痒者，告诫患者勿抓、挠，并对症处理；②出现局部硬结者，热敷或药物湿敷；③注射部位若出现溃烂、破损，应通知医师进行处理。

（六）健康教育

（1）告知患者肌内注射的目的、方法、注意事项、药物的作用及配合要点。

（2）多次注射若出现局部硬结时，可指导患者采用局部热敷、理疗等处理方法。

（七）知识链接

1. 肌内注射的部位及常用体位

（1）注射部位：肌内注射部位的选择应考虑患者身体状况和注射目的，一般选择肌肉丰厚且距大血管及神经较远处，最常用的部位为臀大肌，其次为臀中肌、臀小肌、股外侧肌及上臂三角肌。臀大肌可作为深肌注的首选部位。三角肌可作为疫苗接种的首选部位。

（2）常用体位：侧卧位、仰卧位、俯卧位及坐位。侧卧位时上腿伸直，下腿稍弯曲；仰卧位时足尖相对，足跟分开；俯卧位时两臂屈曲放于头的两侧，两腿伸直，头偏向一侧；坐位时嘱患者坐正。

2. 肌内注射的定位方法

（1）臀大肌注射定位法。①十字定位法：从臀裂顶点向左或右画一水平线，然后从髂嵴最高点做一垂直平分线，把臀部分为4个象限，其外上象限避开内角为注射区（图1－15）。②连线法：取髂前上棘与尾骨连线的外上1/3处为注射部位（图1－16）。

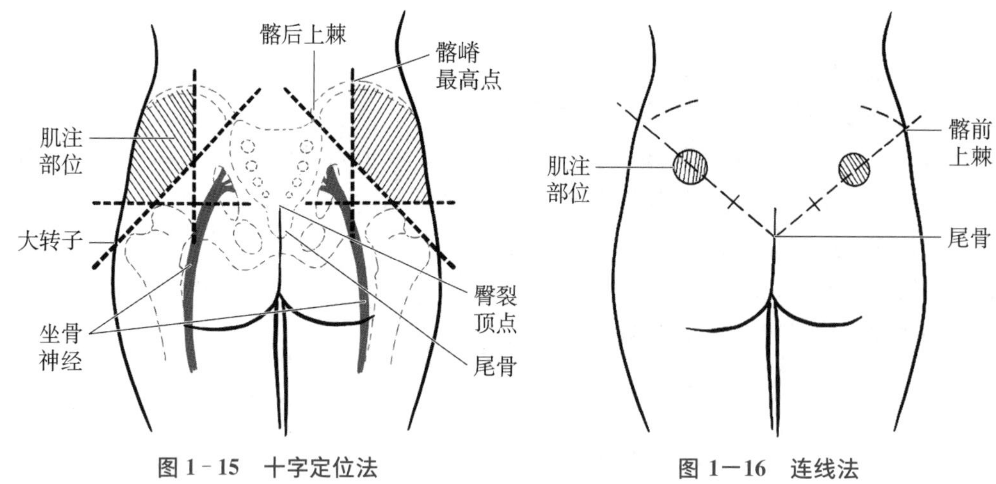

图 1-15　十字定位法　　图 1-16　连线法

(2) 臀中肌、臀小肌注射定位法。①三横指定位:经髂前上棘外侧三横指处为注射部位(以患者的手指宽度为准)。②示指、中指定位法:将操作者的示指、中指指尖分别置于髂前上棘和髂嵴的下缘处,两指和髂嵴即构成一个三角区,示指与中指形成的角内为注射部位。

(3) 股外侧肌注射定位法。大腿中段外侧,位于膝上 10 cm、髋关节下 10 cm,约 7.5 cm 宽处为注射部位。

(4) 上臂三角肌注射定位法。上臂外侧、肩峰下 2～3 横指处为注射部位。

3. 对于成人　由于肥胖发生率的增加,21 G(针头内径 51 mm)和 23 G(针头内径 34 mm)针头并不总能到达臀部肌肉。在体质指数(body mass index, BMI)较大的个体中,许多肌内注射实际上是进入皮下组织而不是肌肉。因此,进行肌内注射时,应考虑患者的 BMI,以确定到达肌肉组织的最合适的针头长度。

4. 对于儿童　应该考虑到儿童的 BMI,以确定到达肌肉组织的最合适的针头长度。大腿围是确定大腿肌内注射合适针头长度的有效预测指标。对于在大腿接受肌内疫苗接种的婴儿,建议使用 25 G(针头内径 25 mm)或 23 G 针头。

5. 关于肌内注射的探索

(1) 如果操作环境清洁且患者健康状况良好,通常不需要皮肤消毒。

(2) 除非在患者臀大肌(dorsogluteal site)部位注射,否则不认为有必要抽回血。

(3) Z 径路(Z-track)肌内注射法主要在英、法等欧洲国家常用,与常规肌内注射法的注射过程相比,不同之处主要在于注射前以左手示指、中指和无名指使待注射部位皮肤及皮下组织朝同一方向侧移(皮肤侧移 1～2 cm),绷紧固定局部皮肤,维持到拔针后,迅速松开左手,此时侧移的皮肤和皮下组织位置复原,原先垂直的针刺通道随即变成 Z 型,故称为 Z 径路肌内注射法。Z 径路肌内注射技术应常规用于肌内注射给药,以防药物回渗。

(八) 操作评价

(1) 严格执行查对制度。

(2) 无菌概念强,不违反无菌操作原则。

(3) 药物剂量准确。

(4) 注意观察用药后反应。

(5) 关键步骤全部完成,无错漏。

(6) 操作规范、安全,动作轻巧、熟练,注意节力原则。

(7) 注意人文关怀,与患者沟通良好。

(8) 操作时间不超过 10 分钟。

四、皮下注射

(一) 概述

皮下注射法(hypodermic injection, HD)是将少量药液或生物制剂注入皮下组织的方法。

(二) 目的

(1) 注入小剂量药物,用于不宜口服给药而须在一定时间内发生药效时。

(2) 预防接种。

(3) 局部麻醉用药。

(三) 操作流程

如表 1-24 所示。

表 1-24　皮下注射操作流程

操作步骤	动作要点	备注
核对医嘱	接到医嘱后,双人核对	★
评估解释	核对:采用两种以上方式核对患者身份	★
	评估:① 患者的病情、治疗情况、用药史及药物过敏史; ② 意识状态、肢体活动能力、对用药计划的了解及合作程度; ③ 注射部位的皮肤及皮下组织状况	★
	解释:向患者及家属解释皮下注射的目的、方法、注意事项、药物的作用及配合要点	
准备和检查用物	素质要求:服装整洁,仪表端庄	
	环境准备:安静、整洁、明亮、温湿度适宜; 擦拭台、盘、车	
	护士准备:洗手、戴口罩	
	备妥用物:注射盘(弯盘、棉签、碘消毒液、酒精棉球)、无菌盘、医嘱执行单、注射器、药液、砂轮、手消毒液、锐器盒	
	药物准备:双人按照正确方法查对药液 按医嘱正确抽取药液,不余不漏不污染	★
	正确处理用物,洗手	

（续　表）

操作步骤	动作要点	备注
核对解释	核对:采用两种以上方式核对患者身份	★
	解释:皮下注射的目的、方法、注意事项、药物的作用及配合要点	
协助安置体位	安置患者舒适体位	
选择注射部位	根据注射目的选择部位:常选用上臂三角肌下缘,也可选用两侧腹壁、后背、大腿前侧和外侧(图 1－17)	★
消毒皮肤	使用消毒液螺旋形由内向外消毒皮肤,直径大于 5 cm	
	再次核对药物和患者信息	
	再次消毒:范围小于第一遍消毒范围	
排气	排净注射器内空气	
持针注射	左手绷紧皮肤,右手持注射器,以示指固定针栓,针头斜面朝上,与皮肤呈 30°～40°,快速刺入皮下,刺入深度为针梗的 1/2～2/3(图 1－18)	★
固定推药	右手示指固定针栓,松开绷紧皮肤的左手,抽动活塞,确认无回血后,缓慢推注药液,并观察患者反应	★
拔针、按压	注射毕,用无菌干棉签轻压针刺处,快速拔针后按压片刻	
核对观察	再次核对	
	观察患者用药后反应	★
操作后处理	协助取舒适卧位,整理床单位	
	指导注意事项	
	清理用物,正确处理	
	洗手,脱口罩	
	准确记录	

注:★表示关键步骤。

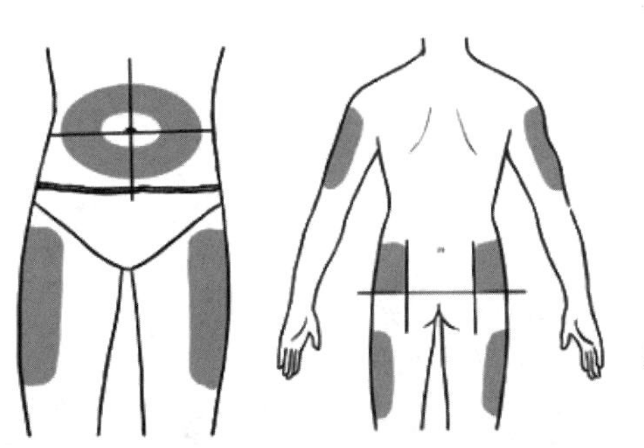
图 1－17　皮下注射常用注射部位

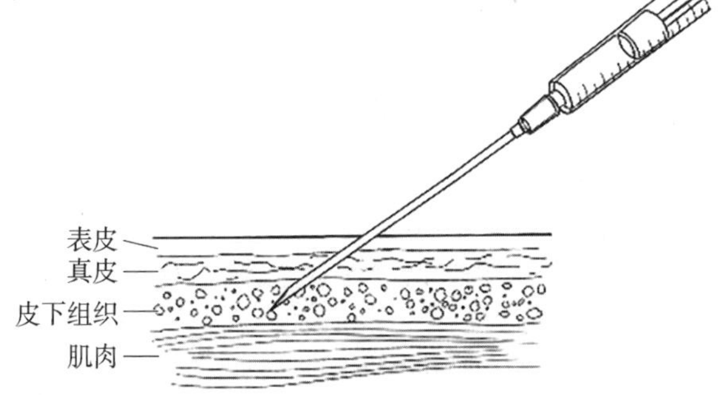

图 1－18　皮下注射进针角度示意图

（四）注意事项

（1）严格执行注射原则。

（2）对皮肤刺激性强的药物一般不进行皮下注射。

（3）护士在注射药物前应详细询问患者的用药史和过敏史。

（4）对于过度消瘦患者，护士可捏起局部组织，适当减少穿刺角度，进针角度不宜超过45°，以免刺入肌层。

（5）注射少于1 mL的药液时，须用1 mL注射器抽吸药液，以保证注入药液剂量准确。

（五）操作并发症及处理

局部皮肤反应（瘙痒、硬结、破溃、感染等）的预防和处理如下。

（1）预防：①注射前做好注射部位皮肤的评估；②严格无菌操作；③长期注射者，轮流交替注射部位。

（2）处理：①出现局部皮肤瘙痒者，告诫患者勿抓、挠，并对症处理；②出现局部硬结者，热敷或药物湿敷；③注射部位若出现溃烂、破损，应通知医师进行处理。

（六）健康教育

（1）告知患者皮下注射的目的、方法、注意事项、药物的作用及配合要点。

（2）长期注射者，应建立轮流交替注射部位的计划，经常更换注射部位，以促进药物的充分吸收。

（3）注射过程中如有不适，及时告知护士。

（七）知识链接

1. 抗凝剂皮下注射护理规范

（1）对非妊娠期成年患者，无论单次注射还是长期注射，抗凝剂注射部位优选腹壁。腹壁注射部位：上起左右肋缘下1 cm，下至耻骨联合上1 cm，左右至脐周10 cm，避开脐周2 cm以内。

（2）特殊人群注射部位选择，如对儿童患者，适宜选择臀部或大腿；对妊娠晚期（妊娠28周至临产前48小时）患者选择腹壁注射时，经B超测定双侧前上侧腹部、前下侧腹部、中上侧腹部、中下侧腹部8个区域皮下组织厚薄程度，在确定皮下组织厚度大于注射针头直径后，予以左右腹部轮换注射。

（3）腹壁注射时，患者宜取屈膝仰卧位，嘱其放松腹部。

（4）上臂外侧注射患者宜取平卧位或坐位。坐位注射时上臂外展90°（置于椅背），肩部放松。

（5）有规律地轮换注射部位，2次注射点间距在2 cm以上，可以明显降低注射局部药液浓度过高引起的出血，以及减轻注射部位疼痛等不适。

（6）非妊娠期成年患者需长期皮下注射低分子肝素时，推荐注射前使用腹壁定位卡定位。

（7）推荐采用预灌式抗凝针剂，该针剂注射前针尖朝下，将针筒内空气轻弹至药液上方，无须排气。

（8）左手拇指、示指相距5～6 cm，提捏皮肤成一皱褶，右手执笔式持注射器，于皱褶最高点垂直穿刺进针。

(9) 注射前不抽回血,以免导致针尖移位,加重组织损伤。

(10) 持续匀速注射 10 秒,注射后停留 10 秒,再快速拔针,可明显减少注射部位皮下出血发生率和出血面积。

(11) 拔针后无须按压。如穿刺处有出血或渗液,以穿刺点为中心,垂直向下按压 3～5 分钟。

(12) 注射后,注射处禁忌热敷、理疗或用力按揉,以免皮下出血或硬结。

2. 抗凝药物皮下注射相关并发症及处理

(1) 皮下出血:①记号笔标记皮下出血范围,严密观察并记录;②临床上可用于治疗皮下瘀斑的药物有硫酸镁湿敷贴、水胶体敷料、云南白药、多磺酸粘多糖乳膏等。

(2) 疼痛:①非预灌式注射器注射时,宜选择长度最短,外径最小的针头;②注射时避开毛囊根部;③复合碘棉签消毒并完全干后再注射;④针头距离皮肤高度适中,以腕部力量穿刺,进针轻、稳、准;⑤注射全程患者感觉注射部位锐痛剧烈或持续疼痛时,应检查和评价注射方法是否得当;⑥指导患儿家长注射过程中配合转移患儿注意力。

(3) 渗(漏)液:①预灌式注射剂注射前不排气,推注前确保空气完全在药液上方,药液推注完毕,将 0.1 mL 空气推入注射器乳头以排出残余药液,针头停留 10 秒后快速拔出;②拔针后如发现皮肤渗液,则需适当压迫,压迫力度以皮肤下陷 1 cm 为宜。

(4) 过敏反应:①注射前充分评估患者过敏史,存在肝素类药物过敏或肝素诱发的血小板减少症病史者禁用;②注射后发生肝素诱发血小板减少症患者,可选用阿加曲班等非肝素类抗凝药物,需停用低分子肝素并选择替代抗凝药物;③皮肤瘙痒明显者,可局部外用糖皮质激素类药物。

3. 抗凝药物皮下注射后健康教育

(1) 嘱患者注射过程中勿突然更换体位。

(2) 注射部位禁忌热敷、理疗或用力按揉,以免引起毛细血管破裂出血。

(3) 腹部注射时避免皮带、裤带束缚过紧。

(4) 指导患者发现下列情况要及时告知医护人员:腹痛,牙龈、眼睑、球结膜、呼吸道、消化道出现出血症状;腹壁注射部位出现硬结、淤斑、疼痛;局部或全身有过敏反应,如皮疹、发热、发冷、头晕、胸闷等。

(八) 操作评价

(1) 严格执行查对制度。

(2) 无菌概念强,不违反无菌操作原则。

(3) 药物剂量准确。

(4) 注意观察用药后反应。

(5) 操作规范、安全,无操作不良反应。

(6) 关键步骤全部完成,无错漏。

(7) 动作轻巧、熟练,注意节力原则。

(8) 注意人文关怀,与患者沟通良好。

(9) 操作时间不超过 10 分钟。

五、静脉注射

（一）概述

静脉注射法（intravenous injection，IV）是自静脉注入药液的方法。

（二）目的

（1）注入药物，用于不宜口服、皮下注射、肌内注射或需迅速发挥药效时。

（2）注入药物做某些诊断性检查。

（3）静脉营养治疗。

（4）药物因浓度高、刺激性大、量多而不宜采取其他注射方法。

（三）操作流程

如表 1－25 所示。

表 1－25　静脉注射操作流程

操作步骤	动作要点	备注
核对医嘱	接到医嘱后，双人核对	★
评估解释	核对：采用两种以上方式核对患者身份	★
	评估：① 患者的病情、治疗情况、用药史及药物过敏史； ② 意识状态、肢体活动能力、对药物的认知及合作程度； ③ 穿刺部位的皮肤、静脉充盈状况及血管壁弹性	★
	解释：向患者及家属解释静脉注射的目的、方法、注意事项、药物的作用及配合要点	
准备和检查用物	素质要求：服装整洁，仪表端庄	
	环境准备：安静、整洁、明亮、温湿度适宜； 擦拭盘、台、车	
	护士准备：洗手、戴口罩	
	备妥用物：注射盘（弯盘、棉签、碘消毒液、酒精棉球、胶布、头皮针、止血带）、无菌盘、注射器、药液、砂轮、医嘱执行单、手消毒液、锐器盒	
	药物准备：双人按照正确方法查对药液 打开无菌盘 按医嘱正确抽取药液，不余不漏不污染，放入无菌盘中	★
	正确处理用物，洗手	
核对解释	核对：采用两种以上方式核对患者身份	★
	解释：静脉注射的目的、方法、注意事项、药物的作用及副作用、配合要点	
协助安置体位	根据注射部位，安置患者于舒适体位	
扎止血带	在穿刺部位上方约 6 cm 处扎紧止血带	★

（续　表）

操作步骤	动作要点	备注
消毒皮肤	使用消毒液螺旋形由内向外消毒皮肤，直径大于 5 cm	
	再次核对药物和患者信息	
	再次消毒：范围小于第一遍消毒范围	
排气	排尽注射器内空气	★
穿刺	嘱患者轻握拳，一手绷紧皮肤，一手持注射器，以示指固定针栓，针头斜面朝上，与皮肤呈 15°～30°自静脉上方或侧方刺入皮下，再沿静脉走向滑行刺入静脉，见回血可再沿静脉走向进针少许	★
固定针头	松开止血带、嘱患者松拳，固定针头（如为头皮针，可用胶布固定）	★
注药	缓慢注入药液，推注过程中要试抽回血，以确定针头是否在血管内，并倾听患者主诉	★
拔针、按压	注射毕，用无菌干棉签轻压针刺处，快速拔针后按压片刻	
核对观察	再次核对	
	观察患者用药后反应	
操作后处理	协助取舒适卧位，整理床单位	
	指导注意事项	
	清理用物，正确处理	
	洗手，脱口罩	
	准确记录	

注：★表示关键步骤。

（四）注意事项

（1）严格执行注射原则。

（2）静脉注射对组织有强烈刺激性的药物时，先用有生理盐水的注射器穿刺，注入少量生理盐水，确认针头在静脉内再进行药液推注，以免药液外溢导致组织坏死。

（3）护士在注射药物前应详细询问患者的用药史和过敏史。

（4）需长期注射者，应有计划地由远心端向近心端选择静脉。

（5）根据患者年龄、病情及药物性质，掌握注药速度，并随时听取患者主诉，观察局部情况及病情变化。

（五）健康教育

（1）告知患者静脉注射的目的、方法、注意事项、药物的作用及配合要点。

（2）注射过程中如有不适，及时告知护士。

（六）知识链接

1. 常用的穿刺静脉

（1）四肢浅静脉：上肢肘部浅静脉（贵要静脉、肘正中静脉、头静脉）、腕部及手背静脉；下肢常用大隐静脉、小隐静脉及足背静脉。

（2）头皮静脉：小儿头皮静脉极为丰富，分支甚多，互相沟通交错成网且静脉表浅易见，易于固定，方便患儿肢体活动，故患儿多采用头皮静脉注射。

（3）股静脉：股静脉位于股三角区，在股神经和股动脉的内侧。

2. 静脉注射失败的常见原因

（1）针头未刺入血管内（穿刺过浅或静脉滑动）。临床判断：无回血，注入药物局部隆起，主诉疼痛。

（2）针头斜面未全部进入血管内，部分药液溢出至皮下。临床判断：可有回血，穿刺部位局部隆起，主诉疼痛。

（3）针头刺破对侧血管壁，针头斜面部分在血管内，部分在对侧血管壁外。临床判断：可有回血，因药液溢出至深层组织局部无隆起，主诉疼痛。

（4）针头穿刺对侧血管壁。临床判断：无回血，注入药物无隆起，主诉疼痛。

3. 特殊患者的静脉穿刺要点

（1）肥胖患者：肥胖者皮下脂肪较厚，静脉位置较深，不明显，但相对固定。注射时，在摸清血管走向后由静脉上方进针，进针角度稍加大（30°～40°）。

（2）水肿患者：可沿静脉解剖位置，用手按揉局部，以暂时驱散皮下水分，使静脉充分显露后再行穿刺。

（3）脱水患者：血管充盈不良，穿刺困难。可作局部热敷、按摩、注射部位下垂等方法，待血管充盈后再穿刺。

（4）老年患者：老年人皮下脂肪较少，静脉易滑动且脆性较大，针头难以刺入或易穿破血管对侧。注射时，可用手指分别固定穿刺段静脉上下两端，再沿静脉走向穿刺。

4. 静脉注射可能引起的并发症及处理

（1）静脉炎：

1）预防：①严格执行无菌技术操作；②对血管壁有刺激性的药物应充分稀释后再输注，适当放慢输注速度，并防止药液漏出血管外；③有计划地更换输注部位，以保护静脉。

2）处理：①停止在该部位静脉用药，确定可能的病因，如化学性、机械性、感染性等，并将患肢抬高、制动。②评估静脉炎程度。③局部用50%硫酸镁或95%乙醇溶液湿热敷，每日2次，每次20分钟。④超短波理疗，每日1次，每次15～20分钟。⑤中药治疗。将如意金黄散加醋调成糊状，局部外敷，每日2次，具有清热、止痛、消肿的作用。⑥如合并感染，遵医嘱予抗生素治疗。

（2）药物渗出与药物外渗：

1）预防：①定期评估穿刺部位；②选择合适的注射途径和注射工具；③避免在同一血管的同一部位反复穿刺；④妥善固定输注导管，必要时使用约束具；⑤给药前确定导管在静脉内；⑥输注速度恰当；⑦穿刺部位上方衣物不宜过紧；⑧对患者进行健康教育；⑨

根据输注溶液或药物的性质来确定一旦渗出/外渗应立即实施的干预措施。

2）处理：①立即停止在原部位注射，更换注射部位，但勿在患肢部位进行；②抬高患肢，避免对该部位施压；③对置管部位和周围组织进行评估并记录；④及时通知医师，给予对症处理，可根据药物的性质予拮抗剂；⑤切忌冲洗血管通路，避免药物进入组织内。

5. 常用静脉炎和外渗分级标准　见表1-26～1-28。

表1-26　静脉炎评估量表

等级	临床标准
0	无临床症状
0+	输注部位疼痛，但无临床症状
1	输注部位有红斑，伴或不伴有疼痛
2	输注部位疼痛，伴有红斑和/或水肿
3	输注部位疼痛，伴有红斑和/或水肿，条状物形成或可触及的静脉条索
4	输注部位疼痛，伴有红斑和/或水肿，或可触及的静脉条索长度>2.5 cm，有脓性渗出物

表1-27　视觉输液静脉炎量表（VIP量表）

等级	临床标准
0	输注部位正常，无静脉炎症状
1	输注部位轻微疼痛或轻微发红，表明可能出现静脉炎症状
2	输注部位出现疼痛、红斑、肿胀中的两项明显症状，表明静脉炎早期
3	沿置管路径出现疼痛、红斑、硬结三项明显症状，表明静脉炎中期
4	沿置管路径出现疼痛、红斑、硬结、静脉条索四项明显症状，且范围较广，表明静脉炎晚期或血栓性静脉炎
5	沿置管路径出现疼痛、红斑、硬结、静脉条索、发热五项明显症状，且范围广泛，表明血栓性静脉炎晚期

表1-28　外渗分级标准

等级	临床标准
0	无临床症状
1	皮肤发白，水肿最大直径<2.5 cm，皮肤发凉，伴或不伴有疼痛
2	皮肤发白，水肿最大直径在2.5～15 cm，皮肤发凉，伴或不伴有疼痛
3	皮肤发白呈半透明状，水肿最大直径>15 cm，皮肤发凉，轻到中度疼痛，可能伴麻木感
4	皮肤发白呈半透明状，皮肤紧绷有渗出，水肿范围最大处直径>15 cm，可见凹陷性水肿，存在循环障碍，中至重度疼痛

（七）操作评价

（1）严格执行查对制度。

（2）无菌概念强，不违反无菌操作原则。

（3）药物剂量准确。

(4) 注意观察用药后反应。

(5) 关键步骤全部完成，无错漏。

(6) 操作规范、安全，动作轻巧、熟练，注意节力原则。

(7) 注意人文关怀，与患者沟通良好。

(8) 操作时间不超过15分钟。

（胡　敏　曹秋君）

第九节　静脉输液

(一) 概述

静脉输液(intravenous infusion)是将大量无菌溶液或药物直接输入静脉的治疗方法。

(二) 目的

(1) 补充水分及电解质，预防和纠正体内水、电解质及酸碱紊乱。

(2) 增加循环血量、改善微循环，维持血压。

(3) 供给营养物质，促进组织修复，维持正氮平衡。

(4) 输入药物，治疗疾病。

(三) 操作流程

1. 头皮针静脉输液　操作流程如表1-29。

表1-29　头皮针静脉输液操作流程

操作步骤	动作要点	备注
核对医嘱	接到医嘱后，双人核对	★
评估解释	核对：采用两种以上方式核对患者身份	★
	评估：① 患者的病情、治疗情况、用药史及药物过敏史； ② 患者的意识、肢体活动能力、对用药计划的了解及合作程度； ③ 穿刺部位的皮肤、静脉充盈状况及血管壁弹性	★
	解释：向患者及家属解释静脉输液的目的、方法、注意事项、药物的作用及配合要点，嘱(或协助)患者排尿	
准备和检查用物	素质要求：服装整洁，仪表端庄	
	环境准备：安静、整洁、明亮、温湿度适宜； 擦拭盘、台、车	
	护士准备：洗手、戴口罩	
	备妥用物：注射盘(弯盘、棉签、碘消毒液、75%乙醇棉球、止血带、胶布、敷贴)、药液、输液器、头皮针、输液架、输液标签、手消毒液、医嘱执行单	

（续　表）

操作步骤	动作要点	备注
	药物准备：双人按照正确方法查对 药液贴输液标签（标签双人核对并签名） 按医嘱正确配置药液（注意配伍禁忌） 插入输液器，关闭调节器	★
	正确处理用物，洗手	
核对、解释	核对：采用两种以上方式核对患者身份	★
	解释：静脉输液的目的、方法、注意事项、药物的作用及配合要点	
协助安置体位	协助患者取舒适体位	
	将注射盘放于床头柜	
选择静脉	常用输液部位为手背静脉、头静脉、贵要静脉、肘正中静脉、肱静脉、大隐静脉、足背静脉、小儿头皮静脉	★
排气消毒	将输液瓶（袋）挂于输液架上，高度适中	
	一次排气成功，墨菲氏滴管内液面达 1/2～2/3 满	★
	接上头皮针，备胶布	
	在穿刺点上方 6～8 cm 处扎止血带	
	选择穿刺血管	
	消毒穿刺部位（直径为 5～6 cm）	★
再次核对、消毒	再次核对药物和患者信息	★
	再次消毒：范围小于第一遍消毒范围	
排气、进针	排尽头皮针内空气，嘱患者握拳，按静脉穿刺法穿刺见回血后，沿血管方向进入少许	★
三松、固定	松止血带、嘱患者松拳、打开调节器	★
	用胶布固定头皮针	
	观察穿刺处无肿胀、外渗后，敷贴覆盖	
调节滴速、记录	根据患者年龄、病情及药液的性质调节滴速	★
	记录	
核对观察	再次核对药物和患者信息	★
	观察患者用药后反应	
操作后处理	协助取舒适卧位，整理床单位	
	指导注意事项	
	清理用物，正确处理	
	洗手，脱口罩	
	准确记录	
输液中	定时巡视	

注：★表示关键步骤。

2. *留置针静脉输液*　操作流程如表 1－30 所示。

表 1－30　留置针静脉输液操作流程

操作步骤	动作要点	备注
核对医嘱	接到医嘱后，双人核对	★
评估解释	核对：采用两种以上方式核对患者身份	★
	评估：① 患者的病情、治疗情况、用药史及药物过敏史； ② 患者的意识、肢体活动能力、对用药计划的了解及合作程度； ③ 穿刺部位的皮肤、静脉充盈状况及血管壁弹性	★
	解释：向患者及家属解释静脉输液的目的、方法、注意事项、药物的作用及配合要点，嘱或协助患者排尿	
准备和检查用物	素质要求：服装整洁，仪表端庄	
	环境准备：安静、整洁、明亮、温湿度适宜； 擦拭盘、台、车	
	护士准备：洗手、戴口罩	
	备妥用物：注射盘(弯盘、棉签、碘消毒液、75%乙醇棉球、止血带、胶布、敷贴)、药液、输液器、留置针、输液架、输液标签、手消毒液、医嘱执行单	
	药物准备：双人按照正确方法查对药液 贴输液标签(标签双人核对并签名) 按医嘱正确配置药液(注意配伍禁忌) 插入输液器，关闭调节器	★
	正确处理用物，洗手	
核对解释	核对：采用两种以上方式核对患者身份	★
	解释：静脉输液的目的、方法、注意事项、药物的作用及配合要点	
协助安置体位	协助患者取舒适的体位	
选择静脉	常用输液部位为手背静脉、头静脉、贵要静脉、肘正中静脉、肱静脉、大隐静脉、足背静脉	★
排气、消毒	将输液瓶(袋)挂于输液架上，高度适中	
	一次排气成功，墨菲氏滴管内液面达 1/2～2/3 满	★
	备胶布、敷贴	
	扎止血带，选择静脉，松止血带	
	消毒穿刺部位(直径≥8 cm)	★
再次核对、消毒	再次核对药物和患者信息	★
	再次消毒：范围小于第一遍消毒范围	

（续　表）

操作步骤	动作要点	备注
排气、进针	打开留置针，旋转松动针芯，检查针尖及套管尖端完好	
	连接输液器，排尽留置针内空气	★
	在穿刺点上方 8～10 cm 处扎止血带	
	嘱患者握拳，针头斜面向上绷紧皮肤进针（按静脉注射法），见回血后将针头与皮肤平行，沿血管方向再进入少许，固定针芯，同时推进导管至合适深度	★
三松、固定	松止血带、松调节器、嘱患者松拳	★
	无张力粘贴透明或无菌敷贴，敷贴中央应正对穿刺点，高举平抬法 U 形固定延长管	
	敷料上注明日期、操作者签名（图 1－19）	
调节滴速、记录	根据患者年龄、病情及药液的性质调节滴速	★
	记录	
核对观察	再次核对药物和患者信息	★
	观察患者用药后反应	
操作后处理	协助取舒适卧位，整理床单位	
	指导注意事项	
	清理用物，正确处理	
	洗手，脱口罩	
	准确记录	
输液中	定时巡视	

注：★表示关键步骤。

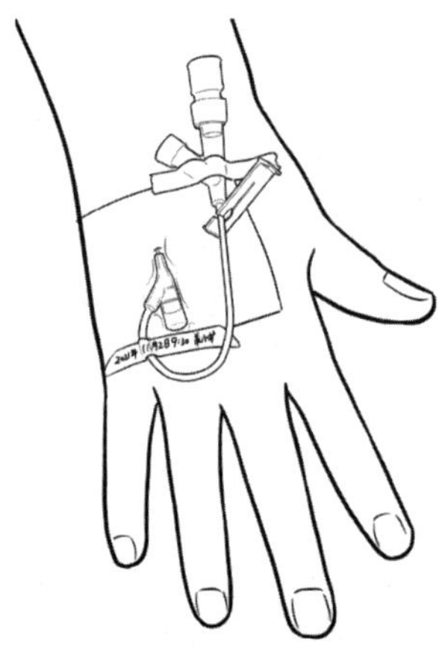

图 1－19　外周留置针示意图

（四）注意事项

(1) 严格执行注射原则，注意药物配伍禁忌和药物不良反应。

(2) 根据病情合理安排输液顺序，并根据治疗原则，按急缓及药物半衰期等情况合理分配药物。

(3) 对需要长期输液的患者，要注意保护和合理使用静脉，并视药物的性质和用量，选择合适的血管穿刺，一般从远端小静脉开始穿刺(抢救时例外)。

(4) 输液前要排尽输液管及针头内空气，药液滴尽前要及时更换输液瓶(袋)或拔针，严防造成空气栓塞。

(5) 对于刺激性或特殊的药物，应在确认针头已刺入静脉内时再输入。

(6) 输液过程中要加强巡视并做好记录，注意观察输液是否通畅，针头有无脱出、堵塞或移位，输液管有无扭曲、受压；注射部位有无肿胀或疼痛；倾听患者主诉，密切观察患者有无输液反应，如有，应立即减慢或停止输液，通知医师及时处理，并填写输液不良反应报告单。

(7) 严格掌握输液速度，根据患者年龄、病情、药物的性质调节滴速。对有心、肺、肾疾病的患者，老年人、婴幼儿及输注高渗、含钾或升压药的患者，要适当减慢滴速，对严重脱水、心肺功能良好者可适当加快滴速。

(8) 24 小时连续输注液体的患者需每日更换输液器。

(9) 若采用静脉留置针输液法，要严格掌握留置时间，一般静脉留置针可以保留 3～5 天，最好不要超过 7 天。严格按照产品说明书执行。

（五）健康教育

(1) 告知患者静脉输液的目的、方法、注意事项、药物的作用及配合要点。

(2) 向患者说明年龄、病情及药物性质是决定输液速度的主要因素，嘱患者不可自行随意调节滴速。

(3) 对于输液时间较长的患者，告知其起床活动的注意事项，输液过程中有不适及时告知医护人员。

（六）知识链接

1. 输液速度及时间的计算　输液过程中，每毫升溶液的滴数称为该输液器的点滴系数。目前常用静脉输液器的点滴系数有 10、15、20 三种。静脉点滴的速度和时间可按下列公式计算。

(1) 已知每分钟滴数与输液总量，计算输液所需的时间：

输液时间(小时)＝液体总量(mL)×点滴系数 / 每分钟滴数×60(分钟)

(2) 已知输入液体总量与计划所用的输液时间，计算每分钟滴数：

每分钟滴数＝液体总量(mL)×点滴系数 / 输液时间(分钟)

2. 常见输液故障及排除方法

(1) 溶液不滴。

1) 针头滑出血管外：液体注入皮下组织，可见局部肿胀并有疼痛。处理：将针头拔出，另选血管重新穿刺。

2）针头斜面紧贴血管壁：妨碍液体顺利滴入血管，补液时滴时不滴，且受患者肢体位置影响。处理：调整针头位置或适当变换肢体位置，直到点滴通畅为止。

3）针头阻塞：一手捏住滴管下端输液管，另一手轻轻挤压靠近针头端的输液管，若感觉有阻力，松手又无回血，则表示针头可能已阻塞。处理：更换针头，重新选择静脉穿刺。切忌强行挤压导管或用溶液冲注针头，以免血凝块进入静脉造成栓塞。

4）压力过低：由输液瓶（袋）位置过低或患者肢体抬举过高，或患者周围循环不良所致。处理：适当抬高输液瓶（袋）或放低肢体位置。

5）静脉痉挛：由穿刺肢体暴露在冷的环境中时间过长或输入的液体温度过低所致。处理：局部进行热敷以缓解痉挛。

（2）墨菲氏滴管液面过高：可将输液瓶（袋）从输液架上取下，倾斜液体面，使输液管插入瓶（袋）内针头露出液面上。必要时，可用手挤压输液管上端，瓶（袋）内空气即进入输液管内，使液体缓慢流下，直至露出液面，再挂于输液架上继续进行输液。

（3）墨菲氏滴管液面过低：可用左手捏紧墨菲氏滴管下端的输液管，右手轻轻挤压墨菲氏滴管上端的输液管，待液体进入墨菲氏滴管内后，松开左手即可。

（4）输液过程中，墨菲氏滴管内液面自行下降：应检查滴管上端输液管与滴管的衔接是否松动、滴管有无漏气或裂隙，必要时更换输液器。

3. 输液反应及处理　常见的输液反应包括发热反应、循环负荷过重、空气栓塞、过敏反应。

（1）发热反应。

1）预防：①输液前认真检查药液的质量，输液用具的包装及灭菌日期、有效期；②严格无菌操作。

2）处理：①停止输液，更换药液及输液器，立即通知医师，遵医嘱用药；②保留原有药液及输液器，必要时送检做细菌培养；③对高热患者，给予物理降温，严密观察生命体征；④必要时遵医嘱给予抗过敏药或激素治疗。

（2）循环负荷过重（急性肺水肿）。

1）预防：输液巡视时，密切观察患者情况，注意控制输液速度和输液量，尤其是对老年人、儿童、心肺功能不全者。

2）处理：若患者突然出现呼吸困难、胸闷、咳嗽、咯粉红色泡沫样痰、心率增快等，①立即停止输液，并通知医师；②协助患者取端坐位，双腿下垂；③安慰患者以减轻其紧张心理；④20％～30％的乙醇湿化高流量吸氧（6～8 L/min）；⑤遵医嘱予强心、利尿、平喘、扩血管、镇静等治疗。

（3）空气栓塞。

1）预防：①输液前检查输液器各连接部是否衔接紧密，排尽输液导管内的空气；②输液过程中加强巡视，及时更换输液瓶；输液完毕后及时拔针；③加压输液时，应有专人在旁守护；④拔除经外周静脉植入中心静脉导管（peripherally inserted central catheter，PICC）、中心静脉导管（central venous catheter，CVC）、输液港（implantable venous access port，PORT)后应保持穿刺点24小时密闭。

2）处理：若患者突发胸部异常不适或有胸骨后疼痛、呼吸困难和发绀，并伴有濒死感等，①立即置患者于左侧卧位，并保持头低脚高位，通知医师；②高流量吸氧；③严密观察患者病情变化，如有异常，及时给予对症处理；④有条件时可用中心静脉导管抽净空气。

(4) 静脉炎：预防及处理见第八节“静脉注射”相关内容。

4. 静脉治疗常见并发症及处理

(1) 药物渗出与药外渗：预防及处理见第八节“静脉注射”相关内容。

(2) 导管相关性静脉血栓形成。

1）预防：①标准化维护，正确冲封管；②提高穿刺技术，减少反复穿刺，正确放置导管尖端的位置；③指导患者适当运动置管侧的肢体；④置管后严密观察有无导管相关性静脉血栓的征兆；⑤高凝患者预防性抗凝。

2）处理：①怀疑导管相关性静脉血栓形成时，抬高患肢并制动，不应热敷、按摩、压迫，立即通知医师对症处理并记录。②观察置管侧肢体、肩部、颈部及胸部肿胀、疼痛、皮肤温度及颜色、出血倾向及功能活动情况。

(3) 导管堵塞。

1）预防：

A. 保持输液通畅，避免输液装置折叠或导管尖端贴在血管壁上。

B. 定时巡视，避免液体走空。

C. 标准化维护，正确冲、封管。

D. 输血、输入血制品、肠外营养(parenteral nutrition，PN)、脂肪乳剂等黏滞性药物后需冲洗导管。

E. 高凝患者预防性抗凝。

2）处理：

A. 分析堵塞原因，不应强行推注生理盐水。

B. 确认导管堵塞时，PVC应立即拔除，PICC、CVC、PORT应遵医嘱及时处理并记录。

(4) 导管相关性血液感染。

1）预防：

A. 严格遵守无菌操作原则(如最大无菌屏障原则、合理选择消毒剂、消毒方法正确、使用专用护理包/盘等)。

B. 冲配药物及给药时注意无菌操作和手卫生。

C. 适时、规范更换敷料及输液附加装置。

D. 观察发热、寒战、低血压等导管相关性感染的征象，及时通知医师处理。

2）处理：可疑导管相关性血液感染时，立即停止输液，拔除PVC，暂时保留PICC、CVC、PORT，遵医嘱给予抽取血培养等处理并记录。

5. 外周留置针的相关循证证据

(1) 外周静脉-留置针的选择条件:

1) 考虑液体药物特性(如刺激性、发泡剂、渗透压)、预期的输液治疗时长(如少于 6 天)和外周静脉通路部位的可用性。

2) 使用血管可视化技术(如近红外、超声),增加静脉置管成功率。根据留置针管径选择合适的留置针,置入导管前使用超声测量血管直径,并选择一个导管-血管比例为 45%或更低的导管。

3) 不应使用外周静脉-留置针的治疗:持续腐蚀性药物治疗、胃肠外营养、渗透压超过 900 mOsm/L 的液体药物。

(2) 选择能够满足病情和治疗需要的管径最小的导管。

1) 根据使用药物选择留置针。如使用常规药物,可选择 22～24 G 导管,如需一次性使用白蛋白、脂肪乳剂,血制品等,可选择 18～20 G 导管,并选择大管径的静脉留置针。

2) 只在单剂量给药中使用头皮钢针,装置不能留置。

(3) 外周静脉留置针置管:

1) 外周静脉留置针置管时,应始终坚持手卫生和适当的无菌技术。

2) 接触置管位置后,应进行手部卫生。

(4) 外周静脉留置针的日常维护:

1) 至少每天检查一次外周静脉留置针的位置。

2) 冲管和封管:

A. 在每次输液之前,作为评估导管功能和预防并发症的一个步骤,应该冲洗和抽吸血管通路装置(vascular access device,VAD)。

B. 在每次输液后,应该冲洗血管通路装置,以便将输入的药物从导管腔内清除,降低不相容药物之间的接触风险。

C. 在输液结束冲管之后,应该封闭血管通路装置,以减少管腔内闭塞和导管相关血液感染(CR～BSI)的风险,具体取决于使用的溶液。

3) 导管更换:导管功能正常,无相关并发症的基础上,无须比 72～96 小时更频繁地更换外周静脉留置针导管。

(5) 外周静脉留置针的拔除:

1) 不支持常规按时拔除外周静脉留置针导管。

2) 当患者出现静脉炎、感染或导管故障等临床症状时,应拔除外周静脉留置针导管。

3) 外周静脉留置针拔除后,应按压导管拔除部位,直至不出血为止。

4) 外周静脉留置针移除后和处置前,应检查导管的完整性。

5) 外周静脉留置针拔除后,应进行记录,记录内容包括导管留置的时长、对置管部位及拔除原因的评估。

(6) 外周静脉留置针的敷贴选择:

1) 应使用无菌纱布、透明或半透明敷贴覆盖外周静脉留置针置管部位。

2) 对于外周静脉留置针置管部位出血或渗出的患者,应使用纱布敷料。

3）当外周静脉留置针敷贴潮湿、松动或明显脏污时，应更换敷贴。

（七）操作评价

（1）严格执行查对制度。

（2）无菌概念强，不违反无菌操作原则。

（3）药物剂量准确。

（4）注意观察用药后反应。

（5）关键步骤全部完成，无错漏。

（6）操作规范、安全，动作轻巧、熟练，注意节力原则。

（7）注意人文关怀，与患者沟通良好。

（8）操作时间不超过 15 分钟。

（胡　敏）

第十节　静脉输血

（一）概述

静脉输血（blood transfusion）是将全血或某些成分血，如血浆、红细胞、白细胞或血小板等，通过静脉输入体内的方法。

（二）目的

（1）补充血容量，改善全身血液灌注，升高血压，促进血液循环。用于失血、失液引起的血容量减少或休克患者的救治。

（2）纠正贫血，增加血红蛋白含量，促进携氧功能。用于血液系统疾病引起的严重贫血和某些慢性消耗性疾病患者的救治。

（3）补充各种凝血因子和血小板，有利于止血，改善凝血功能。用于凝血功能障碍及大出血患者的救治。

（4）补充血浆蛋白，维持血浆胶体渗透压，改善营养状态，纠正低蛋白血症，减轻组织渗出和水肿。用于低蛋白血症及大出血、大手术患者的救治。

（5）补充抗体、补体等血液成分，提高机体抗感染能力。用于严重感染患者的救治。

（6）排除有害物质，改善组织器官缺氧情况。用于 CO、苯酚等化学物质中毒患者的救治。

（三）操作流程

如表 1－31 所示。

表 1－31　静脉输血操作流程

操作步骤	动作要点	备注
核对医嘱	接到医嘱后，双人核对	★
评估解释	核对：采用两种以上方式核对患者身份	

（续 表）

操作步骤	动作要点	备注
	评估： ① 患者的病情、年龄、输血史及过敏史； ② 患者的意识状态、对输血的了解及合作程度； ③ 采血及输注部位的血管和皮肤状况	★
	解释：向患者解释输血的目的、注意事项及配合要点 嘱患者排尿	
准备和检查用物	素质要求：服装整洁，仪表端庄	
	环境准备：安静整洁、宽敞明亮、温湿度适宜 擦拭盘、台、车	
	护士准备：洗手、戴口罩	
	备妥用物：病历、医嘱执行单、血型报告单、交叉配血报告单、待输血液、注射盘（弯盘、棉签、碘消毒液、75%乙醇棉球、止血带、胶布、敷贴）、输血器、生理盐水、手消毒液、锐器盒	
配血	无输血标本者需先配血： 按照静脉血标本采集操作流程采血，血样送血库	★
取血	护士携带病历、领血确认单及取血箱至血库取血	
	与发血者双人查对：病区、床号、住院号、姓名、性别、年龄、血型、交叉配血试验结果、血袋号、血液种类、剂量、有效期、血的外观	★
	核对无误后双人签名	
输血	输血前，护士双人查对输血相关项目： ① 核对：病区、床号、住院号、姓名、性别、年龄、血型、交叉配血试验结果、血袋号、血液种类、剂量 ② 检查血液的质量、有效期及输血装置是否完好（图 1-20）	★
	双人核对无误后在交叉配血报告单（临床输血报告单）上签名	
	双人携用物至床旁，采用两种方式核对患者身份信息，并再次查对以上输血相关项目	★
	患者取舒适体位	
	按照静脉输液操作流程建立静脉通路	
	输注少量生理盐水	
	按医嘱使用输血前用药	
	暂停生理盐水，连接血袋[平放血袋，插入输血器（图 1-21），缓慢将血袋倒挂于输液架上]	★

（续　表）

操作步骤	动作要点	备注
	合理调节输血速度	★
	记录	
	再次核对	
	观察患者有无输血反应	★
操作后处理	协助患者取舒适卧位，整理床单位	
	指导注意事项	
	清理用物，正确处理	
	洗手，脱口罩	
	准确记录	
输血中	定时巡视	★
输血结束	记录输血不良反应结果	

注：★表示关键步骤。

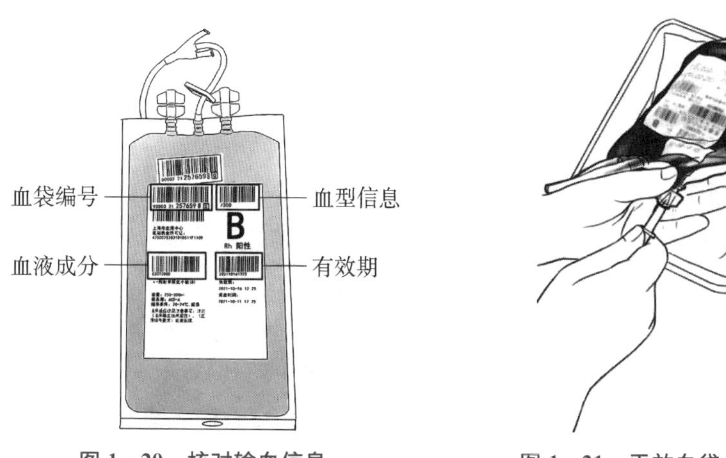

图 1－20　核对输血信息

图 1－21　平放血袋，插入输血器

（四）注意事项

（1）严格执行查对制度，输血前须经两人核对无误后方可输血。

（2）禁止同时采集两位患者的血样，每次只采一人，以避免差错。

（3）认真检查库血质量。检查血袋标签有无破损、模糊；血袋有无破漏；血液有无变色、凝块、气泡、颗粒、絮状物等。

（4）输血前轻轻混匀，避免剧烈震荡。

（5）血液不应加热，不得加入其他药物。

（6）输血过程中应先慢后快，起始速度宜慢，观察 15 分钟无不适后再根据病情、年龄及输注血液制品的成分调整输注速度。

(7) 输血前后应用静脉注射生理盐水冲洗输血管道。连续输入不同供血者的血液时,需再次查对血液,并在前一袋血输尽后,静脉注射生理盐水冲洗输血器,再接下一袋血继续输注。

(8) 从血库取回的血应尽快输用,不得自行贮血。暂时无法输注的血可临时寄放在血库专门冰箱内。全血、成分血和其他血液制品从血库取出后应 30 分钟内输注,1 个单位的全血或成分血应在 4 小时内输完。

(9) 输注全血、成分血或生物制剂的输血器宜 4 小时更换一次。

(10) 输血后不得将血袋随意丢弃,空血袋低温保存,应在 24 小时内送回血库统一处理。

(11) 有输血不良反应者,立即启动不良事件处理流程,并填写输血不良反应回报单。

(五) 健康教育

(1) 告知患者其血型,介绍血型的有关知识及做血型鉴定和交叉配血试验的意义。

(2) 告知患者静脉输血的目的、方法、注意事项及配合要点,做好心理护理。

(3) 向患者介绍输血的适应证和禁忌证,嘱患者不可自行调节输血速度。

(4) 向患者介绍常见输血反应的症状和防治方法,并告知患者,一旦出现不适症状,及时通知医护人员。

(六) 知识链接

1. 输血　狭义的输血是指输注全血,广义的输血是指包括全血在内的由血液制备的各种有形或无形成分的输注。严格来说,造血干细胞(骨髓或外周血)也算是一种特殊的输血。

2. 成分血制品分类

(1) 由全血分离的血液成分,如浓缩红细胞、红细胞悬液、血浆、浓缩血小板。

(2) 由单采采集的血浆或血小板。

(3) 由新鲜冰冻血浆制备的低温沉淀物,富含凝血因子Ⅷ和纤维蛋白原。

3. 输血指征　建议采用限制性输血策略,血红蛋白(Hb)>100 g/L 不需要输注红细胞,血红蛋白<70 g/L 应考虑输注,血红蛋白在 70～100 g/L 之间,根据患者心肺代偿功能、有无代谢率增高及有无活动性出血等因素决定是否输红细胞。

4. 输血反应/输血并发症(transfusion reaction/complication)　与输血具有时序相关性的不良反应。不良反应的原因可能是不良事件,也可能是患者与所输注血液的相互作用。

分为以下 4 类。

(1) 急性/速发性输血反应(acute/immediate transfusion reaction, ATR/ITR):发生在输血过程中、输血后即刻至输血后 24 小时内的输血反应。

(2) 慢性/迟发性输血反应(chronic/delayed transfusion reaction, CTR/DTR):发生在输血结束后 24 小时至 28 天的输血反应。

(3) 输血传播性感染/输血感染性反应(transfusion-transmitted infection, TTI/transfusion-transmitted infectious reaction, TTIR):病原体通过输血过程从献血者体内

进入受血者体内并引起相应感染或疾病。

输血传播性感染分为输血传播病毒感染(transfusion-transmitted virus infection, TTVI)、输血传播细菌感染(transfusion-transmitted bacterial infection, TTBI)、输血传播寄生虫感染(transfusion-transmitted parasitic infection, TTPI)和输血传播其他病原体感染。

(4) 输血非感染性反应(transfusion-transmitted non-infectious reaction, TTNIR):与输血具有时序相关性的非病原体引起的不良反应。

输血非感染性反应分为过敏反应(allergic reaction)、溶血性输血反应(hemolytic transfusion reaction, HTR)、迟发性血清学输血反应(delayed serologic transfusion reaction, DSTR)、非溶血性发热反应(non-hemolytic febrile transfusion reaction, NHFTR)、输血后紫癜(post transfusion purpura, PTP)、输血相关移植物抗宿主病(transfusion-associated graft versus host disease, TA-GVHD)、输血相关急性肺损伤(transfusion-related acute lung injury, TRALI)、输血相关呼吸困难(transfusion-associated dyspnea, TAD)、输血相关循环超负荷(transfusion-associated circulation overload, TACO)、输血相关性低血压(transfusion-associated hypotension, TAH)、铁超负荷(iron overload)、肺血管微栓塞(pulmonary vascular microembolization , PVM)、空气栓塞(air embolism)、大量输血相关并发症(massive transfusion related complication),以及其他未涉及的输血非感染性反应。

5. 常见输血不良反应及处理

(1) 发热反应。

1) 预防:

A. 严格执行血液保存管理。

B. 严格输血管理,执行无菌操作。

2) 处理:

A. 立即减慢或停止输血,更换输血器,用生理盐水维持静脉通路。

B. 通知医师,遵医嘱给予解热镇痛药和抗过敏药。

C. 给予对症处理,发冷者注意保暖、高热者做好高热护理。

D. 严密观察患者生命体征变化并记录。

E. 保留余液及输血器,上报输血科。

(2) 过敏反应。

1) 预防:

A. 正确管理血液及血制品。

B. 输血前了解患者血型及过敏史。

C. 输血前遵医嘱给予抗过敏药物。

2) 处理:

A. 立即停止输血,更换输血器,用生理盐水维持静脉通路。

B. 通知医师,遵医嘱使用抗过敏药物。

C. 呼吸困难者给予吸氧,遵医嘱使用呼吸兴奋剂。必要时进行心肺复苏,气管插管或气管切开呼吸机支持。

D. 循环衰竭者给予抗休克治疗。

E. 严密观察生命体征变化并记录。

F. 保留余液及输血器，上报输血科。

(3) 溶血反应。

1) 预防：

A. 认真、正确做好血型鉴定和交叉配血试验。

B. 输血前了解患者血型，严格执行输血核对制度。

C. 严格执行输血管理制度。

D. 输血过程中注意观察患者尿色、尿量变化，以及头胀、恶心、呕吐、腰背部疼痛、四肢麻木等不适反应。

2) 处理：

A. 立即停止输血，更换输血器，用生理盐水维持静脉通路。

B. 通知医师，遵医嘱使用碳酸氢钠等药物，碱化尿液。

C. 给予吸氧。

D. 双侧腰部封闭，用热水袋热敷双侧肾区，解除肾小管痉挛。

E. 严密观察尿色、尿量变化并做好记录，做好尿血红蛋白的监测。如发生肾衰竭，行腹膜透析或血液透析。

F. 严密观察生命体征，如发生休克反应，立即抗休克治疗。

G. 心理护理，安慰患者。

H. 保留余液及输血器，上报输血科。

(4) 循环负荷过重(急性肺水肿)：患者突然出现呼吸困难、胸闷、咳嗽、咯粉红色泡沫样痰、心率增快等。

1) 预防：严格控制输血速度和输血量，尤其是对老年人、儿童、心肺功能不全者。

2) 处理：

A. 立即停止输血，用生理盐水维持静脉通路。

B. 通知医师，并协助患者端坐位，两腿下垂，以减少静脉回心血量。

C. 安慰患者以减轻其紧张心理。

D. 高流量吸氧(6～8 L/min)。

E. 遵医嘱予强心、利尿、平喘、扩血管、镇静等药物治疗。

F. 继续密切观察病情变化并记录。

(5) 出血倾向(大量输血引起)。

1) 预防：

A. 严格掌握输血量，避免长期反复输入库存血。

B. 短时间内若输入大量库存血时应严密观察患者意识、生命体征变化，注意皮肤、黏膜或伤口有无出血。

C. 根据凝血因子缺乏情况补充有关成分。

2）处理：

A. 立即停止输血，更换输血器，用生理盐水维持静脉通路。

B. 通知医师，抽血做出凝血功能检查，遵医嘱予对症处理。

C. 严密观察患者意识、生命体征、皮肤、黏膜及伤口出血情况变化。

（七）操作评价

（1）严格执行查对制度。

（2）无菌概念强，不违反无菌操作原则。

（3）注意观察输血后反应。

（4）关键步骤全部完成，无错漏。

（5）操作规范、安全，动作轻巧、熟练，注意节力原则。

（6）注意人文关怀，与患者沟通良好。

（7）操作时间不超过20分钟。

（周云峰）

第十一节 灌肠与导尿

一、大量不保留灌肠

（一）概述

大量不保留灌肠（large amount of non-retention enema）是将一定量的液体由肛门经直肠灌入结肠，以帮助患者清洁肠道、排便、排气，达到治疗目的的方法。根据灌肠的目的可分为不保留灌肠和保留灌肠，以下仅介绍大量不保留灌肠（图1－22）。

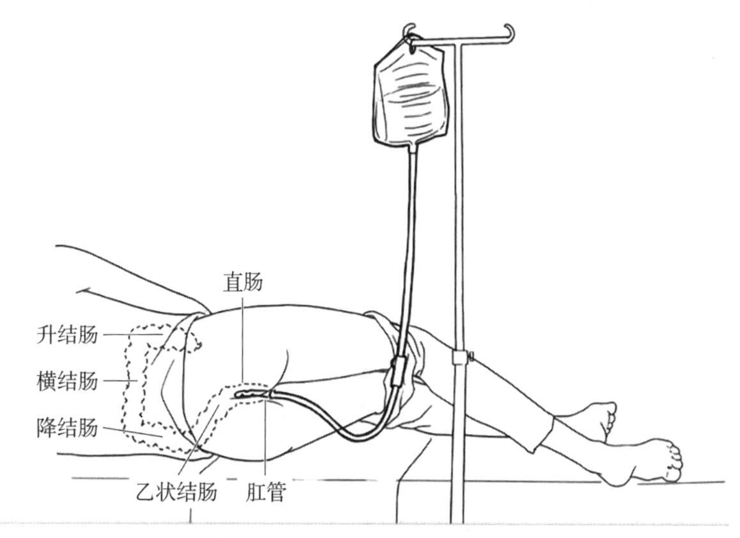

图1－22 大量不保留灌肠

（二）目的

（1）解除便秘、肠胀气。

（2）清洁肠道，为肠道手术、检查或分娩做准备。

（3）稀释并清除肠道内的有害物质，减轻中毒。

（4）灌入低温液体，为高热患者降温。

（三）操作流程

如表 1－32 所示。

表 1－32　大量不保留灌肠操作流程

操作步骤	动作要点	备注
核对医嘱	接到医嘱后，双人核对	★
评估解释	核对：采用两种以上方式核对患者身份	★
	评估：① 患者的年龄、病情、临床诊断、意识状态、心理状况、排便情况、自理能力及合作程度； ② 肛周皮肤情况	★
	解释：向患者解释灌肠的目的、注意事项及配合要点； 嘱患者排尿	
准备和检查用物	素质要求：服装整洁，仪表端庄	
	环境准备：安静、整洁、明亮、温湿度适宜； 酌情关闭门窗，拉围帘； 擦拭盘、台、车	
	护士准备：洗手、戴口罩	
	备妥用物：灌肠盘[托盘、弯盘、一次性灌肠袋（含肛管）手套、纱布、润滑液（膏）、温度计、大量杯、小量杯、按需备血管钳]、治疗巾、输液架、医嘱执行单、尿垫、手纸、治疗车下层备医用垃圾桶	
	灌肠液准备：按医嘱要求准备灌肠液，测试水温	★
	正确处理用物，洗手	
核对解释	核对：采用两种以上方式核对患者身份	★
	解释：灌肠的目的、方法、注意事项及配合要点	
协助安置体位	协助安置患者取左侧卧位，双膝屈曲，褪裤至膝部，臀部移至床沿	★
	协助患者盖被，暴露臀部，洗手	
灌肠前准备	将尿垫铺于患者臀下，弯盘置于患者臀部旁边	
	打开一次性灌肠袋，关闭调节器，将灌肠液倒入灌肠袋内，将灌肠袋挂于输液架上，灌肠袋内液面高于肛门 40～60 cm	★
	戴手套	

（续 表）

操作步骤	动作要点	备注
插管	润滑肛管前端 15 cm，排尽管内气体，关闭开关	
	一手垫卫生纸分开臀部，暴露肛门口，嘱患者深呼吸，一手将肛管轻轻插入直肠 7～10 cm	★
	用手固定肛管	
灌液	打开开关，使液体缓缓流入	
	灌入液体的过程中，密切观察患者的情况及灌肠袋内液面下降的速度	★
	如液面下降受阻，可移动肛管	
	如患者有便意，可降低灌肠袋高度，并嘱患者深呼吸	
拔管	待灌肠液即将流尽时关闭调节器，用卫生纸包裹肛管轻轻拔出，弃于医用垃圾桶内	
	擦净肛门，脱下手套，洗手	
	协助患者整理衣裤，取舒适卧位	
	嘱其尽量保留 5～10 分钟后再排便	
协助排便	对不能下床的患者，给予便盆，将卫生纸、呼叫器放于易取处	
	排便后及时取出便盆，擦净肛门	
	协助能下床的患者上厕所排便	
操作后处理	协助患者穿裤，整理床单位，开窗通风	
	交代注意事项	
	观察大便性状，必要时留取标本送验	
	洗手，脱口罩	
	护理记录单上准确记录灌肠时间，灌肠液的种类、量和患者反应	
	体温单上准确记录灌肠后排便情况	

注：★表示关键步骤。

（四）注意事项

（1）正确选用灌肠液，准确掌握溶液的温度、浓度、流速、压力和量。

（2）妊娠、急腹症、消化道出血、严重心血管疾病等患者禁忌灌肠。

（3）伤寒患者灌肠时溶液不得超过 500 mL，压力要低（液面不得超过肛门 30 cm）。

（4）肝性脑病患者禁用肥皂液灌肠，以减少氨的产生和吸收。充血性心力衰竭和水钠潴留患者禁用生理盐水灌肠。

（5）灌肠时患者如有腹胀或便意，应嘱患者深呼吸，以减轻不适。

(6) 灌肠过程中应随时注意观察患者病情变化，如发现脉速、面色苍白、出冷汗、剧烈腹痛、心慌气急时，应立即停止灌肠并及时与医师联系，采取急救措施。

(五) 操作并发症及处理

1. 肠道黏膜损伤及出血

(1) 预防：

1) 灌肠前全面评估患者的身体状况，包括患者年龄、病情，如有无痔疮、肛门或直肠畸形、肠炎和肠腔溃疡史、凝血异常等，避免插管时增加对肛门的机械性损伤。

2) 做好解释工作，取得患者的配合。

3) 选择粗细合适、质地柔韧的肛管，充分润滑。

4) 插管时动作要轻柔，插入角度、深度要适宜。

(2) 处理：

1) 立即停止灌肠。

2) 密切观察患者面色、意识、腹痛、便血等情况，监测生命体征。

3) 通知医师后根据病情给予相应的治疗。

2. 肠道痉挛

(1) 预防：

1) 根据患者的病情，选择合适的灌肠液。

2) 保持适宜的灌肠液温度。

3) 根据患者的身体状况、耐受力等合理调节流速。

4) 注意观察患者的不适反应。

(2) 处理：患者一旦发生面色苍白、出冷汗、剧烈腹痛、脉速、心悸等情况应做如下处理。

1) 立即停止灌肠，协助平卧。

2) 及时通知医师进行处理。

3. 肛周皮肤擦伤

(1) 预防：

1) 保持肛周局部清洁干燥，便后及时用温水洗净擦干，减少局部刺激。

2) 排便次数多者，可预防性使用鞣酸软膏或金霉素软膏等。

3) 使用便盆者，不可硬塞硬拉，防止擦伤。

(2) 处理：

1) 若为肛周湿疹时，可予消炎霜外涂。

2) 若有皮肤破损，应予相应处理。

4. 水中毒、电解质紊乱

(1) 预防：

1) 灌肠前全面评估患者的身心状况，对有心、肾疾病者，老年人和小儿应尤其注意。

2）清洁灌肠前，嘱患者合理有效饮食。

3）清洁灌肠时，可采用膝胸卧位，便于吸收，以减少灌肠次数。

4）避免反复多次使用一种液体清洁灌肠。

（2）处理：

1）立即停止灌肠。

2）通知医师后根据病情给予止泻药、口服补液、静脉补液等治疗。

（六）健康教育

（1）指导患者掌握灌肠时的配合方法。

（2）嘱患者尽量保留 5～10 分钟后再排便。

（3）每次灌肠后，嘱患者变换体位，顺序是：左侧卧位→仰卧位→右侧卧位，以利于灌肠液在结肠内充分溶解粪块，将肠道洗净。

（4）指导患者及家属保持健康的生活习惯以维持正常排便。

（七）知识链接

（1）大量不保留灌肠溶液：常用的有 0.1%～0.2%肥皂液；生理盐水。

（2）成人每次用量为 500～1 000 mL，小儿用量为 200～500 mL。

（3）溶液温度：一般为 39～41℃，降温时为 28～32℃，中暑时为 4℃。

（4）灌肠后排便一次记录为：1/E，灌肠后未排便记录为 0/E。

（5）小量不保留灌肠常用灌肠液：①“1、2、3”灌肠液，50%硫酸镁 30 mL、甘油 60 mL、温开水 90 mL。②甘油或液体石蜡油 50 mL 加等量温开水。

（6）白醋灌肠：为降低肝性脑病患者血氨，可用白醋灌肠，白醋和水的比例为 1∶3。

（7）各类灌肠法的液体量、灌肠液温度、肛管插入深度、液面距肛门距离和保留时间见表 1－33。

表 1－33　各类灌肠法的操作数据

项目	液体量（mL）	灌肠液温度（℃）	肛管插入深度（cm）	液面与肛门距离（cm）	保留时间
保留灌肠	＜200	39～41	15～20	＜30	＞1 小时
大量不保留灌肠	500～1 000	39～41	7～10	40～60	5～10 分钟
小量不保留灌肠	＜200	38	7～10	＜30	10～20 分钟

（八）操作评价

（1）严格执行查对制度。

（2）关键步骤全部完成，无错漏。

（3）动作轻巧、熟练，注意节力原则。

（4）注意人文关怀，操作中能观察患者反应，与患者沟通良好。

（5）操作时间不超过 15 分钟。

二、女性患者留置导尿术

(一) 概述

留置导尿术(retention catheterization)是指在无菌操作下,用导尿管经尿道插入膀胱引流尿液的方法。

(二) 目的

(1)为尿潴留患者引流出尿液,以减轻痛苦。

(2)协助临床诊断,如留取未受污染的尿标本作细菌培养;测量膀胱容量、压力及检查残余尿液;进行尿道或膀胱造影等。

(3)为膀胱肿瘤患者进行膀胱化疗。

(三) 操作流程

如表 1-34 所示。

表 1-34 留置导尿术操作流程

操作步骤	动作要点	备注
核对医嘱	接到医嘱后,双人核对	★
评估解释	核对:采用两种以上方式核对患者身份	★
	评估:① 患者的年龄、病情、临床诊断; ② 导尿的目的、意识状态、生命体征、生活自理能力、合作程度; ③ 膀胱充盈度、会阴部皮肤黏膜情况及清洁度	★
	解释:向患者及家属解释导尿的目的、意义、过程、注意事项及配合要点	
	根据患者的自理能力,嘱其或协助其清洁外阴	
准备和检查用物	素质要求:服装整洁,仪表端庄	
	环境准备:安静、整洁、明亮、温湿度适宜; 擦拭盘、台、车	
	护士准备:洗手、戴口罩	
	备妥用物:一次性导尿包(清洁包:弯盘、镊子、小药杯或方盘内有消毒棉球、手套、纱布;导尿包:手套、洞巾、弯盘 2 个、内有 4 个消毒液棉球袋、镊子 2 把、夹子、润滑油棉球袋、纱布、导尿管、集尿袋)、生理盐水 20 mL、20 mL 注射器、弯盘、手消毒液、医嘱执行单	
核对解释	核对:采用两种以上方式核对患者身份	★
	解释:导尿的目的、方法、注意事项及配合要点	
协助患者摆放体位	关闭门窗,拉围帘,放下床栏	
	协助患者脱去对侧裤腿盖在近侧腿部,对侧腿用盖被遮盖	

（续　表）

操作步骤	动作要点	备注
	协助患者取屈膝仰卧位，两腿略外展，暴露外阴	
	将尿垫垫于臀下	
	洗手	
初步消毒	打开导尿包，取出清洁包，将清洁包在患者两腿之间打开，弯盘置于近外阴处	
	一手戴手套，一手持镊子夹取棉球，初步消毒（一个部位一个棉球，不可重复使用）：阴阜、左侧大阴唇、右侧大阴唇 戴手套的手分开大阴唇，消毒左侧小阴唇、右侧小阴唇、阴蒂至肛门（图 1－23）	★
	污染的棉球置弯盘内，消毒完毕后脱下手套置弯盘内，撤离用物，放于治疗车下层	
再次消毒	将导尿包放在患者双腿间打开，打开注射器外包装置于无菌区域内，备好 20 mL 生理盐水	
	洗手	
	按无菌技术操作原则戴手套	
	打开洞巾铺在患者的外阴处，并暴露会阴部	
	按操作顺序整理好用物，取出导尿管，用润滑液棉球润滑导尿管前端	
	将弯盘置于外阴处	
	一手分开并固定小阴唇，一手持镊子夹取消毒液棉球消毒（一个部位一个棉球，不可重复使用），顺序按尿道口、左侧小阴唇、右侧小阴唇、尿道口，自上而下；污染的棉球、镊子置于弯盘内放于床尾处	★
插管	将另一弯盘放于洞巾口处，嘱患者张口呼吸	
	用镊子夹持导尿管，对准尿道口轻轻插入尿道 4～6 cm	★
	见尿液流出再插入 3～5 cm，用夹子夹住导尿管尾端，松开固定小阴唇的手下移固定导尿管（需要时留取尿标本）	★
	注射器抽吸生理盐水，根据导尿管上注明的气囊容积向气囊注入等量生理盐水	★
	轻拉导尿管有阻力感，即证实导尿管固定于膀胱内	
	将导尿管从洞巾孔穿过，连接集尿袋	
	擦净外阴	
固定	用安全别针将集尿袋固定在床单上，集尿袋固定于床沿下	
操作后处理	撤离导尿用物及臀下尿垫，放于治疗车下层，脱手套	
	洗手	
	协助患者穿裤，盖好被子	

（续　表）

操作步骤	动作要点	备注
	整理床单位，拉起床栏	
	告知注意事项	
	再次核对，观察尿量及颜色	
	回治疗室清理用物，正确处理	
	洗手，记录导尿的时间，尿量、颜色及性状，做好导尿管评估	

注：★表示关键步骤。

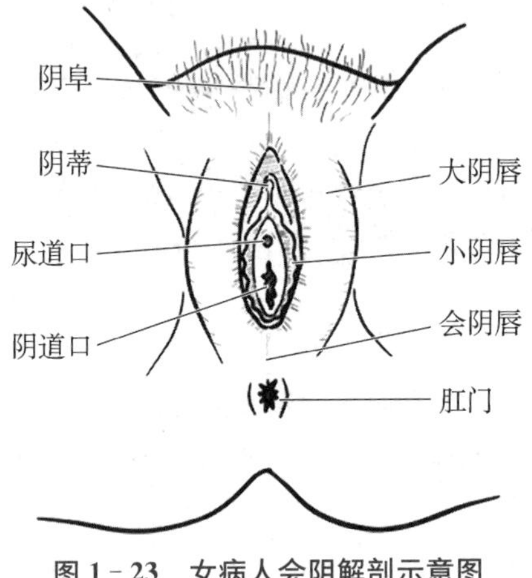

图 1－23　女病人会阴解剖示意图

（四）注意事项

（1）严格执行查对制度和无菌技术操作原则。

（2）在操作过程中，注意保护患者隐私，并采取适当的保暖措施，防止患者着凉。

（3）对膀胱高度膨胀且极度虚弱的患者，第一次放尿不超过 1 000 mL，防止虚脱及血尿。

（4）老年女性尿道口回缩，插管时应仔细观察、辨认，避免误入阴道。

（5）为女性患者插尿管时，如导尿管误入阴道，应更换无菌导尿管，然后重新插管。如遇阻力时，切忌强行插入，可嘱患者缓慢深呼吸，慢慢插入尿管。

（6）双腔气囊导尿管固定时要注意膨胀的气囊不能卡在尿道内口，以免造成黏膜损伤。

（五）操作并发症及处理

1. 尿道黏膜损伤

（1）预防：

1）插管前做好患者解释，减轻紧张情绪。

2）选择粗细合适、柔软的导尿管，插管前充分润滑，操作时动作宜轻柔，切忌强行插管。

(2) 处理：

1) 轻者无须处理或经止血镇痛等对症治疗即可。

2) 严重损伤者，需要尿路改道、尿道修补等手术治疗。

2. 尿路感染

(1) 预防：

1) 用物必须严格灭菌，插管时严格执行无菌操作，认真做好会阴部消毒。

2) 做好导尿管护理，每天 2 次，保持尿袋高度低于耻骨联合水平。

3) 鼓励患者多饮水。

4) 观察尿液的色、质、量，注意患者有无尿路刺激征等不适。

5) 对长期留置者，按要求定期更换导尿管，并定时夹管、开放，训练膀胱收缩功能，以便尽早拔管。

(2) 处理：

1) 尽早拔除导尿管。

2) 遵医嘱使用抗生素。

3. 尿道出血

(1) 预防：

1) 避免任何引起尿道黏膜损伤的因素。

2) 凝血机制严重障碍的患者，导尿前尽量予以纠正。

3) 插管后放尿不宜过快，第一次放尿不超过 1 000 mL。

4) 注意观察尿色变化。

(2) 处理：镜下血尿一般不需要特殊处理，较严重者可予止血药等对症处理。

4. 虚脱

(1) 预防：

1) 对膀胱高度膨胀且极度虚弱的患者，第一次放尿不得超过 1 000 mL。

2) 密切观察患者有无恶心、头晕、面色苍白、出冷汗等不适。

(2) 处理：

1) 发现患者虚脱，应立即取平卧位或头低脚高位，并及时通知医师。

2) 密切观察患者生命体征变化，及时建立静脉通路，协助医师进行急救。

(六) 健康教育

(1) 向患者讲解留置导尿的目的和意义。

(2) 教会患者如何配合操作，减少污染。

(3) 告知患者避免导管扭曲、受压、折叠，下床活动时妥善固定导尿管，尿袋要低于耻骨联合，防止尿管滑脱。

(4) 指导患者留置导尿期间，病情允许的情况下多饮水，避免泌尿系统感染。

(5) 向患者介绍疾病的相关知识。

(七) 知识链接

(1) 防止泌尿系统逆行感染的措施。

1）保持尿道口清洁：女性患者每天 2 次用消毒棉球（或生理盐水）擦拭尿道口及外阴，排便后及时清洗肛门及会阴部皮肤。

2）集尿袋更换：注意观察并及时排空集尿袋内尿液，准确记录尿量。通常每周更换集尿袋 1～2 次，若有尿液性状或颜色改变，及时更换。

3）导尿管更换：定期更换导尿管，通常根据导尿管的材质决定，一般为 1～4 周更换 1 次。

（2）留置尿管期间，若病情允许，应鼓励患者每天摄入 2 000 mL 以上水分（包括口服和静脉输液等），达到冲洗尿道的目的。

（3）训练膀胱反射功能，可采用间歇性夹管方式。夹闭导尿管，每 3～4 小时开放 1 次，使膀胱定时充盈和排空，促进膀胱功能恢复。

（4）注意患者主诉并观察尿液情况，发现尿液混浊、沉淀、有结晶时，应及时处理，每周检查尿常规 1 次。

（八）操作评价

（1）严格执行查对制度。

（2）无菌概念强，不违反无菌操作原则。

（3）关键步骤全部完成，无错漏。

（4）操作规范，动作轻巧、熟练，注意节力原则。

（5）注意人文关怀，保护患者隐私。

（6）与患者沟通良好。

（7）操作时间不超过 15 分钟。

（胡　敏）

第十二节　标本采集技术

一、静脉血标本采集技术

（一）概述

静脉血标本采集（collection of intravenous blood specimen）是将采血针刺入患者静脉血管，抽取适量静脉血液用于化验检查的操作（图 1-24）。

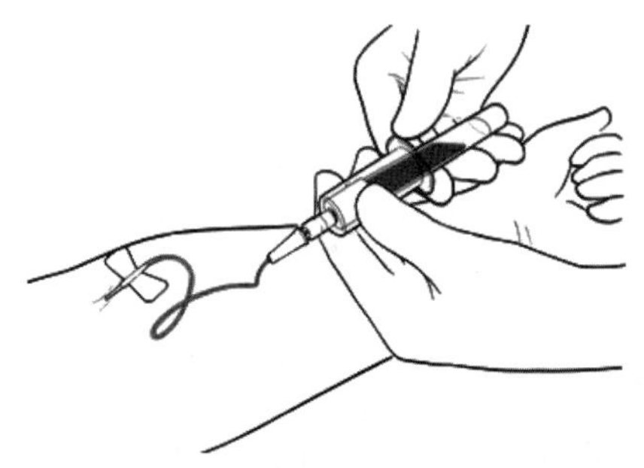

图 1-24　静脉血标本采集示意图

多采用位于体表的浅静脉，首选手臂肘前区静脉。常用的静脉包括：①四肢浅静脉。上肢常用肘部浅静脉（贵要静脉、肘正中静脉、头静脉），腕部及手背静脉；下肢常用大隐静脉、小隐静脉及足背静脉。②颈外静脉。婴幼儿在颈外静脉采血。③股静脉。股静脉位于股三角区、股神经和股动脉内侧。

（二）目的

(1) 为患者采集、留取静脉血液标本进行实验室检查。

(2) 为医师诊断疾病提供依据。

(3) 帮助医师了解患者的病情变化。

(4) 协助医师观察治疗的效果。

(5) 为医师调整治疗方案提供依据。

（三）适用范围

用于检验科生化、免疫、分子生物学、血常规等项目所需静脉血液标本的采集。

（四）操作流程

如表 1－35 所示。

表 1－35　静脉血标本采集操作流程

操作步骤	动作要点	备注
核对医嘱	接到医嘱后，按化验信息准备检验标签，贴至相应真空采血试管并双人核对	★
评估解释	核对：采用两种以上方式核对患者身份	★
	评估：① 患者的病情、年龄、意识、心理状态及合作程度； ② 禁食、禁饮时间或饮食限制情况； ③ 采血前活动情况、用药情况； ④ 穿刺部位的皮肤、血管状况及肢体情况； ⑤ 有无乳胶过敏史及晕针晕血史	★
	解释：向患者及家属解释静脉采血的目的、方法、注意事项及配合要点，取得患者配合	
准备和检查用物	素质要求：服装整洁，仪表端庄	
	环境准备：安静、整洁、明亮、温湿度适宜； 擦拭盘、台、车	
	护士准备：洗手、戴口罩	
	备妥用物：注射盘（弯盘、棉签、碘消毒液、止血带、胶布）、一次性采血针、真空采血试管（贴好相应标签）、灭菌干棉球、一次性清洁手套（必要时用无菌手套）、医嘱执行单、手消毒液、锐器盒	
核对解释	核对：采用两种以上方式核对患者身份	★
	解释：静脉采血的目的、方法、注意事项及配合要点	
协助安置体位	协助患者安置合适体位	
选择穿刺点	洗手、戴手套	
	选择合适的穿刺部位	
	在穿刺部位上方 5～7.5 cm 处扎止血带	
	确认穿刺点后松止血带	

（续　表）

操作步骤	动作要点	备注
消毒	以穿刺点为中心，由内向外消毒 2 遍，范围直径至少 5 cm，消毒剂与皮肤接触至少 30 秒	★
	待消毒部位自然干燥	
静脉穿刺	再次核对	
	扎止血带	
	嘱患者握拳	
	握住前臂，拇指放在穿刺点下方 2.5～5 cm 处绷紧皮肤、固定静脉	★
	针头斜面朝上，以 30°左右角刺入静脉	★
	必要时用胶布固定针柄	
连接真空采血试管	接真空采血试管	
	见血流入试管后立即松止血带，并嘱患者松拳	
	采集多管血标本时按要求依次采血	★
	当真空管内血流停止后，拔掉试管	
	含有添加剂的采血管需轻晃混匀 5～8 次	
拔针及穿刺点按压	采血完成后灭菌干棉球轻压穿刺部位，退出针头	★
	嘱患者按压穿刺部位 3～5 分钟	
	嘱患者伸展手臂并抬高，直至出血停止	
	再次核对患者及标本信息	
操作后处理	协助取舒适卧位，整理床单位	
	指导注意事项	
	清理用物，正确处理	
	标本及时送检	
	洗手，脱口罩、记录	

注：★表示关键步骤。

（五）注意事项

（1）严格执行查对制度和无菌操作原则。如静脉穿刺比较困难，在消毒后需要重新触摸血管位置时，宜在采血部位再次消毒后穿刺。

（2）采血部位的暴露。

1）坐位采血：要求患者侧身坐，上身与地面垂直，将手臂置于稳固的操作台面上，肘关节置于垫巾上，使上臂与前臂呈直线，手掌略低于肘部，充分暴露采血部位。

2）卧位采血：要求患者仰卧，使上臂与前臂呈直线，手掌略低于肘部，充分暴露采血部位。

3）告知患者不宜穿着袖口过紧的上衣，以减少采血后出血和血肿的发生。

(3) 止血带绑扎在采血部位上方 5～7.5 cm 的位置，宜在开始采集第一管血时松开止血带，绑扎时间不宜超过 1 分钟。如某些情况止血带需要在一个部位使用超过 1 分钟，宜松开止血带，等待 2 分钟后再重新绑扎。如需绑扎止血带的部位皮肤有破损，宜选择其他采血部位。

(4) 穿刺时可让患者握拳（不可反复拍打采血部位），使静脉更加充盈，以利于成功穿刺。患者握拳应在止血带结扎之后，穿刺成功后宜让患者松拳，尽量避免反复握拳。

(5) 采集标本的方法、量和时间要准确。需空腹的检验项目应事先通知患者，通常在清晨空腹时采血。

(6) 宜在输液结束 3 小时后采血：对于输注成分代谢缓慢且严重影响检测结果（如脂肪乳剂）的，宜在下次输注前采血。严禁在输液、输血的针头处抽取血标本，紧急情况下必须在输液时采血，宜在输液的对侧肢体或同侧肢体输液点的远端采血，并告知检验人员。

(7) 血培养标本采集宜在寒战或发热初起时，抗生素应用之前最佳。

(8) 同时抽取多个项目的血标本时应注意采血的先后顺序，保证标本质量。不同采血管的采集顺序依次为：①血培养瓶；②柠檬酸钠抗凝采血管；③血清采血管，包括含有促凝剂和/或分离胶的；④含有或不含分离胶的肝素抗凝采血管；⑤含有或不含分离胶的乙二胺四乙酸二钾（EDTA 二钾）抗凝采血管；⑥葡萄糖酵解抑制剂采血管。

(9) 含有添加剂的采血管在血液采集后宜立即轻柔颠倒混匀，混匀次数宜按照产品说明书的要求。不可剧烈震荡混匀，以避免溶血。

(10) 如使用注射器采血，血液从注射器转注至真空采血管中的顺序与真空采血系统的采集顺序相同。不宜拔除真空采血管的胶塞，不宜对注射器针栓施加压力，由血液自行流入采血管，直到血流停止，以确保正确的血液与添加剂比例，并减少溶血的发生。

(11) 特殊情况只能从静脉留置管中采血时，对于凝血功能检测宜弃去最初的 5 mL 或 6 倍管腔体积的血液，对于其他检测，宜弃去最初的 2 倍管腔体积的血液。

(12) 静脉血液标本采集后宜及时送检，宜在 2 小时内完成送检及离心分离血清/血浆（全血检测标本除外）。

(13) 如为输血前配血，血标本采集须一人一次。

(14) 预防标本溶血注意事项如下。

1）消毒后穿刺部位自然干燥。

2）不可穿过血肿部位采血。

3）如使用注射器采血，宜确保针头牢固地安装在注射器上，以防出现泡沫。

4）使用注射器时避免过度用力抽拉针栓。

5）轻柔颠倒混匀含有添加剂的标本。

（六）操作并发症及处理

1. 皮下血肿

(1) 预防：

1）正确选择穿刺部位。

2）采血后做好局部的按压，尤其对凝血功能不全者，应适当延长按压时间。

(2)处理：

1）一旦针头刺破血管，应立即拔针，按压穿刺部位。

2）更换部位重新采血，并向患者做好解释，取得谅解。

3）对于已形成的血肿或瘀青，24 小时内可给予冷敷止血，避免该侧肢体提拎重物，24 小时后可热敷以促进淤血吸收。

2．疑似动脉、神经损伤

(1) 预防：正确选择穿刺部位。

(2) 处理：①在采血过程中，如穿刺部位快速形成血肿或采血管快速充盈，怀疑穿刺到动脉，立即终止采血并拔出采血针，按压采血部位 3～5 分钟，直至出血停止。如需要，可在其他部位进行静脉穿刺。②在采血过程中，如患者感到在穿刺部位近端或远端有放射性的电击样疼痛、麻刺感或麻木感，怀疑穿刺到神经，立即终止采血并拔出采血针止血。如需要，可在其他部位进行静脉穿刺。必要时可请临床医师对患者神经损伤程度进行评估及处理。

（七）健康教育

1．采血前的健康教育

(1) 告知患者采血内容、采血目的、注意事项和配合要点。

(2) 患者在采血前不宜改变饮食习惯，24 小时内不宜饮酒。

(3) 如需空腹采血，告知患者需要空腹的时间及空腹采血的意义。空腹要求至少禁食 8 小时，以 12～14 小时为宜，但不宜超过 16 小时。宜安排在上午 7:00～9:00 采血。空腹期间可少量饮水。

(4) 嘱患者采血前晚应休息好。采血前 24 小时，患者不宜剧烈运动，采血当天避免情绪激动，采血前宜静息至少 5 分钟。若需运动后采血，则遵循医嘱，并告知检验人员。

2．采血后健康教育　请患者按压穿刺部位 3～5 分钟，嘱伸展手臂并抬高，不要弯曲手臂，以免发生血肿。

（八）知识链接

1．需要空腹采血的检测项目(包括但不限于)

(1) 糖代谢：空腹血糖、空腹胰岛素、空腹 C 肽等。

(2) 血脂：总胆固醇、甘油三酯、高密度脂蛋白胆固醇、低密度脂蛋白胆固醇、载脂蛋白 A1、载脂蛋白 B、脂蛋白 α、载脂蛋白 E、游离脂肪酸等。

(3) 血液流变学(血黏度)。

(4) 骨代谢标志物：骨钙素、Ⅰ型胶原羧基端肽 β 特殊序列、骨碱性硫酸酶等。

(5) 血小板聚集率(比浊法)。

2．采血时间有特殊要求的检测项目(包括但不限于)

(1) 血培养：寒战或发热初起时，抗生素应用之前采集最佳，其他特殊要求见《WS/T 503－2017 临床微生物实验室血培养操作规范》。

(2) 促肾上腺皮质激素及皮质醇:生理分泌有昼夜节律性,常规采血时间点为 8:00、16:00 和 24:00。

(3) 女性性激素:生理周期的不同阶段有显著差异,采血日期需遵循医嘱。采血前与患者核对生理周期。

(4) 药物浓度监测:具体采血时间需遵循医嘱。采血前与患者核对末次给药时间。

(5) 口服葡萄糖耐量试验:试验前 3 天正常饮食,试验日先空腹采血,随后将 75 g 无水葡萄糖溶于 300 mL 温水中,在 5 分钟内喝完。服糖第一口开始计时,并于 2 小时采血。

(6) 其他功能试验:根据相关临床指南推荐的功能试验方案所设定的时间采血。

(7) 血液疟原虫检查:最佳采血时间为寒战发作时。

3. 穿刺静脉的选择

(1) 首选手臂肘前区静脉,优先顺序依次为正中静脉、头静脉及贵要静脉。

(2) 当无法在肘前区的静脉进行采血时,也可选择手背的浅表静脉。全身严重水肿、大面积烧伤等特殊患者无法在肢体找到合适的穿刺静脉时,可选择颈部浅表静脉、股静脉采血。

(3) 不宜选用手腕内侧的静脉,穿刺疼痛感明显且容易损伤神经和肌腱。不宜选用足踝处的静脉,可能会导致静脉炎、局部坏死等并发症。其他不宜选择的静脉包括乳腺癌根治术后同侧上肢静脉(3 个月后,无特殊并发症可恢复采血),化疗药物注射后的静脉,血液透析患者动静脉造瘘侧手臂的血管,穿刺部位有皮损、炎症、结痂、瘢痕的血管。

4. 血液标本无法正常采集时的处理　可轻微调整进针位置。如采血针刺入静脉过深,可略微抽出。如穿刺不够,可将采血针向静脉中略推入。不宜在不明静脉走向时盲目探查。

如穿刺已成功,采集中途血流突然停止,可能是血管壁贴附了针孔,可将采血针旋转半周。

如怀疑真空采血管真空度不足,应及时更换采血管。

5. 患者晕厥的应急处理　如患者在采血过程中出现晕厥,宜立即停止采血,拔出采血针止血;将患者置于平卧位,松开衣领;如患者疑似为空腹采血低血糖,可予口服糖水;观察患者意识恢复情况及脉搏、呼吸、血压等生命体征,如生命体征不稳定,宜立即呼叫急救人员。有条件的单位可在采血点配置自动体外除颤仪,并培训工作人员使用。

6. 预防静脉血液标本溶血的措施

(1) 常规对护理人员进行静脉采血培训并考核。

(2) 医护人员应首选静脉穿刺采血,而非通过静脉留置导管采血。

(3) 从肘前区采血有利于降低标本溶血率。

(4) 止血带捆绑时间应不超过 1 分钟。

(5) 在满足检验需要的情况下,选择小容量、低压真空管采集血标本。

(6) 血标本采集量应当超过试管容积的一半。

(7) 实际操作中,真空试管采血系统优于注射器采血。

(8) 静脉血液标本采集完成后应避免剧烈摇晃。

(9) 建议人工转运标本,在人工转运标本不可行的情况下。要确保气动运输系统的有效性。

(九) 操作评价

(1) 严格执行查对制度。

(2) 无菌概念强,不违反无菌操作原则。

(3) 关键步骤全部完成,无错漏。

(4) 操作规范、安全,动作轻巧、熟练,注意节力原则。

(5) 注意人文关怀,与患者沟通良好。

(6) 标本合格。

二、动脉血标本采集技术

(一) 概述

动脉血标本采集(collection of arterial blood specimen)是指自动脉采集血标本的技术。常用于血气分析。

(二) 目的

(1) 进行血气分析,协助临床诊断。

(2) 为判断病情和疾病治疗进展提供依据。

(三) 适用范围

适用于血气分析所需动脉血液标本的采集。

(四) 操作流程

如表 1-36 所示。

表 1-36 动脉血标本采集操作流程

操作步骤	动作要点	备注
核对医嘱	接到医嘱后,按化验信息准备检验标签,贴至一次性动脉采血针并双人核对	★
评估解释	核对:采用两种以上方式核对患者身份	★
	评估:① 患者的病情、年龄、意识、心理状态及合作程度; ② 穿刺部位的皮肤、动脉搏动状况及肢体活动度	★
	解释:向患者及家属解释动脉采血的目的、方法、注意事项及配合要点,取得患者配合	
准备和检查用物	素质要求:服装整洁,仪表端庄	
	环境准备:安静、整洁、明亮、温湿度适宜; 擦拭盘、台、车	
	护士准备:洗手、戴口罩	
	备妥用物:注射盘(弯盘、棉签、碘消毒液)、一次性动脉采血针(带橡胶塞)、无菌纱布、无菌手套、医嘱执行单、手消毒液、锐器盒	

（续　表）

操作步骤	动作要点	备注
核对解释	核对:采用两种以上方式核对患者身份	★
	解释:动脉采血的目的、方法、注意事项及配合要点	
协助安置体位	协助患者安置合适体位	
选择穿刺点	洗手	
	选择合适的穿刺部位	
	充分暴露采血部位,触摸动脉,确定穿刺点	
消毒	以穿刺点为中心,由内向外消毒 2 遍,范围直径至少 5 cm,消毒剂与皮肤接触至少 30 秒	★
	待消毒部位自然干燥	
采集标本	再次核对	★
	戴手套	
	用示指和中指上下固定动脉	
	持采血针在两指间与动脉垂直或呈 40°进针(图 1－25)	
	见鲜红色回血,固定采血针,取动脉血液约 1 mL	
	无菌纱布按压穿刺点,迅速拔针	
	迅速将针尖斜面全部刺入橡胶塞内	
	穿刺点用无菌纱布加压止血 5～10 分钟	
	双手轻轻转动注射器,使血液与肝素液充分混匀	
	再次核对	
操作后处理	协助取舒适卧位,整理床单位	
	指导注意事项	
	清理用物,正确处理	
	标本及时送检	★
	洗手,脱口罩、记录	

注:★表示关键步骤。

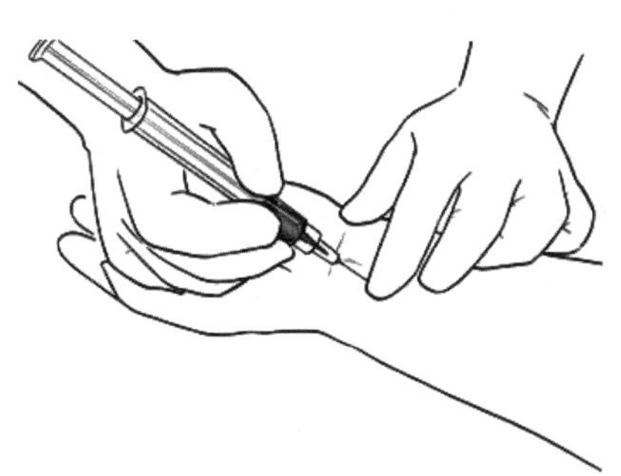

图 1－25　动脉血标本采集示意图

(五) 注意事项

(1) 严格执行查对制度和无菌操作原则。

(2) 新生儿宜选择桡动脉穿刺,因股动脉穿刺垂直进针时易伤及髋关节。

(3) 若患者饮热水、运动,需在 30 分钟后再抽血。

(4) 注射器内不可有空气,抽血后标本应立即送检。

(5) 拔针后局部用无菌纱布加压止血 5～10 分钟,确认无出血后为止。

(6) 有出血倾向的患者慎用动脉血标本采集技术。

(7) 如无一次性动脉采血针时,需要准备 2 mL 注射器、肝素钠溶液、软木塞或橡胶塞;采集动脉血前需用 2 mL 注射器抽取适量肝素钠溶液,来回抽动活塞,湿润注射器内壁后排尽肝素液、排尽空气,呈备用状态。其余步骤同一次性动脉采血针采集动脉血方法。

(六) 操作并发症

皮下血肿/假性动脉瘤的预防和处理如下。

(1) 预防:

1) 正确选择穿刺部位。

2) 采血后做好局部的按压,对凝血功能不全者,应适当延长按压时间。

(2)处理:

1) 一旦针头刺破血管,应立即拔针,按压穿刺部位。

2) 更换部位重新采血,并向患者做好解释,取得谅解。

3) 对于已形成的血肿或瘀青,24 小时内可给予冷敷止血,避免该侧肢体提拎重物,24 小时后可热敷以促进淤血吸收。

4) 对于已经形成假性动脉瘤的患者,一般不能自愈,须配合医师进行加压压迫,必要时行手术治疗或者介入治疗。

(七) 健康教育

(1) 告知患者动脉采血内容、采血目的、注意事项和配合要点。

(2) 采血后,加压止血的时间不宜太短,一般为 5～10 分钟。

(八) 知识链接

1. 注射器种类　美国临床和实验室标准协会(Clinical and Laboratory Standards Institute, CLSI)《C46－A2－2009　血气和 pH 分析及相关测量》中建议使用含有适当抗凝剂的塑料注射器,抗凝剂最好是冻干肝素。采集后注射器在室温下最长可放置 30 分钟。由于使用塑料注射器采集,因此标本无须冷藏保存。如不能及时送检(放置时间大于 30 分钟),建议使用玻璃注射器采集并储存于冰水中。

2. 抗凝剂　最好选用经钙平衡肝素锂喷涂内壁的注射器。根据国际临床化学和实验室医学联盟(The International Federation of Clinical Chemistry and Laboratory Medicine, IFCC)的规定,要求动脉血气注射器必须每毫升全血含有 50 U 的钙平衡肝素锂。注射器中的抗凝剂也可选择"低浓度"液态肝素钠,但这会干扰离子钙的监测结果。

3. 血气标本采集部位　常见的穿刺部位是桡动脉、肱动脉和股动脉。特殊情况下(例如新生儿),在出生24～48小时内可选择头皮动脉或脐动脉。

4. 血气标本送检时间　血气标本必须立即送到实验室,最好在15分钟内。

(九) 操作评价

(1) 严格执行查对制度。

(2) 无菌概念强,不违反无菌操作原则。

(3) 关键步骤全部完成,无错漏。

(4) 操作规范、安全,动作轻巧、熟练,注意节力原则。

(5) 注意人文关怀,与患者沟通良好。

(6) 标本合格。

三、尿标本采集技术

(一) 概述

尿标本采集技术(urine specimen collection)指为诊断相关疾病所进行尿样留取的技术。常用的尿标本采集方式如下。

(1) 常规尿标本采集一般用于检查尿液颜色、透明度、有无细胞管型,测定尿比重,检测尿蛋白等。

(2) 尿培养标本采集一般用于尿的细菌培养或细菌敏感试验。

(3) 12小时或24小时尿标本采集一般用于尿液的各种生化检查,如钠、钾、氯、17-羟类固醇、肌酐、肌酸、尿糖定量检查或尿浓缩查结核分枝杆菌等。

(二) 目的

(1) 采集尿标本,送检实验室。

(2) 了解患者病情,协助诊断和治疗,观察疗效。

(三) 操作流程

如表1-37所示。

表1-37　尿标本采集操作流程

操作步骤	动作要点	备注
核对医嘱	接到医嘱,打印检验标签	★
	根据检验要求,正确选择标本容器并粘贴	
	双人核对医嘱单、标签及相应容器	
评估解释	核对:采用两种以上方式核对患者身份	★
	评估:① 患者的病情、治疗情况; ② 患者的意识状态、肢体活动能力、排尿情况及合作程度	
	解释:向患者及家属解释留取尿标本的目的、方法、注意事项及配合要点	

（续　表）

操作步骤	动作要点	备注
准备和检查用物	素质要求：服装整洁，仪表端庄	
	环境准备：安静、整洁、明亮、温湿度适宜； 擦拭盘、台、车	
	护士准备：洗手、戴口罩	
	备妥用物：医嘱执行单、手消毒液 ① 尿常规标本：常规标本容器、尿杯、一次性手套； ② 尿培养标本：尿培养容器，无菌纱布，无菌手套，无菌棉签，消毒液，导尿包（必要时），便器； ③ 12 小时或 24 小时尿标本：尿桶、防腐剂（适量，遵医嘱）、手套	
核对解释	核对：采用两种以上方式核对患者身份	
	解释：留取尿标本的目的、方法、注意事项及配合要点	
留取尿标本		
尿常规标本	嘱患者将晨起第一次尿留于标本容器内	★
	留足尿标本量	★
	不能自理的患者应协助其留尿	
	留置导尿管患者，从集尿袋中留取	
尿培养标本（自行排尿留取法）	嘱患者充盈膀胱，用温水清洗外阴，男性须将包皮翻开清洗	★
	戴无菌手套	
	用无菌纱布擦干	
	用消毒液消毒尿道口	
	嘱患者排尿，弃去前段尿液，用尿培养容器接取中段尿 10 mL 左右	★
尿培养标本（导尿管留取法）	无留置导尿管者： 先按导尿术插导尿管 弃去前段尿液 留取尿液至尿培养容器中	★
	有留置导尿管者： 先夹管 10～20 分钟 分离集尿袋，用 75％乙醇消毒导尿管接口处 弃去前段尿液 留取尿液至尿培养容器中	★
12 小时或 24 小时尿标本	12 小时尿标本： 嘱患者 19:00 先将尿液排尽弃去，之后的全部尿液留取在容器内，直至次日晨 7:00 为止	★
	24 小时尿标本： 嘱患者晨 7:00 先将尿液排尽弃去，之后的全部尿液留取在容器内，直至次日晨 7:00 为止	

（续　表）

操作步骤	动作要点	备注
	在患者第一次尿后按要求加入防腐剂	
	记录 12 小时或 24 小时尿总量	
操作后处理	尿标本及时送检	
	清理用物，正确处理	
	脱手套、洗手、脱口罩、记录	

注：★表示关键步骤。

（四）注意事项

（1）一般尿液检查应留取新鲜尿液置于清洁、干燥容器中，即刻送检。

（2）避免污染：留取尿标本时应避免月经血或阴道分泌物、精液或前列腺液、粪便、清洁剂等各种物质污染；不能从尿布或便池内采集尿标本。女性经期不宜留取尿标本。

（3）患者自行留取中段尿时，应在晨起膀胱充盈时留尿，留尿时不可停顿排尿，前段尿可冲洗尿道。

（4）尿培养标本容器不倒置，以免受污染。

（5）留取 12 小时尿，时间为 19：00 至次日晨 7：00；留取 24 小时尿，时间为晨 7：00 至次晨 7：00。嘱患者留取全部尿液，并准确记录尿量，保证检验结果准确性。

（6）常规定性分析多采用晨尿。

（五）健康教育

（1）对于留置导尿的患者，需告知患者该操作的目的及注意事项。

（2）告知患者保持引流管通畅，妥善固定，对于可以下床活动的患者，叮嘱患者下床时将集尿袋固定于腿部，防止倒流。

（3）如病情允许，鼓励患者多饮水。

（4）对于自行排尿留取尿培养者，应指导其清洁外阴的正确方法。

（六）知识链接

1. 常用防腐剂的作用及使用方法

（1）甲醛。①作用：固定尿中有机成分，防腐，如爱迪计数；②用法：每 30 mL 尿液中加入 40%甲醛 1 滴。

（2）浓盐酸。①作用：防止尿中激素被氧化，防腐，如 17-酮类固醇、17-羟类固醇；②用法：24 小时尿液中加 5～10 mL。

（3）甲苯。①作用：保持尿液的化学成分不变，如尿蛋白定量、钠、钾、氯、肌酐、肌酸，防腐。②用法：每 100 mL 加 0.5%～1%甲苯 2 mL（尿液倒入后再加）。

2. 尿标本采集的注意事项

（1）如需采集尿标本，清晨采集最佳。

（2）避免在服用利尿剂后采集尿标本。

（3）中段尿标本采集是首选的尿液标本采集技术。

（4）在采集儿童和婴儿的尿液标本时，须考虑儿童的临床表现及现病史和既往史，同时权衡不同采集方法的益处和风险。

（5）建议在采集中段尿标本之前，用肥皂清洁会阴部或生殖器部位。

（6）中段尿标本采集完成后，应在 2 小时内进行检测。

（7）如果采集的尿标本不能及时送检，建议将标本保存在冰箱中。

（七）操作评价

（1）严格执行查对制度。

（2）用物准备齐全。

（3）操作规范、熟练、无污染。

（4）注意人文关怀，保护患者隐私。

（5）健康教育规范、有效，与患者沟通良好。

（6）标本合格。

四、粪标本采集技术

（一）概述

粪标本采集技术（fecal specimens collection）指为协助相关疾病的诊断所进行粪标本留取的技术。其中常用采集技术分类如下。

（1）粪常规标本检查粪便颜色、性状、有无脓血。

（2）粪培养标本检查粪便中致病菌。

（3）隐血标本检查粪便中肉眼不能见的微量血液。

（4）寄生虫标本检查寄生虫成虫、幼虫及虫卵并计数，进行浓缩集卵、日本血吸虫毛蚴孵化等。

（二）目的

（1）采集粪标本，送检实验室。

（2）了解患者病情，协助诊断，观察疗效。

（三）操作流程

如表 1－38 所示。

表 1－38　粪标本采集操作流程

操作步骤	动作要点	备注
核对医嘱	接到医嘱，打印检验标签	★
	根据检验要求，正确选择标本容器并粘贴	
	双人核对医嘱单、标签及相应容器	
评估解释	核对：采用两种以上方式核对患者身份	★

（续　表）

操作步骤	动作要点	备注
	评估：① 患者的病情、治疗情况、用药史； ② 意识状态、肢体活动能力、排便情况及合作程度	
	解释：向患者及家属解释留取粪标本的目的、方法、注意事项及配合要点	
准备和检查用物	素质要求：服装整洁，仪表端庄	
	环境准备：安静、整洁、明亮、温湿度适宜； 擦拭台、盘、车	
	护士准备：洗手、戴口罩	
	备妥用物：医嘱单、手套、手消毒液 ① 常规标本：常规标本容器、清洁便器； ② 培养标本：无菌标本容器、消毒便器、无菌长棉签（按需）、无菌生理盐水（按需）； ③ 隐血标本：同常规标本； ④ 寄生虫标本：常规容器或加温便器、透明胶带、载玻片	
核对解释	核对：采用两种以上方式核对患者身份	
	解释：留取粪标本的目的、方法、注意事项及配合要点	
安置体位	用床帘遮挡，保护隐私	★
	嘱患者解便前排尿	
	戴手套	
留取粪标本		
常规粪标本/隐血标本	嘱患者排便于清洁便器内	★
	用检便匙取粪便中央部分或脓血黏液部分 5 g，水样便 15～30 mL 置于标本容器中	
粪培养标本	嘱患者排便于消毒便器内	★
	用无菌的检便匙取中央部分的粪便或脓血黏液部分粪便 2～5 g，置于无菌标本容器内	
	患者无便意时，用无菌长棉签蘸取无菌生理盐水，插入肛门 6～7 cm，按同一方向轻轻旋转退出，将棉签置于无菌容器内	
寄生虫及虫卵标本	检查寄生虫虫卵：粪便不同部位取带血或黏液部分 5～10 g 送检	★
	检查阿米巴原虫：便器加温至接近人体温度，排便后 30 分钟内标本连同便器送检	
	检查蛲虫：睡前或晨起时，解便前透明胶带贴于肛门周围，取下粘有虫卵的透明胶带贴在载玻片上，立即送检	
	检查绦虫：需多次留取标本，获得绦虫头	

（续　表）

操作步骤	动作要点	备注
操作后处理	协助取舒适卧位，整理床单位	
	指导注意事项	
	清理用物，正确处理	
	标本及时送检，防止微生物传播	
	脱手套，洗手，脱口罩	
	准确记录粪便的颜色、性状、气味及送检时间	

注：★表示关键步骤。

（四）注意事项

(1) 留取粪标本前嘱患者排尿，避免粪标本中混有尿液。

(2) 不能从尿布上、尿壶中取标本。

(3) 留取粪隐血标本前 3 天禁食肉类、动物肝脏、血、绿叶蔬菜，避免服用铁剂、铋剂，以免影响实验结果。

(4) 除粪寄生虫标本需采集不同部位标本，其他类型粪标本均取中央部分或黏液脓血部分。

(5) 作血吸虫孵化检查或服用驱虫药后，需留取全部粪便。

(6) 阿米巴原虫收集前几天，不应给患者服用钡剂、油质或含金属泄剂。

（五）健康教育

(1) 告知患者相应粪标本采集技术的目的、注意事项及留取方法。

(2) 向患者说明正确留取标本的重要性，确保检验结果的正确率。

（六）知识链接

1. 排便的生理　当食物由口进入胃和小肠进行消化吸收后，其余残渣贮存在大肠内，除一部分水分被大肠吸收外，其余经过细菌发酵和腐败作用后产生粪便。粪便中还包含大量肠上皮细胞、细菌及代谢后的废物，粪便在大肠内停留的时间越长，水分被吸收得越多。当肠蠕动将粪便推入直肠时，刺激直肠内壁感受器冲动，经过盆神经和腹下神经传至脊髓腰骶段的初级排便中枢，同时传导至大脑皮质，产生便意和排便反射。

2. 影响排便的因素　主要包括年龄、饮食、活动、个人习惯、心理因素、药物、疾病、治疗检查等，护士应及时了解这些因素并分析，以明确患者关于排便的健康问题。

3. 粪标本采集技术的注意事项

(1) 应在疾病急性期收集粪便样本。

(2) 医务人员在收集粪便标本时，应酌情穿戴个人防护用品。

(3) 粪便可通过一次性塑料容器或者便盆，或使用一次性勺子从棉尿垫中收集。

(4) 粪标本应在 4℃条件下冷藏保存，并应尽快送至实验室检测。

(5) 运输过程中，粪标本应密封保存，冰浴送检。

（七）操作评价

（1）严格执行查对制度。

（2）用物准备齐全。

（3）操作规范、熟练，无污染。

（4）注意人文关怀，保护患者隐私。

（5）健康教育规范、有效，与患者沟通良好。

（6）标本合格。

五、痰标本采集技术

（一）概述

痰标本采集（collection of sputum specimen）技术是一种为协助疾病诊断及药物应用，将痰收集起来进行检验的方法。

（二）目的

（1）采集痰液，检查痰液的一般性状、痰液量、有无致病菌。

（2）协助临床诊断，并为判断病情和治疗疾病提供依据。

（三）操作流程

如表1-39所示。

表1-39　痰标本采集操作流程

操作步骤	动作要点	备注
核对医嘱	接到医嘱，打印检验标签	★
	根据检验要求，正确选择标本容器并粘贴	
	双人核对医嘱单、标签及相应容器	
评估解释	核对：采用两种以上方式核对患者身份	★
	评估：① 患者的病情、意识状态、自理能力、治疗情况及合作程度； ② 口腔黏膜、咽部情况	★
	解释：向患者及家属解释痰标本采集的目的、意义、方法、注意事项及配合要点	
准备和检查用物	素质要求：服装整洁，仪表端庄	
	环境准备：安静、整洁、明亮、温湿度适宜；擦拭治疗车	
	护士准备：洗手、戴口罩	
	备妥用物：无菌标本容器（检查后贴上检验标签）、医嘱执行单、手套	
核对解释	核对：采用两种以上方式核对患者身份	★
	解释：痰标本采集的目的、意义、方法、注意事项及配合要点	
协助安置体位	安置患者适宜体位	

（续　表）

操作步骤	动作要点	备注
采集标本	戴手套	★
	指导患者晨起用清水漱口 2～3 次(有假牙者取出假牙后漱口)	
	深呼吸数次后用力咳出气管深处的痰液，置于无菌标本容器内	
再次核对	再次核对	
	指导注意事项	
送检	及时送检	
操作后处理	协助取舒适卧位，整理床单位	
	清理用物，正确处理	
	脱手套，洗手，脱口罩	

注：★表示关键步骤。

（四）注意事项

(1) 采集痰液标本前勿用含消毒剂的漱口液漱口。

(2) 不可将唾液、漱口水、鼻涕等混入痰液中。

(3) 应在使用抗生素前采集标本。如已使用抗生素，写明药物名称、剂量、使用时间。

(4) 收集痰液时间宜选择在清晨，此时痰量较多，痰内细菌也较多，可提高阳性率。

(5) 收集痰标本时应严格无菌操作，避免污染标本。

(6) 排痰困难者可遵医嘱使用祛痰剂。

(7) 痰标本获取后立即常温送检，标本采集完成后送检验时间应≤2 小时。

(8) 不能自行留痰者可经口/鼻腔吸痰采集标本，气管插管/气管切开患者可经人工气道采集标本。具体操作方法详见相关章节(吸痰技术)。

（五）健康教育

(1) 告知患者痰标本采集的目的和意义。

(2) 指导痰标本收集的方法及注意事项。

（六）知识链接

1. 呼吸道微生物标本的采集

(1) 咳痰标本需要患者配合，咳痰不可避免地受到口咽部细菌的污染，抗生素使用对于痰标本病原微生物检验结果的影响较大。因此，应尽量在使用抗生素前采集痰标本。

(2) 清晨痰液的黏度较高，病原体检出率高，留痰前嘱患者先用清水漱口，深咳嗽排出下呼吸道分泌物，收集在无菌容器中。

(3) 痰标本采集对痰量也有要求，对怀疑普通细菌感染者，痰量需＞1 mL；怀疑真菌和寄生虫感染者需 3～5 mL；怀疑分枝杆菌感染者需 5～10 mL。

(4) 对无痰患者，可用高渗盐水(3%～10%)5 mL 雾化吸入 5 分钟诱导咳痰，或通过胸部物理治疗、体位引流帮助留取痰标本。

(5) 真菌和分枝杆菌检查应收集 3 次清晨痰标本。

2. 呼吸道微生物标本的运送

(1) 痰收集后应在 2 小时内送检，此时痰培养的阳性率最高。

(2) 如果不能及时送检，应置于 4℃保存(肺炎链球菌、流感嗜血杆菌等苛养菌在此温度下可死亡，结果判读时需注意)，保存标本应在 24 小时内处理。

3. 标本拒收标准

(1) 送检标本为唾液、口咽分泌物等。

(2) 痰液中含有食物残渣。

(3) 送检时间超过 2 小时且未正确保存的标本。

(4) 收集容器有渗漏或容器存在其他不合格情况。

(七) 操作评价

(1) 严格执行查对制度。

(2) 无菌概念强，不违反无菌操作原则。

(3) 操作规范、熟练、无污染。

(4) 注意人文关怀。

(5) 健康教育规范、有效，与患者沟通良好。

(6) 标本合格。

六、咽拭子标本采集技术

(一) 概述

咽拭子标本采集(collection of pharyngeal swab specimen)技术是为协助疾病诊断，用医用棉签从人体咽部蘸取少量分泌物进行检验的方法。

(二) 目的

采集咽部及扁桃体分泌物做细菌培养或病毒分离，以协助临床诊断，并为判断病情和治疗疾病提供依据。

(三) 操作流程

如表 1－40 所示。

表 1－40　咽拭子标本采集操作流程

操作步骤	动作要点	备注
核对医嘱	接到医嘱，打印检验标签	★
	根据检验要求，正确选择标本容器并粘贴	
	双人核对医嘱单、标签及相应容器	
评估解释	核对：采用两种以上方式核对患者身份	

（续　表）

操作步骤	动作要点	备注
	评估：①患者的病情、意识状态、治疗情况及合作程度； ②口腔黏膜、咽部情况	★
	解释：向患者及家属解释咽拭子标本采集的目的、方法、注意事项和配合要点	
准备和检查用物	素质要求：服装整洁，仪表端庄	
	环境准备：安静、整洁、明亮、温湿度适宜； 擦拭治疗车	
	护士准备：洗手、戴口罩	
	备妥用物：无菌咽拭子试管（检查后在试管外贴上检验标签）、压舌板、手套、手电筒、医嘱执行单	
核对解释	核对：采用两种以上方式核对患者身份	★
	解释：咽拭子标本采集的目的和意义、注意事项及配合要点	
协助安置体位	安置患者体位	
采集标本	戴手套	
	协助患者清水漱口	
	嘱患者张口发“啊”音	
	用压舌板轻压舌根部，使咽喉部充分暴露	★
	用无菌咽拭子试管内的长棉签擦拭两侧腭弓、咽、扁桃体的分泌物	★
	将棉签插回试管并塞紧	
再次核对	再次核对	
	指导注意事项	
送检	及时送检	
操作后处理	协助取舒适卧位，整理床单位	
	清理用物，正确处理	
	脱手套，洗手，脱口罩	

注：★表示关键步骤。

（四）注意事项

（1）操作时动作应轻柔、敏捷，以防患者恶心、呕吐。

（2）做真菌培养时，须在口腔溃疡面或白斑处采集分泌物。

（3）注意棉签不要触及其他部位，防止污染标本，影响检验结果。

（4）避免在进食后 2 小时内留取标本。

（5）最好在使用抗生素前采集标本，如已使用抗菌药物，写明药物名称、剂量及使用时间。

(6) 如接触传染性疾病或可疑传染性疾病,应采取三级防护。

(五) 健康教育

(1) 告知患者咽拭子标本采集的目的和意义。

(2) 指导咽拭子标本收集的方法及注意事项。

(六) 操作评价

(1) 严格执行查对制度。

(2) 无菌概念强,不违反无菌操作原则。

(3) 操作规范、安全。

(4) 注意人文关怀。

(5) 健康教育规范、有效,与患者沟通良好。

(6) 标本合格。

(曹秋君　项　波　李静怡)

第十三节　肠内喂养

一、鼻饲技术

(一) 概述

鼻饲(nasogastric tube feeding)是将导管经鼻腔插入胃内,从导管内输注食物、水分和药物,以维持患者营养的治疗技术。

(二) 目的

对不能自行经口进食的患者,通过鼻胃管供给食物和药物,以维持患者营养和治疗的需要。

(三) 适应证

(1) 严重吞咽功能障碍、抑郁、早中期痴呆的患者。

(2) 营养不良或有营养不良风险的老年患者、失能老年人等。

(3) 连续 3 天及 3 天以上不能经口进食的患者。

(4) 鼻胃管适合接受肠内营养时间不超过 4 周的患者(肠内营养时间>4 周的患者,建议采用鼻肠管喂养或经皮内镜下胃造瘘术)。

(四) 禁忌证

(1) 食管静脉曲张出血 3 天内的患者。

(2) 食管梗阻的患者。

(五) 操作流程

如表 1 - 41 所示。

表 1－41　鼻饲技术操作流程

<table>
<tr><th>操作步骤</th><th>动作要点</th><th>备注</th></tr>
<tr><td>核对医嘱</td><td>接到医嘱后，双人核对</td><td>★</td></tr>
<tr><td rowspan="3">评估解释</td><td>核对：采用两种以上方式核对患者身份</td><td></td></tr>
<tr><td>评估：①患者的年龄、病情、意识；
②鼻腔通畅性、鼻中隔有无歪曲、有无义齿；
③心理状态及合作程度</td><td>★</td></tr>
<tr><td>解释：向患者及家属解释操作目的、方法、注意事项及配合要点</td><td></td></tr>
<tr><td rowspan="4">准备和检查用物</td><td>素质要求：服装整洁，仪表端庄</td><td></td></tr>
<tr><td>环境准备：安静、整洁、明亮、温湿度适宜；
擦拭盘、台、车</td><td></td></tr>
<tr><td>护士准备：洗手、戴口罩</td><td></td></tr>
<tr><td>备妥用物：治疗盘、治疗碗（内有冷开水）、镊子、止血钳、压舌板、纱布、胃管、50 mL 灌注器、治疗巾、液体石蜡、棉签、胶布、别针、橡皮筋、溶剂油、手电筒、听诊器、弯盘、温开水、鼻饲液（38～40℃）、手消毒液、医嘱执行单</td><td>★</td></tr>
<tr><td rowspan="2">核对解释</td><td>核对：采用两种以上方式核对患者身份</td><td>★</td></tr>
<tr><td>解释：鼻饲的目的、方法、注意事项及配合要点</td><td></td></tr>
<tr><td rowspan="3">协助安置体位</td><td>隔帘遮挡，保护隐私</td><td></td></tr>
<tr><td>根据病情，取适当体位：
① 半坐卧位或坐位；
② 无法坐起者取右侧卧位；
③ 昏迷患者取去枕平卧位，头向后仰</td><td></td></tr>
<tr><td>洗手</td><td></td></tr>
<tr><td rowspan="6">插胃管</td><td>铺治疗巾于颌下，置弯盘</td><td></td></tr>
<tr><td>选择一侧通畅鼻腔用棉签清洁，备胶布</td><td></td></tr>
<tr><td>检查胃管长度标记及是否通畅</td><td></td></tr>
<tr><td>液状石蜡倒在纱布上润滑胃管前端</td><td></td></tr>
<tr><td>插入胃管 10～15 cm（咽喉部）时，清醒者头稍后仰，嘱患者做吞咽动作，昏迷患者则用手将其头部托起，使下颌贴近胸骨柄</td><td>★</td></tr>
<tr><td>一般成人插入长度 45～55 cm，为鼻尖至耳垂（或发际至剑突）的距离</td><td></td></tr>
<tr><td rowspan="2">观察处理</td><td>患者如有恶心、呕吐等症状，稍停片刻再插，并嘱患者深呼吸</td><td rowspan="2">★</td></tr>
<tr><td>如胃管盘在口腔内或误入气管，应拔出重新置管</td></tr>
</table>

（续　表）

操作步骤	动作要点	备注
检查胃管是否在胃内	选择合适的方法确认胃管在胃内： ① 抽胃液，见有胃液； ② 注入 10 mL 空气，胃部听到气过水声； ③ 胃管末端置盛冷开水的治疗碗中，无气泡溢出	★
固定	胃管固定于鼻翼、面颊部	
鼻饲	鼻饲前、后各用 20 mL 温开水冲洗胃管	★
	灌注时注意观察患者反应	★
鼻饲结束	鼻饲结束，胃管末端处反折，用纱布包好夹紧，妥善固定	
	协助患者清洁鼻孔、口腔、面部	
	撤除隔帘遮挡	
	协助患者维持半卧位 30～60 分钟	
操作后处理	整理床单位，协助患者取舒适体位	
	再次核对，观察患者有无不适反应	★
	指导注意事项	
	清理用物，正确处理	
	洗手，脱口罩	
	准确记录	

注：★表示关键步骤。

（六）注意事项

（1）插管时动作轻柔、避免损伤食管黏膜，尤其是通过食管 3 个狭窄部位时。

（2）插入胃管至 10～15 cm（咽喉部）时，若患者清醒，嘱患者做吞咽动作；昏迷患者则用手将其头部托起，使下颌靠近胸骨柄，以利插管。

（3）插入过程中，若患者出现呛咳、呼吸困难、发绀等，表明胃管误入气管，应立即拔出，嘱患者休息片刻后再重新置管。

（4）每次鼻饲前应证实胃管在胃内且通畅，并检查有无胃潴留。

（5）鼻饲液温度保持在 38～40℃，每次鼻饲量不超过 200 mL，间隔时间不少于 2 小时，新鲜果汁与牛奶应分批注入，防止产生凝块。

（6）鼻饲营养液应现配现用，将配制好的营养液冷藏，24 小时内未用完应丢弃。尽量使用有密封包装的液体型鼻饲营养液。操作者在鼻饲前有效洗手。

（7）固定胃管时注意勿使胃管压迫鼻腔边缘皮肤，避免发生压力性损伤。

（8）鼻饲患者应抬高床头 30°～45°，鼻饲时速度应缓慢、均匀。

（9）置管期间注意保持口腔清洁，长期鼻饲患者应每天进行 2 次口腔护理，并定期更换胃管。

(10) 开放性喂养管路至少24小时更换1次。

(七) 操作并发症及处理

1. 胃食管反流/误吸

(1) 预防:

1) 鼻饲前须证实胃管的确在胃内后,方可进行。

2) 根据病情,协助患者取半卧位或低坡卧位。

3) 需翻身吸痰的患者应先翻身,或吸痰后再行喂食,以免引起呕吐或呛咳。

4) 鼻饲过程中注意观察患者有无呛咳、呼吸困难等。

(2) 处理:

1) 一旦发生误吸,应立即停止鼻饲,取头低右侧卧位。

2) 清除口腔及气道内吸入物,将胃管接胃肠减压器。

3) 有肺部感染迹象者,遵医嘱使用抗生素。

2. 黏膜损伤和出血

(1) 预防:

1) 置管时动作要轻柔。

2) 长期置管者,应定期更换胃管。

3) 每日用石蜡油滴鼻2次,防止鼻黏膜干燥糜烂,并做好口腔护理。

4) 妥善固定胃管,避免胃管滑动,刺激黏膜。

(2) 处理:

1) 鼻黏膜损伤者可用冰盐水和去甲肾上腺素浸湿的纱条填塞止血。

2) 咽部损伤者,可予药物雾化吸入。

3) 胃出血者,可予冰盐水和去甲肾上腺素灌注,并遵医嘱应用制酸剂和保护黏膜药物。

3. 胃潴留

(1) 预防:

1) 每次鼻饲量不超过200 mL,间隔时间不少于2小时。

2) 根据病情协助患者取高枕卧位或半卧位。

3) 鼻饲前检测胃残留量,若胃残留量大于200 mL需告知医师,减少鼻饲量,必要时停用。

4) 根据病情,鼓励患者增加活动量,促进胃肠功能恢复。

(2) 处理:

1) 暂停鼻饲,将胃管接胃肠减压器,吸出潴留物。

2) 遵医嘱给予助消化和促进胃动力药。

4. 腹泻

(1) 预防:

1) 防止鼻饲液受污染。

2) 鼻饲液现配现用,温度适宜。

3）注意浓度、鼻饲量与滴速。浓度由低到高，鼻饲量由少到多，滴速由慢到快，直到患者能耐受。

4）对胃肠功能差、乳糖不能耐受者，要慎用含牛奶等的鼻饲液。

（2）处理：

1）腹泻频繁者，可暂停鼻饲，并保持肛周皮肤清洁、干燥。

2）菌群失调者，可遵医嘱予乳酸菌制剂。

3）有肠道感染者，应遵医嘱予抗感染治疗。

5．便秘

（1）预防：

1）调整营养液配方，增加纤维素丰富的营养液的摄入。

2）适当活动，按摩腹部，增加肠蠕动。

（2）处理：

1）遵医嘱使用缓泻剂。

2）老年患者因肛门括约肌较松弛，大便干结，需人工取便。

（八）健康教育

（1）告知患者及家属留置胃管的重要性，避免牵拉，不可随意拔出。

（2）鼻饲过程中如有不适，及时告知护士。

（3）鼻饲后半小时内避免给患者翻身拍背。

（九）知识链接

鼻饲技术操作相关专家共识和证据推荐如下。

（1）鼻饲前评估：插胃管前，要评估患者是否适合鼻饲，且评估内容及结果要记录在患者的病历中。

（2）确认胃管位置的方法：X 线检查、胃管内抽出物 pH 值及其外观特点、听诊气过水声、胃管外露长度等。

（3）对胶布过敏的患者，建议采用棉质系带双套结固定胃管，并在受压部位使用减压装置。

（4）硅胶胃管应至少每 3 周更换 1 次。

（5）聚氨酯胃管应每月更换 1 次。

（6）鼻饲时，保持床头抬高 30°～45°，禁忌证除外。

（7）鼻饲结束后，保持半卧位 30～60 分钟。

（8）如患者必须降低床头进行其他操作，操作结束后尽快恢复床头高度。

（十）操作评价

（1）严格执行查对制度。

（2）注意观察操作后反应。

（3）关键步骤全部完成，无错漏。

（4）操作规范、安全，动作轻巧、熟练，注意节力原则。

（5）注意人文关怀，与患者沟通良好。

(6) 操作时间不超过 15 分钟。

二、肠内营养泵的使用技术

(一) 概述

肠内营养泵具有先进的动力控制系统和敏锐的电子感应装置，可以精确控制肠内营养液输注速度，具有自动输注、输完报警、快排等功能，可通过鼻饲管输入各种流质，提高输注质量，减少胃肠道不良反应。

(二) 目的

准确控制单位时间内输注营养液的量和速度，保证患者肠内营养供给，减少不良反应。

(三) 适应证

(1) 经口摄食不足、不能自行吞咽的患者。

(2) 胃肠道疾病：多种原发性胃肠道疾病，需采用肠内营养治疗。

(3) 慢性消耗性疾病：因癌症、短肠综合征等造成的营养不良。

(4) 多发性创伤、重度烧伤患者。

(5) 其他：术前或术后营养补充。

(四) 操作流程

如表 1－42 所示。

表 1－42　肠内营养泵操作流程

操作步骤	动作要点	备注
核对医嘱	接到医嘱后，双人核对	★
评估解释	核对：采用两种以上方式核对患者身份	
	评估：① 患者的病情、意识状态、心理、认知、配合程度； ② 评估鼻饲管、胃或空肠造瘘管位置是否正确、管道是否通畅	★
	解释：向患者及家属解释操作目的、注意事项及配合要求	
准备和检查用物	素质要求：服装整洁，仪表端庄	
	环境准备：安静、整洁、明亮、温湿度适宜； 擦拭盘、台、车	
	护士准备：洗手、戴口罩	
	备妥用物：肠内营养输注泵及电源线、固定支架、输注器（与营养泵匹配）、肠内营养专用瓶贴、肠内营养标识、肠内营养液（遵医嘱配置）、手消毒液、医嘱执行单	
	营养液准备：贴肠内营养专用瓶贴，连接好配套营养泵输注器	
	贴肠内营养标识	★
	关闭调节器	

（续　表）

操作步骤	动作要点	备注
核对解释	核对：采用两种以上方式核对患者身份	★
	解释：操作目的、注意事项及配合要点	
协助安置体位	协助患者取半卧位或斜坡位	★
安装营养泵	固定营养泵并置于病床合适位置	
	营养液挂于输液架上，并排气	
	将输注管置于营养泵槽内	★
设置各参数	打开营养泵开关	
	调试肠内营养泵	
	设置输入总量	
	根据医嘱或病情设置输注速度	★
连接管道	肠内营养输注管与患者肠内营养管通路连接	★
	按开始键启动营养泵	
	观察患者有无腹胀、腹泻、恶心、呕吐、反流、误吸等症状	★
操作后处理	协助患者取舒适体位，整理床单位	
	指导注意事项	
	清理用物，正确处理	
	营养泵清洁维护	
	洗手，脱口罩	
	准确记录	

注：★表示关键步骤。

（五）注意事项

（1）遵医嘱选择正确的泵入途径。

（2）营养液现配现用，暂时不用时应置于 4℃冰箱保存，24 小时内用完。

（3）注意无菌操作，输注的管路每 24 小时进行更换。

（4）无禁忌者予半卧位，抬高床头 30°～45°，防止营养液返流和误吸，并做好口腔护理。

（5）注意观察患者有无腹胀、腹泻、恶心、返流、误吸等症状。

（6）肠内营养液不能与补液挂于同一输液架上。

（7）使用肠内营养专用瓶贴和肠内营养标识。

（8）加强巡视，及时处理报警。

（9）突然停电后应检查营养泵是否工作正常。

（10）每次输注前后、连续输注中每间隔 4 小时、特殊用药前后，均用温开水 30 mL

冲洗管道,防止管腔堵塞。首次输注速度建议不超过 40～60 mL/h。

(11) 营养泵勿在阳光直射下使用,避免泵内传感器失灵。

(六) 操作并发症预防及处理

同前文鼻饲技术操作并发症及处理。

(七) 健康教育

(1) 告知患者及家属操作的目的、方法,取得配合。

(2) 告知患者肠内营养输注过程中,如有不适及时通知护士。

(3) 告知患者及家属不能自行调节营养泵上所设置的参数。

(4) 指导患者在注入肠内营养期间取半卧位或斜坡位,防止返流和误吸。

(5) 指导患者置管期间,注意口腔卫生,保持口腔清洁。

(八) 知识链接

(1) 肠内营养泵通过持续、缓慢且恒定的速度给予患者肠内营养,可以避免或减少患者呕吐、误吸的发生。因既往通过肠内营养导管间断注入肠内营养制剂的方法,在短时间内可导致患者胃残余量急剧增加,如此时行吸痰或其他护理,患者容易发生呕吐或返流,并吸入肺内而导致吸入性肺炎。

(2) 除了循序渐进增加胃肠营养制剂外,其他需要注意的方面有采取头高位,肠内营养管头端放置入小肠,使用预消化制剂或者短肽制剂,减少质子泵抑制剂的使用,减少麻醉性镇痛药的使用,对消化功能受损或者消化道短缺的患者,必要时可加用消化酶。

(九) 操作评价

(1) 严格执行查对制度。

(2) 注意观察操作后反应。

(3) 关键步骤全部完成,无错漏。

(4) 操作规范、安全,动作轻巧、熟练,注意节力原则。

(5) 注意人文关怀,与患者沟通良好。

(6) 操作时间不超过 15 分钟。

(唐颖嘉)

第十四节　舒适、安全的护理技术操作

一、特殊口腔护理

(一) 概述

特殊口腔护理(special oral care)是为因病情危重、昏迷等各种原因而生活不能自理或因口腔疾患等不能自行进行口腔清洁的患者实施的一项保持口腔清洁、舒适、健康的护理活动。

（二）目的

（1）保持口腔清洁、湿润，去除口腔异味，提高患者舒适感，预防口腔感染等并发症。

（2）观察口腔黏膜、舌苔及气味的变化情况，提供患者病情信息。

（3）遵医嘱用药，治疗口腔疾患。

（三）操作流程

如表 1－43 所示。

表 1－43 特殊口腔护理操作流程

操作步骤	动作要点	备注
核对医嘱	接到医嘱后，双人核对	★
评估解释	核对：采用两种以上方式核对患者身份	
	评估：①患者的意识、自理能力及配合程度； ②口腔清洁程度，口腔黏膜有无溃疡、糜烂、炎症，舌苔颜色有无异常； ③有无牙齿松动、义齿或牙龈出血	★
	解释：向患者及家属解释口腔护理的目的、方法、注意事项及配合要点	
准备和检查用物	素质要求：服装整洁，仪表端庄	
	环境准备：安静、整洁、明亮、温湿度适宜 擦拭台、盘、车	
	护士准备：洗手、戴口罩	
	备妥用物： 口腔护理包（弯盘、治疗碗、棉球 16～18 个、血管钳、镊子、压舌板、治疗巾）、治疗盘、手电筒、口腔护理液、医嘱执行单、手消毒液，必要时备张口器、拉舌钳 根据患者情况准备口腔疾病药物：石蜡油、西瓜霜等 患者自备温水及吸管	
	准备棉球：按照正确方法检查口腔护理包及其他用物	
	打开口腔护理包，清点棉球，倒入口腔护理液，均匀润湿棉球	★
	正确处理用物，洗手	
核对解释	核对：采用两种以上方式核对患者身份	
	解释：口腔护理的目的、方法、注意事项及配合要点	
患者准备	协助患者侧卧或仰卧，头偏向护士一侧	
	颌下铺巾，弯盘置于口角旁	
	如有义齿，协助患者取下并冲洗干净，用冷开水浸泡	
漱口	擦口唇，协助患者用吸管吸取温水漱口；昏迷患者禁忌漱口	★

（续　表）

操作步骤	动作要点	备注
口腔评估	嘱患者张口，护士一手持手电筒，一手持压舌板，观察口腔内有无出血、糜烂、炎症、溃疡等情况（昏迷患者可用开口器协助张口）	
按顺序擦洗口腔	用血管钳夹取棉球，拧干	★
	擦洗口腔原则：先对侧再近侧，顺着齿缝擦洗，直至口腔清洁； 嘱患者咬合牙齿：擦洗对侧牙齿外侧面（由臼齿到门齿），近侧同法（顺序：左上外→左下外→右上外→右下外）（图 1－26）； 嘱患者张开牙齿：擦洗对侧牙齿上内侧→上咬合面→下内侧→下咬合面，弧形擦洗颊部（图 1－27），近侧同法； 擦洗舌面、舌下及硬腭	★
棉球清点	再次清点棉球，防止遗留口腔内	★
观察涂药	再次协助患者漱口，擦净口唇	
	再次口腔评估，确定口腔清洁效果及有无口腔疾患	
	润唇或用药：根据患者口腔疾患情况用药	
安置患者体位	撤去治疗巾、弯盘	
	协助患者取舒适卧位	
	整理床单位	
	进行必要的健康教育	
操作后处理	正确处理用物	
	洗手，脱口罩	
	准确记录	

注：★表示关键步骤。

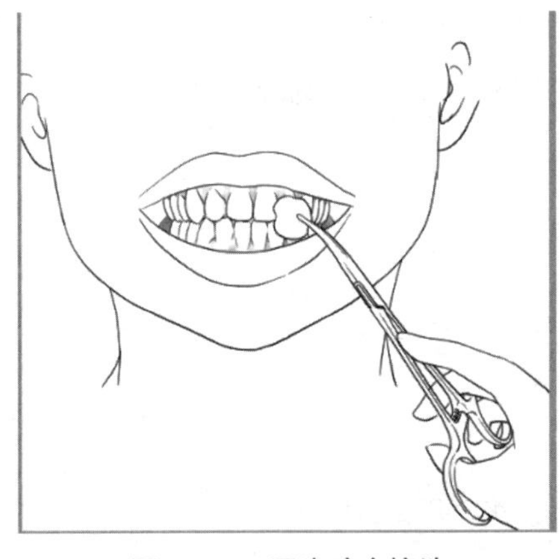

图 1－26　牙齿咬合擦洗

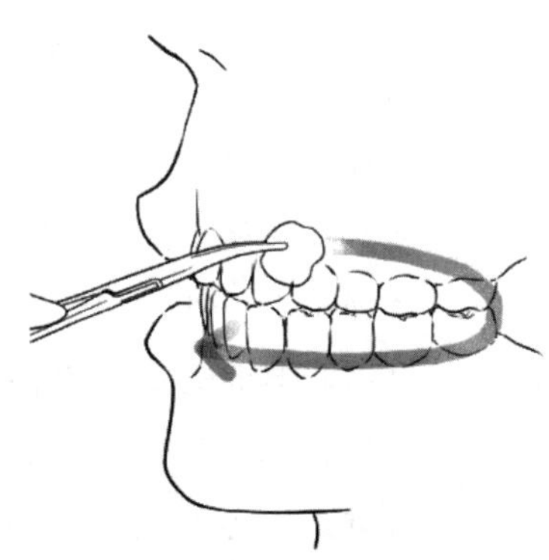

图 1－27　峡部擦洗

（四）注意事项

（1）昏迷患者禁漱口。需用张口器时，应从臼齿处放入，牙关紧闭者不可采用暴力，强行使其张口。

（2）操作时动作要轻柔，棉球应包裹住血管钳尖端。特别是对凝血功能差的患者，防止损伤黏膜和牙龈。

（3）擦洗的棉球不可过湿，防止发生呛咳或误吸。

（4）每次擦洗时，血管钳只能夹取一个棉球，操作前后要清点棉球数量，防止棉球遗留口腔。

（5）擦洗硬腭及舌面时，勿过深，以免触及咽部，引起患者恶心。

（五）操作并发症及处理

1. 口腔黏膜损伤

（1）预防：

1）擦洗时动作要轻柔，尤其是肿瘤行放化疗者及凝血功能障碍者。

2）夹取棉球方法正确，最好使用弯头血管钳，止血钳尖端不暴露至棉球外。

3）使用开口器时应从臼齿处放入，操作时注意方法和力度。

4）操作过程中加强对口腔黏膜的观察。

（2）处理：

1）如有出血，立即止血。

2）予漱口液（如过氧化氢溶液、复方硼酸溶液、洗必泰溶液、呋喃西林等）。

3）予西瓜霜或锡类散等保护受伤黏膜。

2. 窒息

（1）预防：

1）昏迷或意识模糊的患者禁忌漱口。

2）操作前清点棉球数量，取下假牙。

3）操作时每次夹取一个棉球，棉球干湿度适宜。

4）根据患者病情取合适体位。

5）操作后再次核对棉球数量。

（2）处理：

1）及时呼叫医师。

2）迅速有效清除异物，解除呼吸道梗阻。

（六）健康教育

（1）向患者解释保持口腔卫生的重要性。

（2）向患者讲解口腔护理的相关知识，并根据患者存在的问题进行针对性指导。

（七）知识链接

口腔护理最佳证据实践推荐如下。

（1）刷牙是保持口腔卫生的首选方法。对于不建议刷牙的患者（如易出血的患者），建议使用泡沫拭子。但应考虑使用泡沫拭子在保持口腔卫生方面的坏处。

（2）使用合适的牙刷、牙膏、牙线或漱口液（必要时），保持口腔卫生。

（3）护士应接受口腔健康保健相关教育，能够评估患者的口腔卫生。注意与口腔健康问题相关的并发症。

（4）口腔保健应作为临床护理的组成部分，使用有效工具评估患者的口腔卫生状况，并在入院时记录。

（5）应通过口服液体或唾液替代品来维持患者的口腔湿润，以防口干。

（6）为减少呼吸机相关性肺炎的发病率，建议在口腔护理中使用含氯己定的口腔护理液，但应注意其可能产生的不良影响。

（7）建议在改善患者口腔健康方面采用多学科团队的方法。

（八）操作评价

（1）动作轻巧、熟练，注意节力原则。

（2）关键步骤全部完成，无错漏。

（3）操作规范、安全，无操作不良反应。

（4）注意人文关怀，与患者沟通良好。

（5）注重病情观察，关注患者主诉。

（6）口腔清洁效果好。

（7）操作时间不超过15分钟。

二、床上擦浴

（一）概述

床上擦浴（sponge bath on the bed）是为病情较重、活动受限及生活不能自理的长期卧床患者进行皮肤清洁的一项护理操作。

（二）目的

（1）保持皮肤清洁，使患者舒适，建立良好的护患关系。

（2）促进皮肤血液循环，增强皮肤的排泄功能，预防压力性损伤的发生。

（3）促进身体放松、肢体活动，增加患者活动的机会，防止肌肉挛缩和肢体僵硬等的发生。

（4）观察患者的一般情况，如精神状态、身体情况等。

（三）操作流程

如表1-44所示。

表1-44 床上擦浴操作流程

操作步骤	动作要点	备注
评估解释	核对：采用两种以上方式核对患者身份	
	评估： ①患者意识、病情、自理能力、心理状态及配合程度； ②患者的卫生习惯、皮肤清洁度及异常改变（感觉、完整性）； ③伤口及各类管路情况	★

（续　表）

操作步骤	动作要点	备注
	解释： 向患者及家属解释床上擦浴的目的、方法、注意事项及配合要点，取得患者及家属的合作； 询问患者是否需要解便，协助解便	
准备和检查用物	素质要求：服装整洁，仪表端庄	
	环境准备：安静、整洁、明亮、温湿度适宜； 擦拭盘、台、车	
	护士准备：洗手、戴口罩，戴手套	
准备和检查用物	备妥用物、放置合理： 治疗车上层：治疗盘内备（大毛巾×2、小毛巾×2，温度计、肥皂或沐浴液、指甲钳、梳子、护肤用品）、脸盆×2，温水，清洁衣裤，洗手液； 治疗车下层：医用垃圾桶、便盆、水桶（接污水用）； 其他用物：屏风	★
核对解释	核对：采用两种以上方式核对患者身份	
	解释：床上擦浴的目的、方法、注意事项及配合要点	
患者准备	协助患者取舒适体位，靠近护士并保持身体平衡	
	妥善处理各种管道	★
	关门窗、置屏风或围帘遮挡	
	请无关人员离开病室	
擦浴	将脸盆置于床旁桌上，倒入适量温水，调试水温至40～45℃，根据病情放平床头，松床尾	★
	(1) 擦洗脸、颈部： 1) 擦洗部位下铺大毛巾，右手手套式持巾，左手扶患者头顶部，温水擦洗眼睛（内眦→外眦），再擦干； 2) 按顺序彻底洗净并擦干前额→脸颊→鼻部→颈部→耳部	
	(2) 擦洗上肢及双手： 1) 脱上衣盖大毛巾：先脱近侧后脱对侧，如有肢体外伤或活动障碍，先脱健侧后脱患侧； 2) 大毛巾垫于上肢下面，从远心端向近心端擦洗。由腕部向腋窝擦洗，大毛巾擦干； 3) 协助患者将手浸于盆中洗净并擦干； 4) 操作后移至对侧，同法擦洗对侧上肢；换水	
	(3) 擦洗胸腹部： 1) 大毛巾盖于患者胸腹部； 2) 大毛巾纵向对折，先擦近侧后擦对侧； 3) 自上而下用温水毛巾擦洗：肩部→锁骨中线→乳房→腹中线→下腹部；胸骨上窝→脐部→耻骨联合； 4) 最后用大毛巾擦干； 5) 擦洗过程中注意保暖，保护隐私	

（续 表）

操作步骤	动作要点	备注
	(4) 擦洗背部： 1) 协助患者侧卧，背向护士，大毛巾垫于身下； 2) 依次擦洗颈后→背部→臀部，大毛巾擦干； 3) 穿衣：先对侧后近侧，先患肢后健肢；换水	
	(5) 擦洗下肢、足部： 1) 协助患者平卧位，脱裤子，盖大毛巾，确保遮住会阴部； 2) 大毛巾垫于下肢下面，从远心端向近心端擦洗。由踝部→膝关节→大腿擦洗，大毛巾擦干； 3) 协助患者将足浸于盆中洗净； 4) 用大毛巾彻底擦干； 5) 护士移至对侧，同法擦洗另一侧下肢及足部；换水	
	(6) 擦洗会阴部： 1) 协助患者屈膝仰卧位，注意保暖，暴露会阴部； 2) 洗净并擦干会阴部	
	(7) 根据患者情况使用润肤用品	
	(8) 协助患者穿清洁裤子：先对侧后近侧，先患肢后健肢，妥善固定各种管道	
	(9) 梳头：枕上垫巾；按需修剪指甲、趾甲	
操作后处理	再次评估患者病情、皮肤情况，询问患者感受	
	协助患者取舒适体位，整理床单位，必要时开窗通风	
	整理用物、分类放置	
	脱手套，洗手，脱口罩，记录	

注：★表示关键步骤。

（四）注意事项

(1) 操作中应遵循节力原则。操作时应以患者为中心，关心患者，尽量少翻动患者身体，动作轻柔、敏捷。

(2) 注意擦洗干净耳后、颈部、腋窝、腹股沟及皮肤皱褶处。女性特别注意擦净乳房下皮肤皱褶处，必要时可将乳房抬起擦洗。

(3) 清洗双足时，双足浸没于盆中，足底接触盆底，浸泡时可擦洗腿部及足部，尤其要洗净足趾间并擦干。

(4) 掌握擦洗的顺序，根据需要换水，直至擦洗干净为止。注意保暖，调节室温在24℃以上，水温保持在40～45℃。保护患者隐私。

(5) 为患者脱衣时，应先脱近侧，如有外伤，应先脱健侧；穿衣时，先穿近侧，如有外伤，先穿患肢。

(6) 擦洗过程中要密切观察患者病情变化，如出现寒战、面色苍白等情况，应立即停止擦洗，并给予适当处理。

(7) 操作中与患者多交流，了解其感受，考虑患者需求。一般床上擦浴应在15～30分钟内完成。

(五) 健康教育

(1) 告知患者或家属床上擦浴的目的、方法、注意事项及配合要点。

(2) 教育患者及家属经常观察皮肤，预防感染和压力性损伤等并发症的发生。

(3) 告知患者擦洗过程中如有不适，及时告知护士。

(六) 知识链接

1. 温水擦浴(tepid water sponge bath)

(1) 目的：为体温在39.5℃以上的高热患者降温。水温控制在32～34℃，擦浴全过程不超过20分钟。

(2) 优点：温水擦浴法退热，既安全又有效，做法方便。温水擦浴全身皮肤，可使体表面血管扩张、促进血流加速、改善血液循环，减轻组织缺氧，增强新陈代谢，降低痛觉神经的兴奋性，使组织松弛，解除肌肉痉挛引起的疼痛。温水擦浴可使患者感到舒适，同时还有消除汗液、清洁皮肤的作用，并且不会有发生出血及惊厥的危险。

(3) 高热患者在擦拭腋窝、肘窝、腹股沟、腘窝等部位稍用力，并延长擦拭时间，以促进局部散热。禁忌擦拭胸前区、腹部、后颈部、足心、阴囊部位，因为这些部位对冷刺激较敏感，可引起反射性心率减慢、肠蠕动增加等不良反应。

2. 乙醇擦浴(alcohol sponge bath)

(1) 乙醇是一种挥发性液体，擦浴时在皮肤上迅速蒸发，吸收和带走机体大量的热，而且乙醇具有刺激皮肤血管扩张的作用，因而散热能力较强。常用乙醇擦浴浓度为25%～35%，温度为30℃，200～300 mL，时间不超过20分钟。擦浴后30分钟再次测量体温。

(2) 乙醇擦浴部位不能全部一次裸露，自上而下擦拭血管丰富的部位。擦至腋窝、肘窝、手心、腹股沟、腘窝处稍用力并延长停留时间，以促进散热。擦浴过程中，由于皮肤很快冷却，可引起周围血管收缩及血流淤滞，可同时按摩患者四肢及躯干，以促进血流循环，加快散热。

(3) 擦浴过程中，头部可放冰袋或湿毛巾冷敷以助降温，并防止头颈部充血而致头痛。热水袋置足底，以促进足底血管扩张而减轻头部充血，使患者自觉舒适。擦浴时密切观察患者反应，如出现寒战、面色苍白、脉搏或呼吸异常，应立即停止擦浴，及时通知医师。

(4) 对乙醇过敏及皮肤有破损、糜烂影响擦浴者则禁忌擦浴。

(5) 血液病患者、新生儿禁忌使用乙醇擦浴，因血液病患者凝血功能差，擦浴可使患者皮肤出现散在出血点；新生儿皮肤薄，毛细血管丰富，而大脑皮层发育不完善，易致乙醇中毒而加重高热惊厥，因此婴幼儿不建议使用乙醇擦浴。

(6) 昏迷、感觉异常、体弱者慎用乙醇擦浴。

(七) 操作评价

(1) 动作轻巧、稳重，有“爱伤观念”。

(2) 擦拭手法正确，皮肤清洁舒适。

(3) 擦浴过程中注意患者隐私保护。

(4) 注意保暖,防止患者受凉。

(5) 注意节力原则,一般应在15～30分钟内完成。

三、床上洗头

(一) 概述

床上洗头法(shampoo in bed)是为因生活自理能力下降而致头发清洁度降低的患者在床上进行头发清洁护理的一种操作方法。

(二) 目的

(1) 去除头皮屑及污垢,保持头发清洁,减少感染的概率。

(2) 按摩头皮,刺激头部血液循环,促进头发的生长和代谢。

(3) 使患者舒适,增进身心健康,建立良好的护患关系。

(三) 操作流程

如表1-45所示。

表1-45　床上洗头操作流程

操作步骤	动作要点	备注
评估解释	核对:采用两种以上方式核对患者身份	
	评估: ①患者的病情,生命体征及颈部情况,是否允许进行该项操作; ②患者的意识情况、理解度和配合程度; ③患者的头发情况,有无头虱及头皮损伤情况; ④患者对水温及洗发水的喜好	★
	解释: 向患者及家属解释床上洗头的目的、方法、注意事项及配合要点,取得患者及家属的合作; 询问患者是否需要解便,按需给予便器,协助解便	
准备和检查用物	素质要求:服装整洁,仪表端庄	
	环境准备:安静、整洁、明亮、温湿度适宜; 擦拭台、盘、车	
	护士准备:剪短指甲,洗手,戴口罩、戴手套	
	备齐用物、放置合理: 治疗车上层:U形床上洗头盆,治疗盘内(橡胶单或一次性棉垫、棉球、纱布、梳子、毛巾、大毛巾、别针,洗发水),温水桶(40～45℃)、吹风机、手消毒液 治疗车下层:脸盆或水桶(接污水)、垃圾袋	★
核对解释	核对:采用两种以上方式核对患者身份	
	解释:床上洗头的目的、方法、注意事项及配合要点	

（续　表）

操作步骤	动作要点	备注
患者准备	协助患者取仰卧位： 放平床头，移开桌椅，拉开床头，放下床头栏(床头栏不能取下时置斜角仰卧位，上半身斜向床边)	
	妥善安置、固定各种导管	
	肩下置枕，枕上垫橡胶单	
	松衣领，将毛巾围于患者颈部，用别针别好，协助患者将颈部置于马蹄形凹槽内	
	双耳塞好棉球，嘱患者闭眼(不能闭眼者用纱布遮盖双眼)	
	妥善放置温水桶、污水桶及各种管道	
洗发	①梳通患者头发，用温水(40～45℃)浸湿全部头发	
	②取适量洗发水均匀涂上，由发际至脑后部反复揉搓头发，同时用指腹按摩头皮	★
	③用温水冲洗头发，边冲边揉搓，直至冲净	
干发	洗毕，解下颈部毛巾，擦干头发	
	取下耳内棉球及眼部纱布	
	用大毛巾擦干面部，包好头发	
	撤去洗头盆及橡胶单	
	将肩下枕头移至头部	
	用包头大毛巾揉搓头发、擦干，吹风机吹干 梳理头发	★
操作后处理	观察患者头发及皮肤情况，询问患者感受	
	协助取舒适卧位，整理床单位	
	清理用物	
	脱手套、洗手，脱口罩	
	准确记录	

注：★表示关键步骤。

（四）注意事项

(1) 注意患者的舒适与安全，患者病情危重、过于虚弱、高热、颅脑损伤急性期、头部伤口未愈合者、饭后或饥饿时不宜洗头，洗头前与医师做好沟通。

(2) 为患者洗头时，护士应正确运用人体力学原理，身体尽量靠近床边，保持良好姿势，避免身体劳损。同时注意动作轻稳，保证患者安全。

(3) 洗头过程中随时了解患者需求，观察病情变化，如出现异常情况，应立即停止洗头，给予适当处理。

(4) 洗发时控制水温和室温,避免打湿衣服、床单位,及时擦干或吹干头发,以免患者着凉。

(5) 洗发时防止水流入眼睛及耳朵内。

(6) 用指腹揉搓头发,避免用指甲,以免抓伤头皮。

(7) 注意清洗枕后:一手抬起头部,另一手洗净脑后部头发。

(8) 注意保护伤口和各种管路。

(五) 健康教育

(1) 告知患者保持头发清洁的重要性。

(2) 指导家属掌握为长期卧床患者床上洗头的知识和技能。

(六) 知识链接

(1) 洗头的频率取决于患者的日常习惯和头发的卫生情况。对于出汗较多或头发上沾有各种污渍的患者,应适当增加洗头次数。长期卧床者,应每周洗发一次。遇有头虱的患者,须经过灭虱处理后再将头发洗净。洗头以确保患者安全、舒适、不影响治疗为原则。

(2) 根据患者的健康状况、体力、年龄及现有设备条件,选择合适的方法为患者洗头。身体状况好的患者可在浴室内淋浴洗头;不能淋浴的患者,可协助其坐于床旁椅上进行床边洗头,必须卧床的患者进行床上洗头。有条件时也可采用洗头椅洗头。

(3) 床上梳头(combing hair in bed)。多数患者可自行梳理头发,但对于长期卧床、关节活动受限、肌肉张力降低或共济失调的患者,护士应协助其完成头发的清洁和梳理。护理人员在协助头发护理时,应询问其个人习惯,适当调整护理方法以满足患者个体需要。

1) 目的:

A. 去除头皮屑,保持头发整洁,减少感染机会。

B. 按摩头皮,促进头部血液循环,促进头发生长和代谢。

C. 维护患者自尊,增强其自信,建立良好的护患关系。

2) 操作要点:

A. 注意患者喜好,尊重患者习惯。

B. 梳头时尽量使用圆钝齿的梳子,以防损伤头皮;如发质较粗或烫成卷发,可选用齿间较宽的梳子。

C. 如遇长发或头发打结不易梳理时,可将头发绕在手指上,也可用30%乙醇湿润打结处,再慢慢梳理开;避免过度牵拉,造成患者疼痛。

D. 长发可编成辫或扎成束,但不可扎得太紧,以免患者疼痛。

E. 梳理头发时,可用指腹按摩头皮,促进头部血液循环。

F. 梳头时避免将碎发和头皮屑掉落在枕头或床单上。梳头后应整理床单位,保持整洁。

(4) 灭头虱、虮法。头虱寄生于头发和头皮上,紧粘在头发上,不易去掉,导致皮肤瘙痒,抓伤后可引起感染。同时可传播疾病,如流行性斑疹伤寒、回归热等。虱子可通过衣服、床单、梳子、刷子等传播。若发现患者有头虱,应立即采取措施消灭。

1）目的：消灭头虱和虮，保护患者健康，预防患者间相互传染和疾病传播。

2）注意事项：

A. 根据灭虱、虮药液使用说明书正确使用。

B. 用篦子梳头，篦去死虱和虮卵。

C. 如发现仍有活虱，必须重复用药。

D. 用药过程中，注意观察患者局部及全身反应。

E. 为防止虱虮传播，患者更换下来的衣裤需单独处理，灭菌消毒。

F. 操作中注意防止药液溅入患者面部及眼睛，同时要保护自己，避免传染。

G. 顽固性头虱，可考虑剃掉头发，再涂药水。

（七）操作评价

（1）动作轻巧、稳重，有爱伤观念。

（2）洗头手法正确，头发清洁舒适。

（3）注意保暖，防止患者受凉。

（4）注意节力原则，一般应在15～30分钟内完成。

四、搬运技术

（一）概述

通过医护人员的搬运，借助平车运送不能行走的患者，达到相应的目的，同时保证操作过程中患者的安全、舒适。

（二）目的

护送不能行走的患者入院、检查、手术、治疗或转运等。

（三）操作流程

1. 轮椅转运法　如表1－46所示。

表1－46　轮椅转运法操作流程

操作步骤	动作要点	备注
评估解释	核对：采用两种以上方式核对患者身份	
	评估： ①患者的病情、意识状态（意识不清不能使用）及合作程度； ②患者的体重、损伤部位、躯体活动能力、约束及各类导管情况	★
	解释：对患者及家属解释操作的目的、方法、注意事项及配合要点	
准备和检查用物	环境准备：安静、整洁、明亮、温湿度适宜；移开障碍物	
	护士准备：洗手、戴口罩	
	备妥用物：轮椅、毛毯（根据季节酌情准备）、手消毒液	★

（续　表）

操作步骤	动作要点	备注
核对解释	核对：采用两种以上方式核对患者身份	★
	解释：操作的目的、配合方法及注意事项，取得患者主动配合	
固定导管	妥善固定患者各类导管，避免受压、引流液逆流及导管意外滑脱，保证引流通畅	★
搬运患者	① 推轮椅至床尾，椅背与床旁齐平，椅面朝向床头，并将制动阀制动，翻起脚踏板	★
	② 扶患者坐起，注意保暖，协助穿鞋	
	③ 嘱患者双手置于护士双肩，护士怀抱患者腰部，协助下床	
	④ 协助患者缓慢转身，嘱患者双手支撑于轮椅把手，坐于轮椅中	
	⑤ 放下双侧脚踏板，协助患者双脚放于脚踏板上	
	⑥ 确保患者安全后，整理床单位（暂空床）	
运送患者	观察患者，无不适主诉方可松开轮椅制动阀，推送患者至目的地	★
安置患者	① 将轮椅推至床尾，使椅背与床旁齐平，患者面向床头	★
	② 使用制动阀使轮椅制动，翻起脚踏板	
	③ 协助患者双手支撑于轮椅把手站起，缓慢转身坐于床沿	
	④ 协助患者脱鞋，取舒适卧位，妥善固定各导管，注意保暖	
	⑤ 整理床单位	
操作后处理	清理用物、正确处理	
	轮椅放于原处	
	洗手，记录	

注：★表示关键步骤。

2. 平车转运法　如表 1－47 所示。

表 1－47　平车转运法操作流程

操作步骤	动作要点	备注
评估解释	核对：采用两种以上方式核对患者身份	
	评估： ① 患者的病情、意识状态及合作程度； ② 患者体重、损伤部位、躯体活动能力、约束及各类导管情况	★

（续　表）

操作步骤	动作要点	备注
	解释：对患者及家属解释操作的目的、方法、注意事项及配合要点	
准备和检查用物	素质要求：服装整洁，仪表端庄	
	环境准备：安静、整洁、明亮、温湿度适宜，移开障碍物	
	护士准备：洗手、戴口罩	
	备妥用物：平车、棉被、枕头、手消毒液	
核对解释	核对：采用两种以上方式核对患者身份	
	解释：操作的目的、配合方法及注意事项，取得患者主动配合	
固定导管	妥善固定患者各类导管，避免受压、引流液逆流及导管意外滑脱，保证引流通畅	★
搬运患者	挪动法：适用于病情允许，能床上活动的患者	
	① 推平车至患者床旁，移开床旁桌椅，松开患者盖被	
	② 平车与床头齐平、靠紧，并将制动阀制动	★
	③ 协助患者将上身、臀部、下肢依次向平车移动并卧于平车上，将平车双侧床栏拉起防坠床	
	④ 自平车移回床上时，协助患者先移动下肢，然后依次为臀部、上肢	
	搬运法：包括一人法、二人法、三人法、四人法搬运	
	(1) 一人法：适用于小儿和体重较轻的患者（图 1 - 28）	
	① 将平车推至患者同侧床尾，使平车头端与床尾呈钝角，并将平车制动阀制动	
	② 协助患者屈膝，护士一臂自患者腋下伸至对侧肩部外侧，一臂伸入患者屈曲的膝关节下，协助患者移往病床边缘	
	③ 患者将双臂交叉于护士颈后，护士托起患者移步转身，将患者轻放于平车，平车双侧床栏拉起防坠床	
	(2) 二人法：适用于病情较轻，但无法自主活动或体重较重的患者（图 1 - 29）	★
	① 将平车推至患者同侧床尾，使平车头端与床尾呈钝角，并将平车制动阀制动	
	② 两名护士站于病床同侧，将患者移至病床边缘	
	③ 一名护士一手托住患者颈肩部，另一手托住患者腰部	
	④ 另一名护士一手托住患者臀部，另一手托住患者腘窝处，使患者身体稍向护士倾斜	

（续　表）

操作步骤	动作要点	备注
	⑤ 两名护士同时合力抬起患者，先将患者移向护士身体近侧，再移步转向平车，将患者轻放于平车，平车双侧床栏拉起防坠床	
	(3) 三人法：适用于病情较轻，但无法自主活动或体重超重的患者(图 1-30)	
	① 将平车推至患者同侧床尾，使平车头端与床尾呈钝角，并将平车制动阀制动	
	② 三名护士站于病床同侧，将患者移至病床边缘	
	③ 一名护士一手托住患者颈肩部，另一手托住患者肩胛部	
	④ 另一名护士一手托住患者背部，另一手托住患者臀部	
	⑤ 第三名护士一手托住患者腘窝处，另一手托住患者小腿	
	⑥ 由一人指挥，三人同时抬起患者，使患者身体稍向护士倾斜，再把患者移向护士身体近侧，同时移步转向平车，将患者轻放于平车上，平车双侧床栏拉起防坠床	★
	(4) 四人法：适用于病情危重、或颈、胸、腰椎骨折的患者(图 1-31)	
	① 将平车与病床平行并靠紧，将平车制动阀制动	
	② 在患者腰臀下铺中单或帆布兜，将患者双手交叉放于胸前	
	③ 一名护士站于床头，托住患者头及颈肩部	
	④ 一名护士站于床尾，托住患者双腿	
	⑤ 另两名护士分别站于病床及平车两侧，紧握中单或帆布兜四角	
	⑥ 四人合力抬起患者轻放于平车上，将平车双侧床栏拉起防坠床	
运送患者	松开平车制动阀，推送患者至目的地	★
安置患者	将患者转移至病床	
	妥善固定各类导管	
	协助取舒适卧位，整理床单位	
操作后处理	清理用物、正确处理	
	平车放于原处	
	洗手，记录	

注：★表示关键步骤。

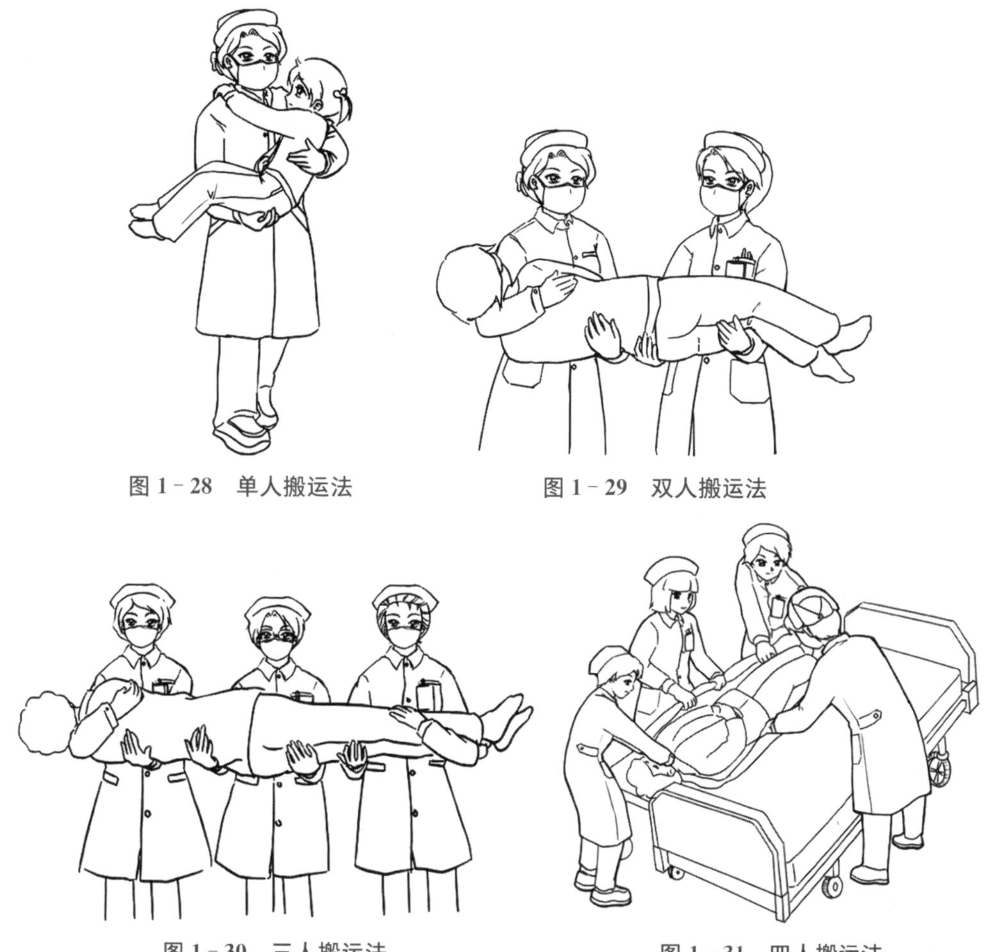

图 1-28　单人搬运法

图 1-29　双人搬运法

图 1-30　三人搬运法

图 1-31　四人搬运法

(四) 注意事项

(1) 根据患者实际情况做好评估,选择适宜的搬运方式。

(2) 搬运时护士动作应轻巧、准确、一致,整个过程快而稳,并确保患者安全、舒适,避免因搬运而加重患者病情。同时注意自身保护,应用节力原则。

(3) 指导颈、胸、腰骨折的患者在平车搬运过程中将双上肢置于胸前,保证脊柱在同一轴线上。

(4) 转运过程中,患者坐于轮椅车中应尽量靠后坐,身体勿向前倾或歪斜,必要时系上保护带。平车的双侧床栏应拉起,防止坠床。推行速度不可过快,保持平稳;上下坡时,患者头部位于高处,进出门时避免碰撞。

(5) 搬运及运送过程中,做好病情观察及持续性治疗,保持各引流管通畅。危重患者做好生命体征监测,保持生命支持设备正常运作。注意保暖及隐私保护。

(五) 操作并发症的预防及处理

1. 跌倒/坠床

(1) 预防:

1）根据患者实际情况做好评估、选择适宜的搬运方式。

2）转运过程中，患者坐于轮椅车中应尽量靠后坐，身体勿向前倾或歪斜，必要时系上保护带。平车的双侧床栏应拉起，防止坠床。推行速度不可过快，保持平稳。

（2）处理：

1）判断患者伤情。

2）立即汇报医师。

3）立即测量生命体征。

4）初步检查全身有无外伤。

5）病情允许时转移至床上。

6）协助医师检查患者，根据医嘱处理。

7）协助医师通知家属。

8）做好病情观察、处理。

9）做好跌倒/坠床过程的观察及处理记录。

10）协助医师做好伤情评级。

11）按不良事件进行上报。

2. 导管滑脱

（1）预防：

1）搬运前妥善固定各导管。

2）搬运及运送过程中，做好病情观察及持续性治疗，保持各引流管通畅。

（2）处理：

1）如导管滑脱，立即通知医师。

2）医嘱决定是否重新置管。

3）向患者及家属做好解释安慰工作。

（六）健康教育

（1）向患者及家属解释平车转运的目的、方法、配合要点及注意事项。

（2）告知患者在搬运及运送过程中，如有不适，立即告知护士，防止意外发生。

（七）知识链接

（1）搬运时，护士要注意自身保护，胸腰稍前弯曲，身体尽可能靠近患者，两腿微微下蹲，防止腰肌损伤，同时注意节力原则。

（2）根据病情选择正确运送体位：

1）怀疑脊柱损伤时，患者头部始终保持与躯干部呈一轴线，维持颈部不动。

2）急症患者一般情况下取仰卧位。昏迷患者及颅脑损伤患者仰卧时，应将其头部偏向一侧，使口腔分泌物及呕吐物易于排出，防止窒息及吸入性肺炎的发生。

3）胸部受伤、哮喘、呼吸困难或严重心力衰竭的患者，可在平车上取半卧位。

4）背、腰、臀部有伤口不能平卧及侧卧的患者，可在平车上取俯卧位。

5）有腹痛或腹部创伤的患者，可在平车上屈曲双腿，降低腹部张力，减轻疼痛。

6）四肢损伤者，在平车上应将其患肢抬高，高于心脏水平，减轻出血及肿胀。

(3) 平车搬运患者时，必要时可使用过床器，方便在病床之间转移患者，节省医护人员的劳动强度，以及减少患者的二次损伤。过床器使用应注意以下几点。

1) 双手扶患者肩部及臀部，协助患者侧身至 30°左右。

2) 将过床器置于患者背部，缓慢松开双手，使患者平卧。

3) 拉住过床器边缘，保护患者身体，将过床器连同患者身体轻拉滑至另一床。

4) 向上用力，将患者身体侧卧，迅速抽出过床器。

使用过程中应注意：动作要连贯，用力要适当，翻身后保持舒适体位。

(八) 操作评价

(1) 操作规范，动作轻稳、节力。

(2) 多人操作时动作协调。

(3) 搬运及运送安全、顺利，无不良事件。

(4) 关注患者主诉。

(5) 操作中爱伤观念强。

五、体位安置

(一) 概述

根据患者病情和舒适度的要求，协助采取主动体位或被动体位，以帮助患者减轻身体不适和疼痛，预防并发症；遵医嘱为患者安置牵引体位或肢体制动，以达到相应的治疗目的。

(二) 目的

(1) 诊断需要。

(2) 治疗需要。

(3) 安置合适体位，以减轻患者身体不适和疼痛，预防并发症。

(三) 操作流程

如表 1-48 所示。

表 1-48　体位安置操作流程

操作步骤	动作要点	备注
评估解释	评估：① 了解患者病情、意识状态、自理能力及配合程度； ② 了解患者诊断、治疗和护理要求，选择合适体位； ③ 评估患者自主活动能力、卧位习惯	★
	解释：向患者及家属解释体位安置的目的、意义及注意事项，取得患者的主动配合	
准备和检查用物	素质要求：服装整洁，仪表端庄	
	环境准备：安静、整洁、明亮、温湿度适宜	
	护士准备：洗手、戴口罩	
	备妥用物：手消毒液、安置相应体位所需的物件	

（续　表）

操作步骤	动作要点	备注
核对解释	核对：采用两种以上方式核对患者身份	
	解释：安置体位的目的、方法及注意事项，取得患者的主动配合	
协助安置体位	薄枕平卧位： ① 垫薄枕，头偏向一侧； ② 此卧位适用于腰椎麻醉或脊髓腔穿刺后； ③ 昏迷患者注意观察神志变化，谵妄、全麻尚未清醒患者，应预防坠床，必要时使用约束保护，并按约束使用原则评估及护理； ④ 做好呕吐患者的护理，保持呼吸道通畅，防止窒息，保持整洁舒适	★
	仰卧中凹位（休克卧位）： ① 抬高头胸部 10°～20°，抬高下肢 20°～30°； ② 保持呼吸道通畅，按休克患者观察要点护理	★
	头低足高位： ① 仰卧，头偏向一侧，枕头横立于床头，抬高床尾 15～30 cm； ② 观察患者耐受情况，颅内高压患者禁用此体位	★
	侧卧位： ① 侧位，患者两臂屈肘，一手放于胸前，一手放于枕旁，下腿稍伸直，上腿屈曲； ② 必要时在患者两膝之间、后背和胸、腹前放置软枕	★
	俯卧位： ① 俯卧，患者两臂屈肘放于头部两侧，两腿伸直，胸下、髋部及踝部各放一软枕，头偏向一侧； ② 气管切开、颈部外伤、呼吸困难患者不宜采取此体位	★
	半坐卧位： ① 仰卧，床头抬高 30°～60°，下肢屈曲； ② 改变体位时，先放平下肢，后放床头	★
	端坐卧位： ① 患者坐起，床上放一跨床小桌，桌上放软枕，患者扶桌休息，必要时可使用软枕、靠背架等支撑物辅助坐姿； ② 防止坠床，使用床挡，做好患者背部保暖	★
	屈膝仰卧位： ① 仰卧，两膝屈起并稍向外分开； ② 注意保暖，注重隐私保护，使用床挡，保证患者安全	★
	膝胸卧位： ① 跪位，两腿稍分开，胸及膝部贴近床面，腹部悬空，臀部抬起，头转向一侧，两臂屈肘放于头的两侧，应注意保暖，注重隐私保护； ② 女性患者在胸下放一软枕，注意保护膝盖皮肤防受压；有心、肾疾病的孕妇禁用此体位	★

（续　表）

操作步骤	动作要点	备注
	截石位： ① 仰卧，两腿分开放于支腿架上，臀部齐床缘，两手放于胸前或身体两侧； ② 臀下垫治疗巾，支腿架上放软垫； ③ 注意保暖，减少暴露时间，保护患者隐私	★
核对观察	再次核对	★
	观察患者反应	
操作后处理	整理床单位	
	告知注意事项	
	清理用物，正确处理	
	洗手，脱口罩	
	准确记录	

注：★表示关键步骤。

（四）注意事项

（1）注意各种体位承受处的皮肤情况，预防压力性损伤的发生。

（2）注意各种体位的舒适度，询问患者感受，并及时做出调整。

（3）注意各种体位的安全性，必要时使用床挡或约束物。

（4）注意保暖，注重隐私保护。

（五）操作并发症的预防及处理

1．导管滑脱

（1）预防：

1）体位安置前妥善固定各导管。

2）体位安置过程中，做好患者病情观察及持续性治疗，保持各引流管通畅。

（2）处理：

1）如导管滑脱，立即通知医师。

2）医嘱决定是否重新置管。

3）向患者及家属做好解释安慰工作。

2．皮肤擦伤

（1）预防：

1）体位安置前做好解释工作，争取患者配合。

2）注意各种体位的舒适度，询问患者感受，并及时做出调整。

（2）处理：

1）对于皮肤擦伤部位予消毒液外涂，保持局部的清洁干燥。

2）若发生溃烂，则需换药处理。

3. 跌倒/坠床

(1) 预防:注意各种体位的安全性,必要时使用床挡或约束物。

(2) 处理:

1) 判断患者伤情。

2) 立即汇报医师。

3) 立即测量生命体征。

4) 初步检查全身有无外伤。

5) 病情允许时转移至床上。

6) 协助医师检查患者,根据医嘱处理。

7) 协助医师通知家属。

8) 做好病情观察、处理。

9) 做好跌倒/坠床过程的观察及处理记录。

10) 协助医师做好伤情评级。

11) 按不良事件进行上报。

4. 压力性损伤

(1) 预防:

1) 注意各种体位承受处的皮肤情况,预防压力性损伤的发生。

2) 定时翻身,活动肢体,变换体位并按摩受压部位。

3) 保持皮肤及床单清洁干燥。

(2) 处理:

1) 皮肤未破损的受压部位给予局部减压,涂抹赛肤润。

2) 皮肤破损者换药处理。

(六) 健康教育

(1) 指导患者配合,按要求更换不同体位。

(2) 告知患者调整体位的意义和方法,注意适时调整和更换体位,如感觉不适,应及时通知医护人员。

(七) 知识链接

各类体位适用范围如下。

1. 薄枕平卧位　昏迷或全身麻醉未清醒的患者,为避免呕吐物误吸到呼吸道而引起窒息或肺部并发症的患者(图 1-32)。

2. 仰卧中凹位(休克卧位)　休克患者。因为抬高头胸部,有利于保持气道通畅,改善呼吸及缺氧症状;抬高下肢,有利于静脉回流,增加心输出量(图 1-33)。

3. 头低足高位　肺部分泌物引流使痰易于咳出;十二指肠引流术,有利于胆汁引流;下肢骨折牵引,利用体重作为反牵引力;妊娠时胎膜早破,防止脐带脱垂(图 1-34)。

4. 侧卧位　灌肠、臀部肌内注射、肛门检查及配合胃镜、肠镜检查等(图 1-35)。

5. 俯卧位　腰背部检查或配合胰、胆管造影检查时;脊椎手术后,腰、背、臀部有伤口,不能平卧或侧卧的患者(图 1-36)。

6. 半坐卧位　腹腔、盆腔手术后或有炎症的患者；心肺疾病引起呼吸困难的患者（图1-37）。

7. 端坐卧位　心力衰竭、心包积液及支气管哮喘发作的患者（图1-38）。

8. 屈膝仰卧位　胸腹部检查时，可使腹肌放松，便于检查；行导尿术及会阴冲洗时，便于暴露操作部位（图1-39）。

9. 膝胸卧位　肛门、直肠、乙状结肠镜检查及治疗；纠正子宫后倾及胎位不正（图1-40）。

10. 截石卧位　接受会阴、阴道、子宫颈及肛门部位的检查、治疗、护理（图1-41）。

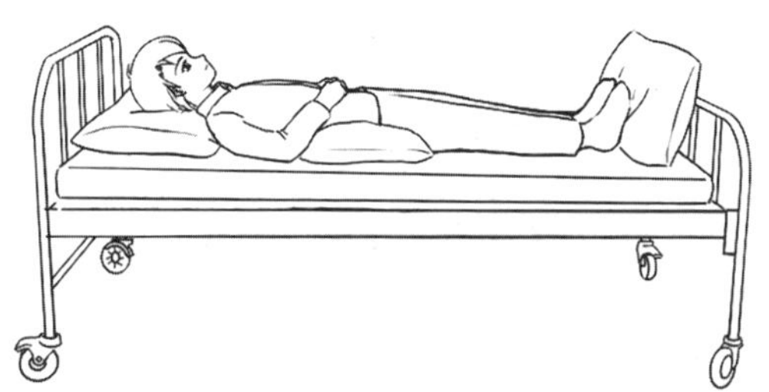

图1-32　薄枕平卧位

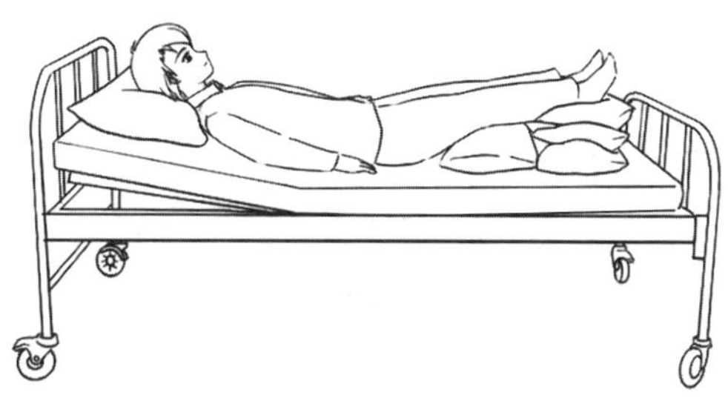

图1-33　仰卧中凹位（休克卧位）

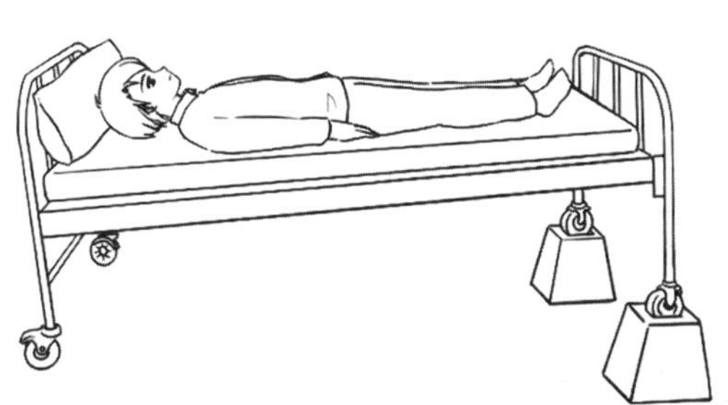

图1-34　头低足高位

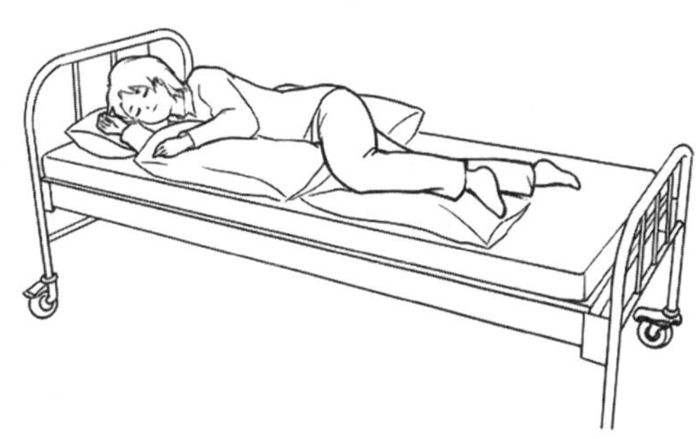

图1-35　侧卧位

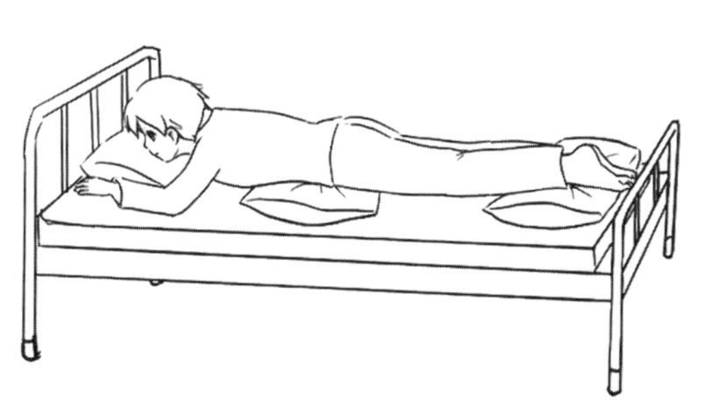

图1-36　俯卧位

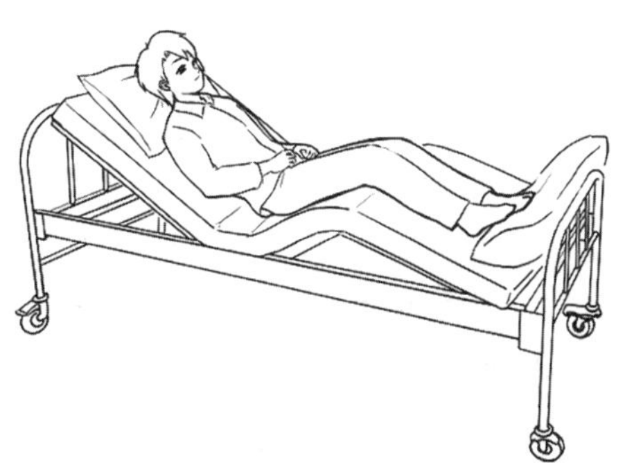

图1-37　半坐卧位

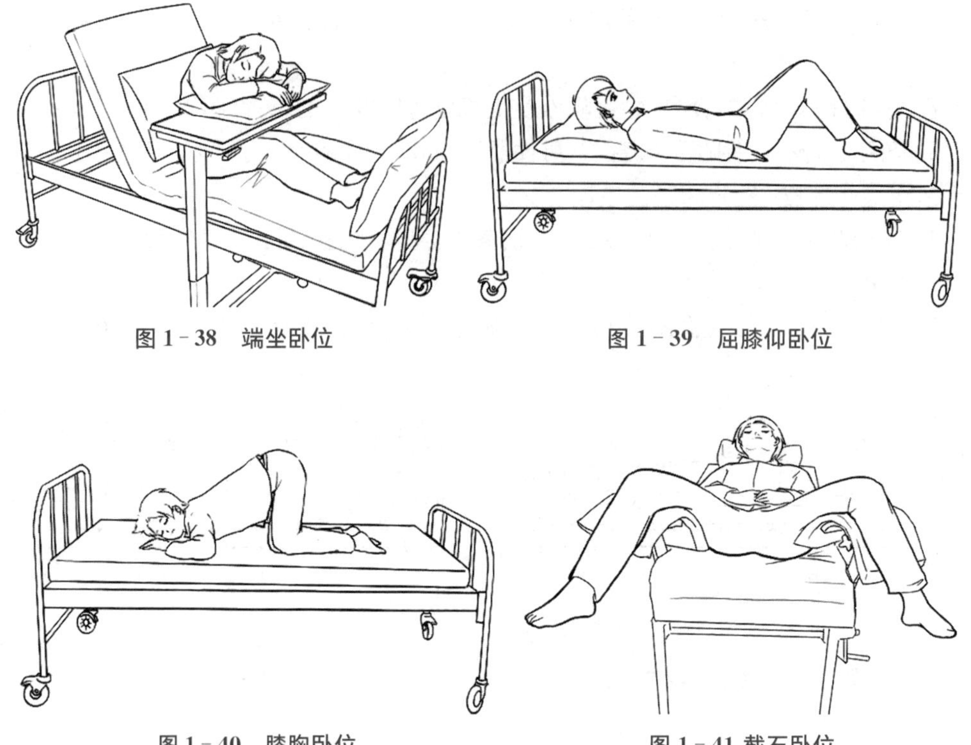

图 1－38　端坐卧位

图 1－39　屈膝仰卧位

图 1－40　膝胸卧位

图 1－41 截石卧位

(八) 操作评价

(1) 选择体位满足检查、治疗、护理的要求。

(2) 体位安置舒适、安全。

(3) 关键步骤全部完成,无错漏。

(4) 操作熟练,动作轻巧,应用节力原则。

(5) 操作中有爱伤观念,关注患者主诉,注意与患者的交流。

六、协助患者翻身侧卧

(一) 概述

协助患者翻身侧卧是指帮助不能自行更换体位的患者变换卧位,呈侧卧位,以满足治疗、检查和护理的要求,增强患者舒适感,预防并发症。

(二) 目的

(1) 更换体位,增强患者舒适感。

(2) 满足治疗、检查与护理的需要。

(3) 预防并发症。

(三) 操作流程

如表 1－49 所示。

表 1－49　协助患者翻身侧卧操作流程

操作步骤	动作要点	备注
评估解释	评估：① 患者病情、意识状态、自理能力及配合程度； ② 患者诊断、治疗和护理要求	★
	解释：向患者及家属解释翻身侧卧位的目的、方法、注意事项及配合要点	
准备和检查用物	素质要求：服装整洁，仪表端庄	
	环境准备：安静、整洁、明亮、温湿度适宜	
	护士准备：洗手、戴口罩	
	备妥用物：垫枕、手消毒液	
核对解释	核对：采用两种以上方式核对患者身份	
	解释：翻身的目的、方法、注意事项，取得患者的主动配合	
翻身侧卧	妥善固定导管	★
	协助患者仰卧，双手放于腹部，两腿屈曲	
	协助患者平移至护士侧床沿，拉起床挡	
	护士绕行至对侧，将近侧患者的手臂放置于头侧，对侧的手臂放置于胸前，对侧的腿屈曲	
	护士一手置于患者对侧肩部，另一手置于患者对侧髋部，将患者转向护士	
	在患者背部和两腿之间放置垫枕	
	姿势调整舒适，抚平受压部位皮肤，各关节保持功能位	
轴线翻身	由 2～3 名护士协助颈、胸、腰、髋部等疾病患者进行床上翻身，使患者在翻身时脊柱呈一轴线，身体不扭曲，预防再损伤及关节脱位，保证治疗、护理安全性，增加患者舒适度(图 1－42)	★
操作后处理	整理床单位，妥善固定各导管，拉起床挡	
	将呼叫铃置于患者伸手可及处	
	指导注意事项	
	洗手、脱口罩	
	准确记录	

注：★表示关键步骤。

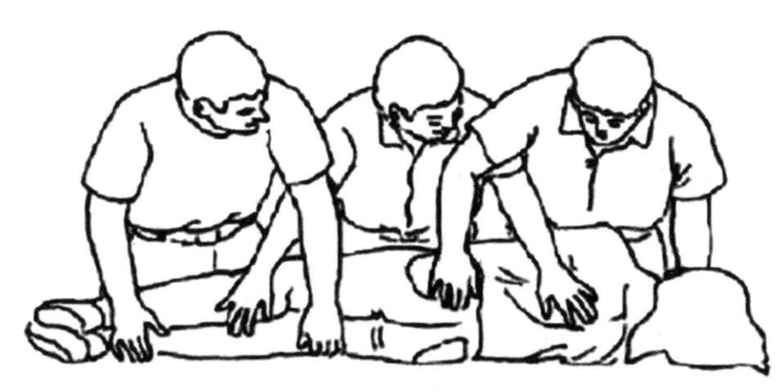

图 1－42　轴线翻身法

（四）注意事项

（1）检查压力性损伤好发部位的皮肤情况，预防压力性损伤的发生。

（2）注意卧位的舒适度，询问患者感受，并及时做出调整。

（3）注意卧位的安全性，必要时使用床挡或约束物。

（4）注意保暖，妥善固定导管，保持通畅。

（5）协助患者翻身时，不得拖拉，注意节力。

（五）操作并发症的预防及处理

同前文体位安置操作并发症。

（六）健康教育

（1）向患者及家属说明翻身的目的，鼓励患者及家属主动参与。

（2）告知患者及家属适度活动，定时翻身可避免相应并发症的发生。

（3）教会家属正确的翻身方法，讲解翻身时的注意事项，同时教会患者如何配合。

（七）知识链接

（1）被动体位患者翻身后，应使用辅助用具支撑体位保持稳定，确保肢体和关节处于功能位。

（2）颅脑手术后，不可剧烈翻转头部，应取健侧卧位。

（3）颈椎或颅骨牵引患者，翻身时不可放松牵引。

（八）操作评价

（1）选择体位满足检查、治疗、护理要求。

（2）体位安置舒适、安全。

（3）关键步骤全部完成，无错漏。

（4）操作熟练，动作轻巧，应用节力原则。

（5）操作中有爱伤观念，关注患者主诉，注意与患者的交流。

七、约束器具的使用

（一）概述

约束器具是用来限制或协助患者身体某部位的活动，以达到维护患者安全与治疗效果的各种器具。

（二）目的

（1）防止患者危险行为的发生，如自杀、自伤、极度兴奋冲动、有明显的攻击行为等，避免患者伤害自己或他人。

（2）防止意识障碍、谵妄、躁动患者发生不良事件，如意外拔管、坠床、撞伤等。

（3）对治疗、护理不合作的患者，保证治疗顺利实施。

（三）适应证

（1）谵妄、昏迷、躁动等意识不清的危重症患者。

（2）特殊治疗期间的临时限制。

（3）无法配合治疗的患者。

（4）精神障碍的患者。

（5）病情危重、使用有创通气、伴有各类插管、引流管，防止发生坠床、管道滑脱、撞伤等，保证患者治疗安全。

（四）操作流程

如表1－50所示。

表1－50　约束器具的使用操作流程

操作步骤	动作要点	备注
核对医嘱	接到医嘱后，双人核对执行单	★
评估解释	核对：采用两种以上方式核对患者身份	★
	评估：① 患者的年龄、病情、意识状态； ② 局部状况：肢体活动度、约束部位皮肤色泽、温度及完整性； ③ 需要使用约束具的种类和时间； ④ 患者及家属的心理状态、认知及合作程度	★
	解释：向患者及家属解释操作目的、注意事项及配合要求，并签署知情同意书	
准备和检查用物	素质要求：服装整洁，仪表端庄	
	环境准备：安静、整洁、明亮、温湿度适宜 擦拭盘、台、车	
	护士准备：洗手、戴口罩	
	备妥用物：约束器具、肢体保护垫、手消毒液、医嘱执行单	
核对解释	核对：采用两种以上方式核对患者身份	
	解释：约束目的、方法、注意事项及配合要点	
安置体位	给予患者舒适体位，约束部位取功能位	★
实施约束	肢体约束： 暴露患者腕部或踝部； 用棉垫包裹腕部或踝部； 将约束带打成双套结，套在棉垫外，稍拉紧（松紧为能伸入1指为宜），使之不能松脱； 将约束带系于两侧床沿	★
	胸部约束： 在患者双侧腋下垫棉垫； 将宽约束带（如没有足够宽约束带时，可用大单替代）置于患者胸前，双侧分别穿过患者上臂，绕过床栏后分别固定于胸部	★
操作后处理	盖好棉被，注意保暖	
	整理床单位，保护隐私	
	再次核对，告知注意事项	

（续　表）

操作步骤	动作要点	备注
	清理用物，正确处理	
	洗手，脱口罩，准确记录	
	做好交接班	★
定时巡视	观察患者约束的有效性、约束部位皮肤、指（趾）端的末梢循环情况、患者体位、患者情绪	★

注：★表示关键步骤。

（五）操作并发症的处理及预防

1. 皮肤擦伤

（1）预防：①约束前做好解释工作，争取患者配合，避免其挣扎。②在约束部位垫一定厚度的软棉垫。③注意约束松紧度，尽量减少被约束肢体的活动度，定时观察约束部位皮肤。

（2）处理：①根据患者病情，尽早解除约束。②皮肤擦伤部位予消毒液外涂，保持局部的清洁干燥。③若发生溃烂、破烂，则需换药处理。

2. 关节脱位或骨折

（1）预防：①评估患者的合作程度，尽量稳定患者情绪，争取患者配合。②掌握正确的约束方法，避免用力过猛。③及时评估约束部位的关节及肢体活动度。

（2）处理：①充分评估约束部位的关节及肢体活动，发现异常，立即报告医师。②指导患者及家属受伤部位制动。③配合医师完成相关检查，请相关科室会诊处理。

3. 牵拉臂丛神经受损

（1）预防：①约束前向患者告知，尽量争取配合，避免用力挣扎牵拉。②掌握正确的约束方法，避免用力过猛，肌体约束于功能位。③评估患者病情，及时松解约束，尽量避免长时间约束患者。④需长时间约束者，定期松解，活动肢体。

（2）处理：①理疗，电刺激疗法，红外线，磁疗。②功能锻炼，并可配合针灸、按摩、推拿等。③应用神经营养药物。④及时观察患者病情变化，记录功能恢复情况。⑤不断评价治疗与护理效果，为进一步处置提供依据。

4. 肢体血液回流障碍

（1）预防：

1）约束时用多层软棉布垫。

2）约束后多巡视患者约束部位的松紧情况，避免因患者过度挣扎而致约束过紧。

3）评估患者病情，及时松解约束，避免长时间约束患者。

4）需长时间约束者，定时松解，活动肢体。

（2）处理：

1）立即松解约束，活动肢体，促进血液循环。

2）用 50％硫酸镁溶液湿敷肿胀部位。

3）局部按摩，理疗等。

4）发生局部组织坏死时，请外科医师协助处理。

5）密切观察，记录病变部位皮肤情况。

6）不断评价治疗与护理效果，为进一步处置提供依据。

5．压力性损伤

（1）预防：

1）约束时用多层软棉布垫。

2）评估患者病情，及时松解约束，避免长时间约束患者。

3）需长时间约束者，定时松解，活动肢体，变换约束体位与方法，并按摩受压部位。

4）保持皮肤及床单清洁干燥。

（2）处理：

1）松解约束或更换约束部位与方法。

2）皮肤未破损的受压部位给予局部减压，涂抹赛肤润。

3）皮肤破损者予换药处理。

（六）注意事项

（1）正确使用约束带是防止患者发生意外、确保患者生命安全的必要手段。使用时必须得到主管医师、护士长、值班护士的同意后方可执行。无论患者是否接受约束，使用前均应向患者和家属解释清楚，并签署知情同意书。

（2）约束措施应谨慎实施，必须在使用其他帮助性措施无效后才启用。其他帮助性措施包括止痛、安慰和家属陪伴等。

（3）保护性约束属于制动措施，故使用时间不宜过久，病情稳定或治疗结束后应及时解除约束。需较长时间约束者，应定时更换约束肢体或每 2 小时放松肢体 1 次，并活动约束肢体。

（4）约束只能作为保护患者安全、保证治疗的方法，应做好人文关怀及安全保护，并尊重患者的权利和尊严。

（5）约束患者时，患者平卧，四肢舒展，体位舒适。尽量避开输液部位、手术切口及皮肤破损处，约束带的打结处及约束带的另一端不得使患者的双手触及，也不能只约束单侧肢体，以免患者解开套结发生意外。

（6）做好被约束患者的生活护理，协助大小便，保证床单位清洁干燥。经常检查约束部位的血液循环情况及约束的松紧程度，及时进行调整。

（7）约束带的使用过程中，护士应做好巡视，防止患者挣脱约束带而发生危险。

（8）每班做好记录，包括约束的原因和时间、约束带的种类、数量、约束部位、局部皮肤情况、肢体活动程度、解除约束时间、执行人等，做好交接班。

（七）健康教育

（1）告知患者及家属实施约束的目的、方法、持续时间，使患者和家属充分理解。

（2）告知患者和家属实施过程中护士将定时观察约束处情况。

（3）指导患者和家属在约束期间保证肢体处于功能位，保持适当的活动度。

(八) 知识链接

患者身体约束总结如下。

(1) 应严格掌握对患者进行约束的指征,避免约束措施的滥用。适当的环境优化、心理疏导或镇静药物使用,可以降低患者对约束的需求。有研究表明,护理人力不够、护患比例越低的单位,约束的比例越高;护士学历结构越高,约束比例越低;镇静药使用越多的单位,约束的比例越低。

(2) 约束措施使用时应有相关规范,应有医嘱,并征得患者家属的签字同意。对护理力量不足而需要对患者约束的,应加强护理力量,每隔一段时间应对患者的状况做出评估,避免无谓的延长约束时间。使用约束时应强调保护患者的隐私,减少身体暴露,满足患者合理的需求。

(九) 操作评价

(1) 严格执行查对制度。

(2) 约束有效、体位安置舒适、安全。

(3) 关键步骤全部完成,无错漏。

(4) 操作熟练,动作轻巧,应用节力原则。

(5) 操作中爱伤观念强。

(吴　燕　周云峰　王　琳　唐颖嘉)

第十五节　尸体护理

(一) 概述

尸体护理是对患者实施完整临终关怀的最后步骤,也是临终关怀的重要内容之一,是一种必要的医学护理操作手段,同时涉及满足死者、丧亲者及心理学、社会学、宗教学、民俗学等多方面的要求。

(二) 目的

(1) 使尸体洁净,无渗出液,维护良好的尸体外观,姿势良好,易于辨认。

(2) 尊重死者,安慰家属,减少悲痛。

(三) 操作流程

如表 1 - 51 所示。

表 1 - 51　尸体护理操作流程

操作步骤	动作要点	备注
核对解释	核对:患者身份、诊断、治疗、抢救过程、死亡原因及时间	★
	评估:① 尸体的清洁程度、有无伤口、引流管等; ② 家属对死亡的态度及合作程度	

（续　表）

操作步骤	动作要点	备注
	解释：向家属做好解释，劝慰家属暂离病房（家属不在者应尽快通知）	
	填写三张尸体识别卡、一张死亡登记卡，并与家属做好核对	★
用物准备	素质要求：服装整洁，仪表端庄	
	环境准备：安静、肃穆、整洁、明亮，屏风遮挡 擦拭盘、台、车	
	护士准备：洗手、戴口罩、戴手套	
	备妥用物：治疗盘、血管钳、剪刀、尸体识别卡 3 张、梳子、粘胶去除剂、绷带、脱脂棉球、擦洗用具、尸单、敷料、胶布，必要时备隔离衣、屏风	★
撤除治疗	携用物至死者床旁	
	撤除各种治疗用物，如输液管、输氧管、胃管、导尿管等各类导管 ① 拔除导管前先抽净内容物； ② 拔除引流管后缝合伤口，覆盖纱布； ③ 如有开放性伤口，应行缝合，给予更换敷料	★
摆放体位	移去床上用物，如枕头、棉被等	
	脱去死者衣、裤	
	放平尸体，仰卧，头摆正，双手放于身体两侧，使头、颈、躯干在同一水平	
清洁面部	整理遗容，洗脸，为死者梳理头发	★
	有义齿代为装上，闭合口唇；若不能闭合者，用绷带托起下颌	★
	闭合死者双眼，不能闭合时，可轻轻提起上眼睑，将浸湿的棉花置于眼穹隆部使其下垂闭合	★
堵塞孔道	堵塞孔道的棉球或纱布不可外露，以保持良好的外观 ① 持物钳夹取纱布堵塞口咽部； ② 夹取棉球堵塞双鼻孔、双耳、阴道； ③ 最后夹取纱布堵塞肛门	★
清洁全身	用粘胶去除剂擦去全身胶布痕迹	
	用清水毛巾依次擦洗上肢、胸、腹、背、臀及下肢，并按家属要求更换衣裤	
包裹尸体	请家属向遗体告别	★
	与家属再次核对尸体识别卡后，取一张系于死者右手手腕	★
	尸单平铺在平车上，将尸体抬至平车上包裹	
	尸单系绳分别在死者胸部、腰部、踝部打结束紧，将第二张尸体识别卡系在尸体腰前的尸单系绳上	★

（续　表）

操作步骤	动作要点	备注
转运尸体	盖上大单，送至太平间，置于停尸屉，第三张尸体识别卡放在尸屉外，以便家属认领	
	死亡登记卡交予太平间工作人员	
整理遗物	清点、整理死者遗物，交与家属	
消毒处理	室内进行终末消毒，床、床头桌、椅、墙、地面用 1 000 mg/L 有效氯擦拭消毒，紫外线空气消毒 30 分钟	★
洗手	脱手套，洗手，脱口罩	
记录	完成各项记录，整理病历	

注：★表示关键步骤。

（四）注意事项

（1）医师开出死亡通知后，护士必须得到家属许可后方可进行尸体料理。

（2）护士应尊重死者，严肃、认真地做好尸体料理工作，并注意对死者家属的心理疏导和支持。

（3）尸体仰面平卧，以防脸部一侧因血液沉积而呈青紫色。

（4）传染病患者的尸体应使用消毒液擦洗，并用消毒液浸泡的棉球填塞各孔道，尸体用尸单包裹后装入不透水的袋中，并注明传染标识。

（5）认真填写尸体识别卡上的各项内容，信息准确，字迹应清楚。

（6）如无家属在场，应由两名医护人员清点死者遗物，列单交护士长妥善保管，以便日后交还家属或所在单位。

（7）孔道填塞时，避免填塞物过多而引起容貌改变。

（8）尸体护理时，医护人员应尊重家属意见，并注意死者的宗教信仰和民族习俗。

（五）健康教育

（1）安慰死者家属，语言要体现对死者家属的关心和体贴，可配合使用肢体语言，以减轻家属的悲痛情绪。

（2）协助、指导家属办理死亡相关手续。

（六）知识链接

丧亲者的护理：丧亲者即死者家属，主要指失去父母、配偶、子女者（直系亲属）。失去亲人是一个重大的生活事件，在霍姆斯（Holmes）和拉厄（Rahe）编制的社会再适应评定量表中，按照生活改变单位排列出重大的生活事件，其中丧偶高达 100 LCU，是最强的应激事件，直接影响丧亲者的身心健康，因此对丧亲者做好心理护理工作是十分重要的。

（1）做好尸体护理。体现对死者的尊重，对生者的抚慰。

（2）鼓励家属宣泄感情。死亡是患者痛苦的结束，而丧亲则是悲哀的高峰，必将影响家属身心健康及生活质量，护理人员应认真倾听其诉说，作全面评估，针对不同心理反应阶段制定护理措施。

(3) 心理疏导,精神支持。提供有关知识,安慰家属面对现实,使其意识到安排好未来的工作和生活是对死者最好的悼念。

(4) 尽力提供生活指导及建议。如经济和家庭方面的建议,提供社会支持系统等,使丧亲者感受人世间的情谊。

(5) 丧亲者随访。目前在国外,临终关怀机构通过信件、电话、访视对死者家属进行追踪随访。

(七) 操作评价

(1) 操作规范,动作稳重,尊重死者。

(2) 严格执行核对制度。

(3) 关键步骤全部完成,无错漏。

(蔡 吉)

参考文献

[1] 钱晓璐,桑未心. 临床护理技术操作规程[M]. 北京:人民卫生出版社,2013.

[2] 张玲娟,席惠君. 新入职护士规范化培训护理操作流程与考核标准[M]. 上海:上海科学技术出版社,2018:6-18.

[3] 石翠玲. 精编护理操作技术[M]. 上海:上海交通大学出版社,2018:30-40.

[4] 吴欣娟,张晓静. 实用临床护理操作手册[M]. 北京:中国协和医科大学出版社,2018.

[5] 张洪君,尚少梅,金晓燕,等. 常用基础护理技能操作[M]. 北京:北京大学医学出版社,2018.

[6] 吴兆苏,霍勇,王文,等. 中国高血压患者教育指南[J]. 慢性病学杂志,2014,6(1):1-3.

[7] 宋志红. 心电监护仪使用中的常见问题及对策[J]. 中华现代护理杂志,2011,17(19):2313-2314.

[8] 姜安丽. 新编护理学基础[M]. 北京:人民卫生出版社,2014:428.

[9] 吴育云,霍世英,支晨,等. 高龄发热患者口服降温药与物理降复测体温最佳时间比较[J]. 护理研究,2015,29(2):628-629.

[10] 尚少梅,李小寒. 基础护理学实践与学习指导[M]. 北京:人民卫生出版社,2019:117.

[11] 武亮,郭琪,胡菱,等. 中国呼吸重症康复治疗技术专家共识[J]. 中国老年保健医学,2018,16(05):3-11.

[12] 李巍巍. 中国血糖监测临床应用指南(2015 年版)[J]. 解放军医药杂志,2015,27(11):117.

[13] 贾伟平,陈莉明. 中国持续葡萄糖监测临床应用指南(2017 年版)[J]. 中华糖尿病杂志,2017,9(11):667-675.

[14] 俞申妹，冯佳，汪佳楠. 根据 JCI 标准改进口服给药流程[J]. 中华护理杂志，2014，49(06)：693－695.
[15] 杨明玉，周玉虹. 外科护士规范操作指南[M]. 北京：中国医药科技出版社，2016：11.
[16] 李小寒，尚少梅. 基础护理学(第 6 版)[M]. 北京：人民卫生出版社，2017.
[17] 陈万青，崔富强，樊春笋，等. 中国肝癌一级预防专家共识(2018)[J]. 临床肝胆病杂志，2018，34(10)：2090－2097.
[18] 龚震宇. 世界卫生组织关于破伤风疫苗的意见书(2017 年 2 月)[J]. 疾病监测，2017，32(5)：441－444.
[19] 熊云竹，周卫征. Z 径路肌内注射法和常规肌内注射法应用效果比较[J]. 中国误诊学杂志，2010，10(29)：7081.
[20] 中国静脉介入联盟，中国医师协会介入医师分会外周血管介入专业委员会. 抗凝剂皮下注射护理规范专家共识[J]. 介入放射学杂志，2019，8(28)：709－716.
[21] 中华人民共和国国家卫生健康委员会. 关于印发《临床输血技术规范》的通知[EB/OL]. [2021－05－25]. http://www.nhc.gov.cn/wjw/gfxwj/200111/2c93606209ec4a25ad9241787f9f7404.shtml.
[22] 陈竺. 医疗机构临床用血管理办法[J]. 中国医药科学，2012，2(12)：6－8.
[23] 中华医学会麻醉学分会. 中国麻醉学指南与专家共识[M]. 北京：人民卫生出版社，2014：208－214.
[24] 王振义，李家增，阮长耿，等. 血栓与止血基础理论与临床(第三版)[M]. 上海：上海科学技术出版社，2004：825－856.
[25] 李小寒. 基础护理学[M]. 北京：人民卫生出版社，2012.
[26] 曹秋君，吴燕. 预防静脉血液标本溶血的最佳证据总结[J]. 中华护理杂志，2018，53(8)：1000－1004.
[27] 中华人民共和国国家卫生健康委员会. 静脉血液标本采集指南(WS/T661－2020)[EB/OL]. [2021－05－25]. http://www.nhc.gov.cn/wjw/s9492/202004/31b4fa14ee174bb1999142525ceba608/files/fd630f2e64cd4060aae826e07d00f562.pdf.
[28] 巴西临床病理学，检验医学学会. 静脉采血指南[M]. 北京：人民军医出版社，2012：80－82.
[29] 周庭银，倪语星. 临床微生物学检验标准化操作指导(第 2 版)[M]. 上海：上海科学技术出版社，2010：168－221.
[30] 彭巧君，王梅新，杜丽霞，等. 24 小时尿标本留取方法的改进[J]. 中华护理杂志，2004，39(5)：3251－3261.
[31] 尚红，王毓三，申子瑜. 全国临床检验操作规程(第四版)[M]. 北京：人民卫生出版社，2015，230－251.
[32] 姜安丽. 新编护理学基础[M]. 北京：人民卫生出版社，2014：428.
[33] 殷国荣，王中全. 医学寄生虫学(第四版)[M]. 北京：科学出版社，2015.

[34] 胡必杰，高晓东，韩玲样，等. 医院感染预防与控制标准操作规程(第2版)[M]. 上海：上海科学技术出版社，2019：331－332.

[35] 韩志海. 呼吸道感染患者微生物标本留取及判读[J]. 中国临床医师杂志，2018，16(5)：1394－1395.

[36] 刘悦赞. 肠内营养泵的研究进展[J]. 当代护士，2012，7(7)：16－17.

[37] 冷芸坤，郑莉兰，魏林，等. 72例使用肠内营养输注泵患者的护理[J]. 中华护理教育，2014，11(9)：708－710.

[38] 史颜梅，白琳，周亚婷，等. 肠内营养制剂加温对肠内营养相关性腹泻的护理效果观察[J]. 中国实用护理杂志，2016，32(25)：1943－1946.

[39] 胡延秋，程云，王银云，等. 成人经鼻胃管喂养临床实践指南的构建[J]. 中华护理杂志，2016，51(02)：133－141.

[40] 潘夏蓁，林碎钗，邵利香，等. 鼻胃管肠内营养应用于重症患者的研究进展[J]. 中华护理杂志，2007(03)：268－271.

[41] 胡延秋，程云. 成人鼻饲护理相关临床实践指南现况及内容分析[J]. 中华护理杂志，2014，49(10)：1177－1183.

[42] 蒋红，顾妙娟，赵琦. 临床实用护理技术操作规范[M]. 上海：上海科学技术出版社，2019.

[43] 张怡泓，石虹. 临床护理实践指南[M]. 北京：人民军医出版社，2011：15.

[44] 雷若冰，蒋小平，林楠，等. ICU患者身体约束替代措施的证据总结[J]. 护理学杂志，2019，34(14)：101－104.

[45] 曹锐，朱小平，靳英辉. ICU成人患者规范化身体约束证据总结[J]. 中国护理管理，2018，18(12)：1600－1607.

[46] 扎依拉·哈米提，刘念. 新的尸体料理理念和方法以更适应逝者家属的心理需求研究[J]. 临床医药文献电子杂志，2017，4(31)：6116.

[47] 中华人民共和国国家卫生健康委员会. 医院隔离技术规范(WS/T311－2009)[EB/OL]. [2021－05－25]. http://www.nhc.gov.cn/cmsresources/mohyzs/cmsrsdocument/doc5841.pdf.

[48] The Joanna Briggs Institute. Basic Hand Hygiene: Health Professionals [EB/OL]. [2021－01－25]. http://ovidsp.dc2.ovid.com/sp-4.05.0b/ovidweb.cgi?&S=AGDMFPEAKKEBIGAHJPBKIFBHLKKMAA00&Complete+Reference=S.sh.41%7c1%7c1&Counter5=SS_view_found_complete%7cJBI2421%7cjbi%7cjbidb%7cjbi&Counter5Data=JBI2421%7cjbi%7cjbidb%7cjbi.

[49] TANIA M. ASEPTIC TECHNIQUES: STANDARD ASEPTIC NON-TOUCH TECHNIQUE (ANTT) [EB/OL]. [2021－05－20]. https://webvpn.fudan.edu.cn/https/77726476706e69737468656265737421ffe14898342026547d5ac7a38e5c277b58a955/ovid-b/ovidweb.cgi?&S=HLDOFPKKMHEBPEBNJPPJOGHGDAMCAA00&Link+Set=S.sh.46%7c3%7csl_190.

[50] NIVEN DJ, GAUDET JE, LAUPLAND KB, et al. Accuracy of peripheral thermometers for estimating temperature: a systematic review and meta-analysis [J]. Ann Intern Med, 2015, 17,163(10):768－777.

[51] MATTHEW S. Intramuscular injection: site selection [EB/OL]. [2021－05－20]. http://ovidsp. dc2. ovid. com/sp-4. 05. 0b/ovidweb. cgi? &S=DIOGFPLDBHEBIGLLJPBKJEHGOMMDAA00&Link+Set=S. sh. 21%7c4%7csl_190.

[52] MATTHEW S. Intramuscular injection: technique [EB/OL]. [2021－05－20]. http://ovidsp. dc2. ovid. com/sp-4. 05. 0b/ovidweb. cgi? &S=DIOGFPLDBHEBIGLLJPBKJEHGOMMDAA00&Link+Set=S. sh. 21%7c1%7csl_190.

[53] MATTHEW S. Intramuscular injection: needle length (Adults) [EB/OL]. [2021－05－20]. http://ovidsp. dc2. ovid. com/sp-4. 05. 0b/ovidweb. cgi? &S=DIOGFPLDBHEBIGLLJPBKJEHGOMMDAA00&Link+Set=S. sh. 21%7c2%7csl_190.

[54] Infusion Nursing Society. Infusion Therapy Standards of Practice[EB/OL]. [2023－06－18]. https://guide. medlive. cn/guideline/12955.

[55] KYLIE P. Peripheral intravenous cannula (PIVC): general care while insitu [EB/OL]. [2021－05－21]. https://webvpn. fudan. edu. cn/https/77726476706e697374686562657374 21ffe14898342026547d5ac7a38e5c277b58a955/ovid-b/ovidweb. cgi? &S = HLDOFPKKMHEBPEBNJPPJOGHGDAMCAA00&Link + Set=S. sh. 50%7c1%7csl_190.

[56] ARSHDEEP K. Peripheral intravenous cannula (PIVC): insertion [EB/OL]. [2021－05－21]. https://webvpn. fudan. edu. cn/https/77726476706e69737468656265737421ffe14898342026547d5ac7a38e5c277b58a955/ovid-b/ovidweb. cgi? &S=HLDOFPKKMHEBPEBNJPPJOGHGDAMCAA00&Link+Set=S. sh. 54%7c2%7csl_190.

[57] KYLIE P. Peripheral intravenous cannula (PIVC): removal [EB/OL]. [2021－05－21]. https://webvpn. fudan. edu. cn/https/77726476706e69737468656265737421ffe14898342026547d5ac7a38e5c277b58a955/ovid-b/ovidweb. cgi? &S=HLDOFPKKMHEBPEBNJPPJOGHGDAMCAA00&Complete+Reference=S. sh. 50%7c3%7c1&Counter5=SS_view_found_complete%7cJBI14047%7cjbi%7cjbidb%7cjbi&Counter5Data=JBI14047%7cjbi%7cjbidb%7cjbi.

[58] KYLIE P. Peripheral intravenous catheter (PIVC) care: dressings and catheter securement [EB/OL]. [2021－05－21]. https://webvpn. fudan. edu. cn/https/77726476706e69737468656265737421ffe14898342026547d5ac7a38e5c277b58a955/ovid-b/ovidweb. cgi? &S=HLDOFPKKMHEBPEBNJPPJOGHGDAMCAA00&Link+Set=S. sh. 58%7c2%7csl_190.

[59] WHO. WHO guidelines on drawing blood: best practice in phlebotomy(2010)

[EB/OL]. [2017 - 11 - 27]. http://www.who.int/injection_safety/sign/drawing_blood_best/en/.
[60] VIRGINIA F. Evidence summary: blood specimen collection: hemolysis prevention(2017)[EB/OL]. [2018 - 3 - 22]. http://ovidsp.tx.ovid.com/sp-3.28.0a/ovidweb.cgi?&S=DGNIFPCOEDDDMEIBNCFKGCOBOIGAAA00&Complete+Reference=S.sh.21%7c1%7c1.
[61] DEBORAH E. Urine specimen: collection [EB/OL]. [2021 - 5 - 21]. https://webvpn.fudan.edu.cn/https/77726476706e69737468656265737421ffe14898342026547d5ac7a38e5c277b58a955/ovid-b/ovidweb.cgi?&S=HLDOFPKKMHEBPEBNJPPJOGHGDAMCAA00&Link+Set=S.sh.62%7c1%7csl_190.
[62] ERIC F. Urine sampling: midstream urine specimen [EB/OL]. [2021 - 5 - 21]. https://webvpn.fudan.edu.cn/https/77726476706e69737468656265737421ffe14898342026547d5ac7a38e5c277b58a955/ovid-b/ovidweb.cgi?&S=HLDOFPKKMHEBPEBNJPPJOGHGDAMCAA00&Link+Set=S.sh.66%7c1%7csl_190.
[63] THE JOANNA BRIGGS INSTITUTE. Fecal specimen: collection [EB/OL]. [2021 - 4 - 21]. https://webvpn.fudan.edu.cn/https/77726476706e69737468656265737421ffe14898342026547d5ac7a38e5c277b58a955/ovid-b/ovidweb.cgi?&S=HLDOFPKKMHEBPEBNJPPJOGHGDAMCAA00&Link + Set = S.sh.70%7c1%7csl_190.
[64] SUSAN S. Oral hygiene care: acute care setting [EB/OL]. [2021 - 4 - 21]. http://ovidsp.dc2.ovid.com/sp-4.02.1a/ovidweb.cgi?&S=FFAPFPGOGNEBBBMFJPCKJFBHIKHGAA00&Complete + Reference = S.sh.21%7c11%7c1&Counter5 = SS_view_found_complete%7cJBI5215%7cjbi%7cjbidb%7cjbi&Counter5Data=JBI5215%7cjbi%7cjbidb%7cjbi.
[65] SAID A A, KAUTZ D D. Reducing restraint use for older adults in acute care [J]. Nursing, 2013,43(12):59 - 61.
[66] BENBENBISHTY J, ADAM S, ENDACOTT R. Physical restraint use in intensive care units across Europe: the PRICE study [J]. Intensive Crit Care Nurs, 2010,26(5):241 - 245.
[67] WILSON JG, ENGLISH DP, OWYANG CG, et al. End-of-life care, palliative care consultation, and palliative care referral in the emergency department: a systematic review [J]. J Pain Symptom Manage, 2019,58(3):373 - 386.

第二章　内科护理操作技术

第一节　心电图机的使用

(一) 概述

心电图是利用心电图机从体表记录心脏每一心动周期所产生的电活动变化图形的技术。

(二) 目的

(1) 用于观察和诊断各种心律失常、心肌病及冠状动脉供血情况。

(2) 了解某些药物作用、电解质紊乱对心肌的影响。

(3) 指导临床治疗。

(三) 操作流程

如表 2－1 所示。

表 2－1　心电图机使用操作流程

<table>
<tr><th>操作步骤</th><th>动作要点</th><th>备注</th></tr>
<tr><td>核对医嘱</td><td>接到医嘱后,双人核对</td><td>★</td></tr>
<tr><td rowspan="3">评估解释</td><td>核对:采用两种以上方式核对患者身份</td><td>★</td></tr>
<tr><td>评估:患者意识、年龄、病情、皮肤状态、有无酒精过敏、心理状态及合作程度</td><td>★</td></tr>
<tr><td>解释:向患者解释操作目的、注意事项及配合要点</td><td></td></tr>
<tr><td rowspan="5">准备和检查用物</td><td>素质要求:服装整洁,仪表端庄</td><td></td></tr>
<tr><td>环境准备:安全、整洁、光线适宜、无电磁干扰,适合操作</td><td></td></tr>
<tr><td>护士准备:洗手、戴口罩</td><td></td></tr>
<tr><td>备妥用物:心电图机、大毛巾、酒精或生理盐水棉球、弯盘、手消毒液、医嘱执行单</td><td>★</td></tr>
<tr><td>检查:心电图机外观、储备电情况、打印纸量、墨量、电线及导联线完整情况及衔接情况、导联夹的夹力及吸球的吸力</td><td></td></tr>
<tr><td rowspan="2">核对解释</td><td>核对:采用两种以上方式核对患者身份</td><td rowspan="2">★</td></tr>
<tr><td>解释:解释操作目的、方法、注意事项及配合要点</td></tr>
</table>

（续　表）

操作步骤	动作要点	备注
协助安置体位	安置患者平卧位	
	嘱其放松，平静呼吸	
暴露清洁皮肤	暴露操作区皮肤	
	酒精或生理盐水棉球清洁湿润皮肤	
	动作轻柔，避开伤口，注意保护隐私	
连接电极导联	(1) 肢体导联电极位置 红：右腕关节处 黄：左腕关节处 绿：左踝关节处 黑：右踝关节处	★
	(2) 胸部导联电极位置（图 2-1） $V_1(C_1)$：胸骨右缘第 4 肋间隙 $V_2(C_2)$：胸骨左缘第 4 肋间隙 $V_3(C_3)$：在 V_2/C_2 和 V_4/C_4 连线的中点 $V_4(C_4)$：左锁骨中线平第 5 肋间隙 $V_5(C_5)$：左腋前线平 V_4/C_4 $V_6(C_6)$：左腋中线平 V_4/C_4	★
制图	根据情况调整电压和走纸速度至合理范围，干扰波多可降噪	★
	待基线稳定后描记各导联心电图	
	初步判断心电图情况，观察节律及频率有无异常	
患者处置	描记结束后检查波形是否完整	
	关闭电源开关	
	去除患者身上的各电极导联，动作轻柔，避免损伤	
	观察吸球处皮肤情况并给予处理	
	协助患者取舒适体位，注意保暖，必要时拉起床挡	
	再次核对患者	
健康教育	告知患者及家属心电图的结果	★
	告知胸前区可能有轻度发红、小出血点等，避免过度揉搓或热敷，如出现水疱、破溃等严重现象，须告知医务人员	
操作后处理	处理用物	
	洗手，脱口罩	
	记录	

注：★表示关键步骤。

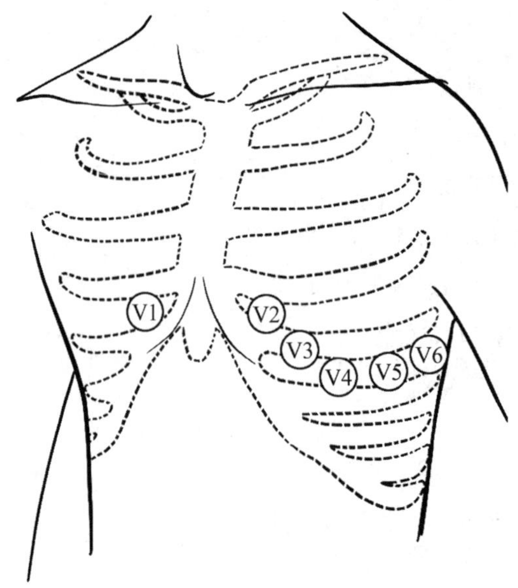

图 2－1　胸部导联电极位置

（四）注意事项

（1）确认各导联与肢体连接正确及导电性能良好。

（2）操作前 30 分钟没有剧烈运动、情绪波动、洗热水澡等干扰因素。

（3）若出现振幅超出心电图纸范围和心率过慢、过快，及时调整电压和走纸速度至合理范围。

（4）躁动不安、配合能力欠佳的患者，需家属协助进行，改用手动模式分别进行逐个导联描记，确保各导联图像稳定。

（5）心电图机做好充电、维护、保养等相关仪器管理工作，根据规定做好仪器强检。

（五）健康教育

（1）告知患者及家属心电图的结果，结合临床提供诊断依据。

（2）告知患者和家属，电极吸球取下后皮肤会有轻度受损（如发红、青紫、小出血点等），不必特殊处理，当天避免过度揉搓或热敷，但如出现水疱、破溃等严重现象，需及时告知，护理人员会为其妥善处理。

（六）知识链接

（1）典型心电图中，P 波由心房激动产生，正常宽度（时间）不超过 0.11 秒，电压（振幅）不可超过 2.5 mm。

（2）P－R 间期：从 P 波起点到 QRS 波群起点之间的时间，代表从心房开始激动到心室开始激动的时间；正常成年人 P－R 间期为 0.12～0.20 秒。

（3）QRS 波群：为心室激动产生的综合波，包括 Q 波、R 波和 S 波。QRS 时限正常为 0.06～0.10 秒。

(4) S－T段：为心室激动结束，复极开始阶段，从QRS波群终点到T波起点的一段，一般与基线同一水平。正常S－T段压低在任何导联不超过0.5 mm，抬高在肢导联不超过1 mm，胸导联不超过2 mm。

(5) T波：为心室激动后复极过程所形成的波形，正常T波方向与QRS波群的主波方向一致，较平滑宽大，振幅不低于同导联R波的1/10。

(6) Q－T间期：为心室激动与复极过程总共所需时间，即从QRS波群开始到T波终止的时间。正常心率在60～100次/分之间时，Q－T间期在0.34～0.44秒之间。

(7) U波：为T波后0.02～0.04秒出现的一个小波，产生机制不明，其方向应与T波一致。

(8) 心电图的记录纸是长和宽均为1 mm的小方格组成，记录速度是25 mm/秒，即1秒＝25小方格，1个小方格＝0.04秒，5个小方格＝0.2秒，其标准的额定电压为1 mV＝10 mm，即1 mV＝10个小方格，1个小方格＝0.1 mV。

(9) 正常心电图的特点与正常值如下。

1) P波：在Ⅰ导联、Ⅱ导联、aVF导联直立，在aVR导联倒置，V_1导联双相。如见双峰，双峰间＜0.04秒。振幅：肢体导联＜2.5 mm，胸前导联＜2.0 mm。

2) P－R间期：0.12～0.20秒。

3) QRS波群：①形态。V_1～V_6导联R波逐渐增高，S波逐渐变小，V_1无Q波，可呈QS波。②时间。0.06～0.10秒，不超过0.11秒，Q波＜0.04秒。③振幅。Q波不超过同导联R波的1/4，除aVR外；R波在V_1、V_2呈rS，R波在V_1＜10 mm，V_5、V_6呈Rs，R波V_5＜25 mm，R波Ⅰ＜15 mm，R波aVL＜12 mm，R波avF＜5 mm；S波在V_5、V_6＜7 mm，V_1＜15 mm。肢体导联每一个导联的正负波的绝对值均应＞5 mm；胸导联每一个导联的正负波的绝对值均应＞8 mm。

4) J点：在等电位线，可随S－T段的偏移而移位。

5) S－T段：在等电位线。压低：任何导联应＜0.5 mm，水平及下垂型压低≥0.5 mm有意义，(R波垂直线与S－T段夹角≥90°)。抬高：V_1～V_3＜3 mm，V_4～V_6＜1 mm，关键看形态。

6) T波：方向与QRS波群一致；振幅超过同导联R波的1/10，除Ⅲ，aVL，aVF导联外。

(七) 操作评价

(1) 关键步骤全部完成，无错漏。

(2) 导联位置正确，图形规范。

(3) 操作熟练，动作轻巧、注意节力原则。

(4) 注意人文关怀，保护患者隐私。

(5) 操作时间不超过15分钟。

（董忻悦）

第二节　胰岛素注射技术

(一) 概述

胰岛素注射(insulin injection)是指使用一次性胰岛素专用注射器或胰岛素注射笔进行胰岛素注射的方法。

(二) 目的

(1) 将胰岛素剂量准确地注射到皮下,确保用药安全。

(2) 有效控制血糖,使患者血糖水平达到或接近生理水平。

(3) 方便患者自我操作,便于携带。

(三) 操作流程

1. 一次性胰岛素专用注射器法　如表2-2所示。

表2-2　一次性胰岛素专用注射器法操作流程

操作步骤	动作要点	备注
核对医嘱	接到医嘱后,双人核对	★
评估解释	核对:采用两种以上方式核对患者身份	★
	评估:① 患者病情、血糖、进食情况; ② 患者注射部位皮肤情况; ③ 患者意识、心理状态及合作程度	★
	解释:向患者及家属解释胰岛素注射的目的、方法、注意事项、操作过程及配合要点,备好进餐食物	
准备和检查用物	素质要求:服装整洁,仪表端庄	
	环境准备:安静、整洁、明亮、温湿度适宜; 擦拭台、盘、车	
	护士准备:洗手、戴口罩	
	备妥用物:胰岛素、一次性胰岛素专用注射器、无菌盘、弯盘、75%乙醇棉球、碘消毒液、棉签、锐器筒、手消毒液、医嘱执行单	
抽吸胰岛素	双人按照正确方法查对药液	★
	安尔碘消毒胰岛素瓶口2次,75%乙醇棉球脱碘	
	正确抽吸胰岛素	★
	按医嘱双人核对注射剂量	
	将抽吸好的胰岛素(按需均匀揉搓)放入无菌盘	
	正确处理用物,洗手	

（续　表）

操作步骤	动作要点	备注
核对解释	核对:采用两种以上方式核对患者身份	★
	解释:胰岛素注射的目的、方法、注意事项、药物作用及配合要点	
协助安置体位	根据注射部位,安置合适体位(注意保护隐私)	
选择注射部位	选择部位:腹部、上臂外侧、大腿外侧和臀部外上侧(图 2-2)	★
消毒皮肤	使用 75%乙醇棉球螺旋形由内向外消毒皮肤,直径大于 5 cm	★
再次核对	再次核对药物和患者信息	
	再次消毒:范围小于第一遍范围	
注射	根据针头长短选择捏皮与否及进针角度,刺入皮下	★
	固定针栓,回抽无回血	
	缓慢注药,观察反应	
	注射完毕,用干棉签按压,快速拔针	
核对观察	再次核对 观察患者有无及时进餐及低血糖	★
操作后处理	协助取舒适卧位,整理床单位	★
	指导注意事项	
	清理用物,正确处理	
	洗手,脱口罩	
	准确记录	

注:★表示关键步骤。

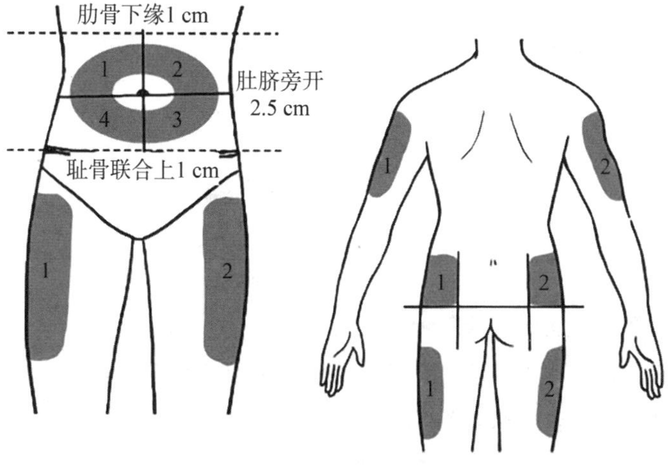

图 2-2　胰岛素注射部位

2. 胰岛素笔注射法　如表2-3所示。

表2-3　胰岛素笔注射法操作流程

<table>
<tr><th>操作步骤</th><th>动作要点</th><th>备注</th></tr>
<tr><td>核对医嘱</td><td>接到医嘱后,双人核对</td><td>★</td></tr>
<tr><td rowspan="3">评估解释</td><td>核对:采用两种以上方式核对患者身份</td><td>★</td></tr>
<tr><td>评估:① 患者病情、血糖、进食情况;
② 患者注射部位皮肤情况;
③ 患者意识、心理状态及合作程度</td><td>★</td></tr>
<tr><td>解释:向患者及家属解释胰岛素笔注射的目的、方法、注意事项、操作过程及配合要点,备好进餐食物</td><td></td></tr>
<tr><td rowspan="9">准备和检查用物</td><td>素质要求:服装整洁,仪表端庄</td><td></td></tr>
<tr><td>环境准备:安静、整洁、明亮、温湿度适宜;
擦拭台、盘、车</td><td></td></tr>
<tr><td>护士准备:洗手、戴口罩</td><td></td></tr>
<tr><td>备妥用物:胰岛素注射笔、胰岛素笔芯(已复温)、胰岛素注射针头、无菌盘、弯盘、75%乙醇棉球、棉签、锐器筒、手消毒液、医嘱执行单</td><td></td></tr>
<tr><td>双人按照正确方法查对药液</td><td>★</td></tr>
<tr><td>装笔:
① 检查胰岛素注射笔是否配套使用,刻度清晰、各部位衔接良好;
② 正确安装胰岛素笔芯;
③ 75%乙醇棉球消毒胰岛素笔芯瓶帽处,充分待干;
④ 正确安装胰岛素注射针头</td><td></td></tr>
<tr><td>排气:将胰岛素摇匀(澄清胰岛素无须摇匀),依次取下外针帽和内针帽,针尖垂直向上,轻弹笔芯架,按注射键排尽空气,至针尖有胰岛素液滴出一滴,避免浪费</td><td>★</td></tr>
<tr><td>按医嘱正确调节注射剂量,双人核对</td><td></td></tr>
<tr><td>正确处理用物,洗手</td><td></td></tr>
<tr><td rowspan="2">核对解释</td><td>核对:采用两种以上方式核对患者身份</td><td></td></tr>
<tr><td>解释:注射胰岛素的目的、方法、注意事项、药物的作用及配合要点</td><td></td></tr>
<tr><td>协助安置体位</td><td>根据注射部位,安置合适体位(注意保护隐私)</td><td></td></tr>
<tr><td>选择注射部位</td><td>选择部位:腹部、上臂外侧、大腿外侧和臀部外上侧</td><td>★</td></tr>
<tr><td>消毒皮肤</td><td>使用75%乙醇棉球螺旋形由内向外消毒皮肤,直径大于5 cm</td><td></td></tr>
<tr><td rowspan="2">再次核对</td><td>再次核对药物和患者信息</td><td></td></tr>
<tr><td>再次消毒:范围小于第一遍范围</td><td></td></tr>
</table>

（续　表）

操作步骤	动作要点	备注
注射 （图 2-3）	握笔垂直刺入皮下，匀速按下注射键	★
	注射完毕，停留 10 秒（若剂量较大，适当延长停留时间）	
	快速拔针，若有出血，用无菌干棉签轻压片刻	
核对观察	再次核对	★
	观察患者有无及时进餐及低血糖	
操作后处理	协助取舒适卧位，整理床单位	
	指导注意事项	
	清理用物，正确处理	
	洗手，脱口罩	
	准确记录	

注：★表示关键步骤。

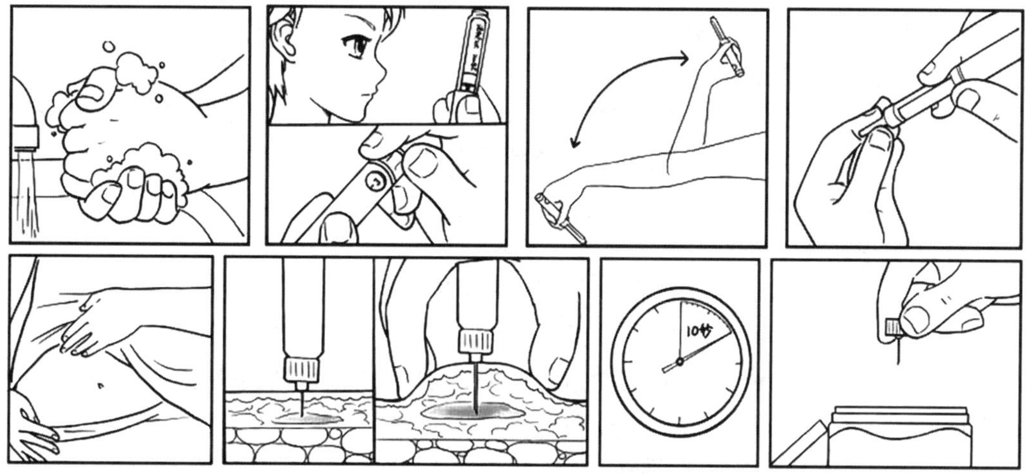

图 2-3　规范胰岛素注射标准 9 步骤

（四）注意事项

（1）严格执行注射原则。

（2）护士在注射前详细询问患者的用药史，有无胰岛素过敏。

（3）胰岛素剂型和剂量必须准确无误。

（4）放在冰箱冷藏的胰岛素使用前先室温下复温 15～30 分钟。

（5）抽吸胰岛素时，先向胰岛素瓶内注入相应胰岛素剂量的空气，再抽取相应剂量胰岛素，抽吸时避免震荡。同时抽取两种胰岛素时，两瓶胰岛素先注好空气再抽吸，注空气时先注中效再注短效胰岛素，抽吸时先抽短效再抽中效胰岛素。抽吸短效胰岛素后需排气，抽吸中效胰岛素前应先摇匀再抽吸。

(6) 每次注射前排尽空气。预混及中效胰岛素应先摇匀再排尽空气,摇匀方法为先水平搓 10 下,再上下摇 10 下。

(7) 使用胰岛素笔注射时垂直进针,注射完毕停留 10 秒拔针,若剂量较大,适当延长停留时间。若使用胰岛素注射器注射则无须停留。

(8) 胰岛素注射笔注射后应检查剂量显示窗,确认读数已回“0”。

(9) 确保笔芯内胰岛素剂量足够。

(五) 操作并发症的预防及处理

1. 皮下脂肪增生和萎缩

(1) 预防:①长期注射者,易出现注射部位硬结或感染,帮助患者建立轮流交替注射部位的计划,经常更换注射部位,以促进药物的充分吸收,防止硬结、脂肪萎缩等,避免影响胰岛素吸收。②所有一次性注射笔用针头仅限一次性使用。③注射时,保持注射部位的清洁。

(2) 处理:注射前要检查注射部位。不可在皮下脂肪增生、炎症、水肿、溃疡或感染的部位注射。

2. 低血糖

(1) 预防:胰岛素注射易引起低血糖,应加强血糖监测,告知患者低血糖的原因、表现、预防措施及处理方法。

(2) 处理:①一旦出现低血糖症状,立即测血糖,如暂时无法测定血糖时,按照低血糖处理。②立即食用 15 g 含糖食品(葡萄糖为佳)。③对于意识障碍的患者,给予 50%葡萄糖溶液 20 mL 静脉推注或胰高血糖素 0.5～1 mg 肌内注射。④15 分钟后复测血糖。

(六) 健康教育

(1) 告知患者胰岛素注射的目的、方法、注意事项及配合要点。

(2) 长期注射者,易出现注射部位硬结或感染,帮助患者建立轮流交替注射部位的计划,经常更换注射部位,以促进药物的充分吸收,防止硬结、脂肪萎缩等,避免影响胰岛素吸收。同时预防局部感染。并告知胰岛素储存方法。

(3) 观察患者用药反应,如有不适,及时告知护士。

(4) 胰岛素注射易引起低血糖,应加强血糖监测,告知患者低血糖的原因、表现,预防措施及处理方法。

(5) 告知患者使用胰岛素治疗期间,应坚持综合治疗,同时遵医嘱进食糖尿病饮食、适当运动,以配合治疗。

(七) 知识链接

1. 胰岛素的保存　未开封的瓶装胰岛素或胰岛素笔芯应储存在 2～8℃的环境中,切勿冷冻。已开封的瓶装胰岛素或胰岛素笔芯可在室温下保存(保存期为开启后 1 个月内,且不能超过保质期)。笔芯在包装盒内避光保存。避免过热和阳光照射,防止震荡。每次使用前恢复室温(不超过 30℃)。如果是混悬液产品,再次使用时注意混匀。在抽取胰岛素之前,先确认是否存在结晶体、浮游物或颜色变化等异常现象。

2. 关于注射时捏皮问题　成年患者推荐使用 4 或 5 mm 针头垂直注射,无须捏皮;

儿童患者推荐使用 4 mm 针头，注射时需捏皮。使用较长(≥6 mm)针头时，需要捏皮和(或)45°进针以降低肌内注射风险。捏皮的正确手法是用拇指、示指和中指捏起皮肤。如果用整只手来提捏皮肤，有可能将肌肉与皮下组织一起捏起，导致肌内注射。

3. 胰岛素注射部位选择与安排　胰岛素常用于皮下注射，宜选皮肤疏松部位，有计划按顺序轮换注射。常用的注射部位为腹部、上臂外侧、大腿外侧和臀部外上侧。餐时短效胰岛素，最好选择腹部。希望减缓胰岛素的吸收时，可选择臀部，臀部注射可最大限度降低注射至肌肉的风险。给儿童患者注射中长效胰岛素，最好选择臀部或者大腿。在日常注射中注意轮换注射部位，以防注射部位组织硬化、脂肪萎缩，影响胰岛素的吸收。注射要定时，严格遵守"每天同一时间，注射同一部位""每天不同时间，注射不同部位"或"左右轮换"的原则。注射间距 1 cm(约 1 个手指的宽度)。不要在距脐部 5 cm 的范围内注射胰岛素。注射后，注射部位不能按摩，避免剧烈运动，以免加速胰岛素吸收而引起低血糖。

4. 注射前要检查注射部位　每次注射前应检查注射部位有无红肿、硬结、皮下脂肪增生等异常。不可在皮下脂肪增生、炎症、水肿、溃疡或感染的部位注射。注射时，保持注射部位的清洁。当注射部位不洁净或患者处于感染易传播的环境(如医院或疗养院)，注射前应消毒注射部位。

5. 笔芯胰岛素与瓶装胰岛素浓度不同　禁用注射器抽吸笔芯胰岛素进行注射。

6. 注射器材的规范处理　在院内注射时，按照国家有关医疗废弃物统一处理。医务人员从注射治疗开始，就应教会患者正确处理废弃器材。不能将未处理的注射器材丢入公共垃圾桶。

7. 所有一次性注射笔用针头仅限一次性使用　在完成注射后立即卸下，重复使用针头会造成诸多危害，应告知患者针头重复使用和脂肪增生、疼痛及出血之间的相关性。

(1) 注射笔用针头重复使用后，针头中残留的药液会影响注射剂量的准确性，使用后的针头内残留的胰岛素形成结晶，会堵塞针头妨碍注射；此外，注射后的针头留在胰岛素笔上，由于热胀冷缩还会引起胰岛素注射剂量的不准确。

(2) 针头重复使用与脂肪增生相关。如果患者不重复使用针头，其罹患脂肪增生的风险会降低。针头重复使用次数越多，脂肪增生患病率越高。

(3) 注射针头多次使用会造成针尖钝化，切面受损，针头表面的润滑层脱落，增加疼痛，直接影响患者依从性；而针头重复使用时注射疼痛更大。重复使用针头患者的注射部位易发生感染。

(八) 操作评价

(1) 严格执行查对制度。

(2) 无菌概念强，不违反无菌操作原则。

(3) 药物剂量准确。

(4) 注意观察用药后反应。

(5) 操作规范、安全，无操作不良反应。

(6) 关键步骤全部完成，无错漏。

(7) 动作轻巧、熟练，注意节力原则。

(8) 注意人文关怀,与患者沟通良好。

(9) 操作时间不超过10分钟。

(周云峰)

第三节　腹膜透析换液

(一) 概述

腹膜透析(peritoneal dialysis, PD),简称腹透,是目前终末期肾病最常用的肾脏替代疗法之一。指利用患者自身腹膜的半透膜特性,通过弥散和对流的原理,规律、定时地向腹腔内灌入透析液并将废液排出体外,以清除体内潴留的代谢产物、纠正电解质和酸碱失衡、超滤过多水分的肾脏替代治疗方法。

常见的腹膜透析方式包括持续非卧床腹膜透析(continuous ambulatory peritoneal dialysis, CAPD)、间歇性腹膜透析(intermittent peritoneal dialysis, IPD)、持续循环腹膜透析(continuous cycle peritoneal dialysis, CCPD)、夜间间歇性腹膜透析(nocturnal-intermittent peritoneal dialysis, NIPD)、潮式腹膜透析(tidal peritoneal dialysis, TPD)等。由自动循环式腹膜透析机操作时,又称为自动腹膜透析(automated peritoneal dialysis, APD)。目前在临床上应用最为广泛的是持续非卧床腹膜透析。

(二) 目的

(1) 清除体内的毒物及有害物质,去除体内多余水分,以替代肾脏功能。

(2) 纠正水、电解质和酸碱平衡失调。

(三) 适应证和禁忌证

1. 适应证

(1) 慢性肾衰竭。

1) 老年人、婴幼儿和儿童。

2) 有心脑血管疾病史或心血管状态不稳定者。

3) 血管条件不佳或反复动静脉造瘘失败。

4) 凝血功能障碍伴明显出血或出血倾向。

5) 尚存较好肾功能。

6) 偏好居家治疗,或需要白天上班、上学者。

(2) 急性肾衰竭或急性肾损伤。

(3) 中毒性疾病。

(4) 其他:充血性心力衰竭,急性胰腺炎,肝性脑病、高胆红素血症等肝病的辅助治疗,经腹腔给药和营养支持。

2. 禁忌证

(1) 绝对禁忌证。

1) 腹膜广泛粘连或纤维化。

2）严重的皮肤病、腹壁广泛感染或腹部大面积烧伤患者无合适部位置入腹透导管。
3）严重腹膜缺损。
4）外科无法修补的疝。
5）精神障碍又无合适助手的患者。
（2）相对禁忌证。
1）腹部手术3天内，腹腔内有新鲜异物。
2）腹腔有局限性炎性病灶。
3）肠梗阻。
4）严重的全身性血管病变。
5）严重炎症性或缺血性肠病。
6）晚期妊娠、腹内巨大肿瘤及巨大多囊肾。
7）慢性阻塞性肺气肿。
8）硬化性腹膜炎。
9）长期蛋白质及热量摄入不足所致严重营养不良者。
10）严重高分解代谢者。
11）不能耐受腹膜透析、不合作或精神病患者。
12）过度肥胖。

（四）操作流程

如表2-4所示。

表2-4　腹膜透析换液操作流程

操作步骤	动作要点	备注
核对医嘱	接到医嘱后，双人核对	★
评估解释	核对：采用两种以上方式核对患者身份	★
	评估：① 患者的意识状态、病情、肢体活动能力、治疗情况、对治疗计划的了解及合作程度； ② 腹透外接短管衔接口及开关完好状况	★
	解释：向患者及家属解释腹膜透析的目的、方法、注意事项及配合要点	
准备和检查用物	素质要求：服装整洁，仪表端庄	
	环境准备：安静、整洁、明亮、温湿度适宜； 关闭门窗、风扇、空调； 紫外线灯环境消毒30分钟； 擦拭盘、台、车	
	护士准备：洗手、戴口罩	
	备妥用物：腹膜透析液、碘伏帽、两个管路夹、秤、口罩、手消毒液、废液桶、医嘱执行单	

（续　表）

操作步骤	动作要点	备注
	腹透液准备：双人按照正确方法查对腹透液： 外包装完整、无破损、无漏气； 透析液种类、温度、浓度和有效期，无漏液、杂质； 阀门杆、拉环完整(图 2-4)	★
	正确处理用物，洗手	
核对解释	核对：采用两种以上方式核对患者身份	
	解释：腹透换液的目的、方法、注意事项及配合要点	
协助安置体位	安置舒适体位	
	取出患者身上短管，使其暴露在衣服外(勿触碰衣物)	
	注意保暖	
放置腹透液	将透析液袋挂在输液架上，废液袋放于废液桶中	★
	洗手	
	嘱患者戴口罩	
连接	取下透析液的接口拉环	
	取下碘伏帽	
	立刻将透析液连接到患者短管端，旋转接头至完全闭合为止(确保连接过程无污染)(图 2-5)	★
引流	打开短管上的开关开始引流	
	观察引流液的颜色、性状及引流速度	
	观察患者反应	
	引流完毕，关闭短管开关	
	夹闭出液管路(图 2-5)	
排气	折断透析液注入端阀门杆，打开出液管路，5 秒排除管路内空气	★
	再夹闭出液管路	
	夹闭入液管路	
注入	打开短管开关和入液管路夹子，透析液流入腹腔内	
	注入完毕，关闭短管开关(图 2-5)	
分离	洗手	
	打开新碘伏帽包装(检查碘伏海绵是否湿润)	★
	分离短管和透析液管组	
	连接碘伏帽，旋紧闭合	

（续　表）

操作步骤	动作要点	备注
核对观察	再次核对	
	观察患者反应	
操作后处理	协助取舒适卧位，整理床单位	
	指导注意事项	
	引流液称量	
	正确处理引流液	
	洗手，脱口罩	
	准确记录	

注：★表示关键步骤。

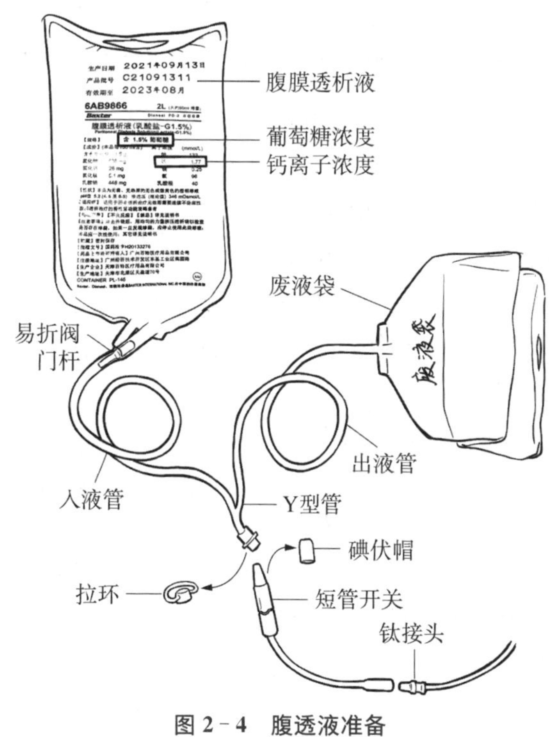

图 2-4　腹透液准备

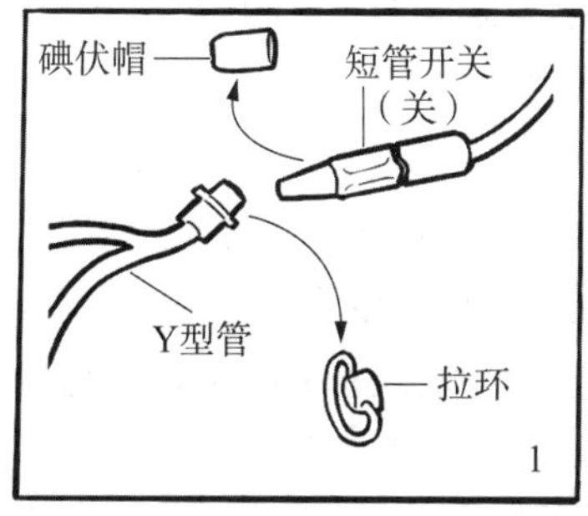

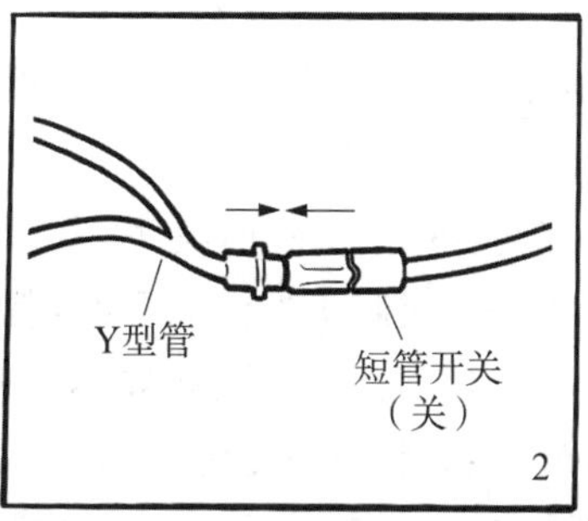

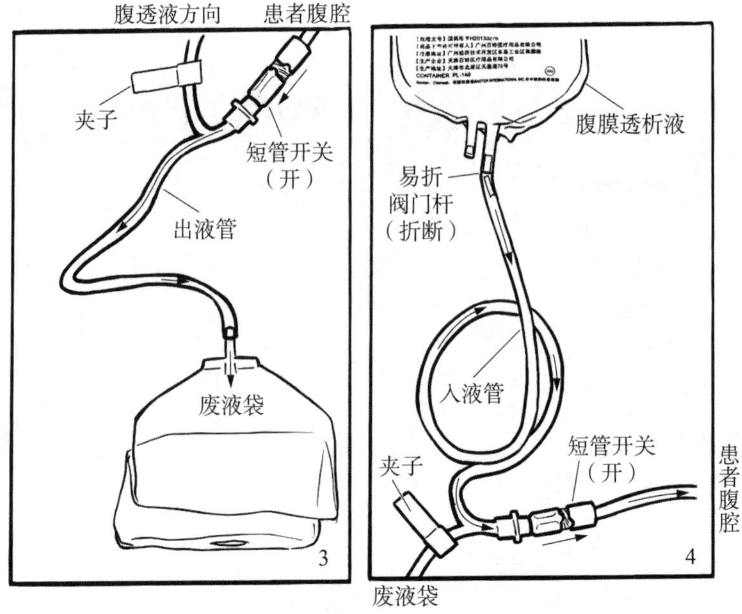

图 2-5　腹透液连接、引流、注入

（五）注意事项

（1）腹膜透析换液场所应清洁，相对独立，光线充足，定期进行紫外线消毒。

（2）分离和连接管道时要求严格无菌操作。

（3）透析液输入腹腔前应使用干加热法加热至 37℃左右。

（4）操作过程中短管接口始终保持朝下，连接确保紧密，防止脱落及牵拉。

（六）操作并发症预防及处理

1. 透析液灌入或引流不畅、透析管堵塞

（1）原因：透析管受压、折叠、移位；纤维蛋白、大网膜阻塞透析管等。

（2）处理措施：①改变患者体位；②排空膀胱，增加活动，保持大便通畅；③向腹膜透析管内注射肝素，溶解堵塞透析管的纤维素、血块等；④在 X 线下观察腹腔内透析管有无移位及大网膜包裹，若有则需复位或重新置管。

2. 皮肤出口及隧道感染

（1）原因：管周渗漏，出口处未保持干燥；机械的压力、导管的牵拉；微生物入侵。

（2）处理措施：①严格无菌操作；②妥善固定导管；③用 0.9%氯化钠溶液清洗伤口，去除分泌物及痂皮，用聚维酮碘对导管出口及周围皮肤进行消毒，可用莫匹罗星软膏换药；④严重者应及时进行腹腔及全身抗生素治疗。

3. 腹膜炎

（1）原因：接触污染；胃肠道炎症；腹透管出口处或皮下隧道感染等。

腹膜透析相关性腹膜炎的诊断标准：腹透患者具备以下 3 项中的 2 项或以上即可诊断为腹膜炎。①腹痛、腹水混浊、伴或不伴发热；②腹透透出液中白细胞＞100×10^6/L，中性粒细胞＞50%；③腹透透出液培养有病原微生物的生长。

（2）处理措施：①对患者进行腹膜炎相关的知识宣教，嘱患者一旦有腹痛、透析液混浊等现象应立即就诊;②立即取透出液标本送检(以首袋出现混浊的透出液最佳)进行细胞计数分类、革兰氏染色和微生物培养;③一经确诊应立即抗生素治疗,包括经验性治疗及后续治疗;④透出液混浊程度严重时,可在腹透液中加入肝素(500 U/L),以避免纤维蛋白凝结,阻塞腹透导管。

4. 腹痛、腹胀

(1) 原因:①透析液的温度、酸碱度不当;②腹膜炎;③渗透压过高;④透析液流入或流出速度过快等。

(2) 处理措施:①透析液温度应保持在 37℃ 左右;②初次腹透者透析液量从 1 000 mL 开始,后续逐步增加;③进出液速度要保持缓慢;④腹痛者腹腔内透析液宜不完全放空。

5. 其他并发症　如营养不良、低血压、出血等。

(七) 健康教育

(1) 患者应每天测量和记录体重、血压、尿量、饮水量,准确记录透析液每次进出腹腔的时间和液量,定期进行各项检查。

(2) 指导患者保持导管和出口处清洁干燥,注意观察透析管出口处有无渗血渗液、皮肤有无红肿。

(3) 居家腹透换液时禁止无关人员、小孩、宠物进入房间。

(4) 指导患者合理安排饮食,摄入足够热量、优质蛋白质和纤维素的低盐、低磷饮食,控制水分摄入。

(八) 知识链接

(1) 影响腹透溶质转运的因素主要包括腹膜微循环、腹膜和腹膜透析液 3 个方面。

(2) 影响腹透超滤的因素有:①腹透液的渗透剂;②透析液在腹腔内停留时间;③腹膜透析液剂量;④超滤的个体差异;⑤药物对超滤的影响。

(九) 操作评价

(1) 严格执行查对制度。

(2) 无菌概念强,不违反无菌操作原则。

(3) 注意观察操作后反应。

(4) 关键步骤全部完成,无错漏。

(5) 操作规范、安全,动作轻巧、熟练,注意节力原则。

(6) 注意人文关怀,与患者沟通良好。

(项　波)

第四节　无创呼吸机应用技术

(一) 概述

无创机械通气(non-invasive mechanical ventilation)是指不需要建立人工气道(气管

插管或切开)的辅助通气方法,包括胸外负压通气、腹压带、摇动床、膈肌起搏和无创正压通气(non-invasive positive pressure ventilation, NPPV)。NPPV 由于疗效好、适应面广和使用较方便,成为主要的无创通气技术。

(二) 目的

(1) 改善通气、换气功能。

(2) 纠正缺氧或二氧化碳潴留。

(3) 减少呼吸做功,降低心肺负荷。

(三) 操作流程

如表 2-5 所示。

表 2-5 无创呼吸机操作流程

操作步骤	动作要点	备注
核对医嘱	接到医嘱后,双人核对	
评估解释	核对:采用两种以上方式核对患者身份	
	评估:① 患者的病情、意识状态、氧合情况及合作程度; ② 患者面部及皮肤情况	★
	解释:向患者及家属解释无创机械通气的目的、方法、注意事项及配合要点	
准备和检查用物	素质要求:服装整洁,仪表端庄	
	环境准备:安静、整洁、明亮、温湿度适宜; 擦拭盘、台、车	
	护士准备:洗手、戴口罩	
	备妥用物:无创呼吸机、配件[专用管道及接头、头带、鼻(面)罩]、湿化罐、灭菌注射用水、氧气装置、手消毒液、医嘱执行单、护理记录单	
	安装氧气装置: 放置呼吸机于合适位置,连接电源	
	湿化罐内加入灭菌注射用水至标准刻度,并连接主机	★
	正确连接呼吸机各管道,接头	★
核对解释	核对:采用两种以上方式核对患者身份	
	解释:无创机械通气的目的、方法、注意事项及配合要点	
协助安置体位	安置患者体位(低坡卧位或半卧位)	
操作过程	鼻(面)罩连接氧气,调节氧流量(根据患者病情及氧饱和度监测情况而定)	★
	摆好头带,佩戴鼻(面)罩	
	打开主机,协助医师调节无创呼吸机各参数	

（续　表）

操作步骤	动作要点	备注
	检查呼吸机工作是否正常	
	将工作正常的呼吸机与患者连接	
	检查面罩有无漏气，调节头带松紧度	
	打开湿化开关	
核对观察	再次核对	
	观察患者使用无创呼吸机后反应（生命体征、氧饱和度、人机配合情况及患者主诉）	★
操作后处理	协助取舒适卧位，整理床单位	
	指导注意事项，避免碰撞、移动呼吸机	
	清理用物	
	洗手，脱口罩	
	准确记录：记录使用时间、氧流量，患者生命体征	

注：★表示关键步骤。

（四）注意事项

（1）呼吸机管路连接正确。

（2）开机检测无报警，参数调试合理。

（3）异常情况报警时应及时通知医师，无法处理的报警应立即使患者脱机，继续吸氧，更换呼吸机。

（4）呼吸机使用应严格按顺序进行。

（5）呼吸机暂停使用顺序：①将呼吸机与患者脱离，继续吸氧；②关机。

（6）若较长时间使用呼吸机，可在面罩压迫处使用减压敷料，预防压力性损伤。

（7）注意气道湿化：①呼吸机使用时，湿化装置呈开启状态，水量适宜（湿化装置加水时，先切断电源，再加入适量灭菌注射用水，水量以湿化装置上的刻度为宜）；②氧气装置湿化瓶内水量适宜，及时添加（若患者高流量吸氧，湿化瓶内湿化水不宜过多，以免湿化液进入管道引起患者呛咳）

（8）需要移动呼吸机时，先将湿化装置取下，待平稳放置后，再连接。

（9）根据患者脸型选择合适的面罩。

（五）健康教育

（1）指导患者取坐位、半卧位或头部抬高 30°左右的低坡卧位，以保证呼吸道通畅。

（2）病情稳定时可正常进食。应少量多餐，避免进食胀气的食物，如豆类、牛奶等，进餐后应休息 20～30 分钟再佩戴呼吸机。

（3）指导患者多饮水，定时变换体位，及时将痰液咳出。咳痰或呕吐时应迅速将呼吸机与患者脱离，避免误吸。

(4) 保持情绪稳定,有规律地放松呼吸,尽量闭嘴,用鼻呼吸,防止腹胀。

(六) 知识链接

NPPV 急诊临床实践专家共识如下。

(1) NPPV 主要适用于轻、中度的呼吸衰竭;NPPV 的临床应用指征主要取决于患者状况和血气分析;NPPV 的临床应用存在一定禁忌证,使用不当会增加 NPPV 治疗失败的可能或导致患者损伤的风险;NPPV 的应用时机多采用个体化试验治疗结合动态评估反应的临床决策。

(2) NPPV 可作为慢性阻塞性肺疾病急性加重期(acute exacerbations of chronic obstructive pulmonary disease, AECOPD)通气治疗的首选方式(强推荐,证据等级Ⅰ);对于符合 NPPV 指征且没有禁忌证的 AECOPD 患者,应尽早应用 NPPV 以降低患者插管率和病死率;对于意识障碍的患者,不推荐常规使用 NPPV;AECOPD 出现早期呼吸衰竭症状(呼吸频率增加、辅助呼吸肌参与呼吸运动、$PaCO_2$ 高于基础值等)可尝试使用 NPPV 治疗。

(3) NPPV 应用于急性心源性肺水肿(acute cardiogenic pulmonary edema, ACPE)患者,能够缓解其呼吸困难的症状,提高氧合,降低气管插管率及病死率;持续气道正压(continuous positive airway pressure, CPAP)和双水平气道正压(bi-phasic positive airway pressure, BIPAP)[自主呼吸(spontaneous, S)通气辅助结合时间控制(timed, T)模式(S/T)]都可作为首选通气方式治疗 ACPE;对于已有呼吸性碱中毒的 ACPE 患者,可首选 CPAP;BIPAP(S/T)模式对于 ACPE 合并Ⅱ型呼吸衰竭的治疗有一定优势。

(4) 免疫功能受损合并呼吸衰竭的患者,早期使用 NPPV 可减少插管率,预防相关并发症的发生,同时能降低病死率。

(5) NPPV 可应用于预防拔管后呼吸衰竭,尤其是可能发生拔管后呼吸衰竭的高危患者。

(6) NPPV 用于治疗急性呼吸窘迫综合征(acute respiratory distress syndrome, ARDS)存在争议,对于轻度 ARDS 可早期尝试 NPPV,使用时密切监测病情变化。

(7) 哮喘急性发作中 NPPV 的应用存在争议,在没有禁忌证的情况下可以尝试使用。

(8) 对于急性中毒并发呼吸衰竭患者,在无禁忌证的情况下,尝试 NPPV 治疗可能有益。

(9) 对于不伴 COPD 的肺炎患者,在临床密切监测下,可以尝试 NPPV 治疗。

(10) NPPV 可应用于合适的胸部限制性疾病(restrictive thoracic disease, RTD)病例,改善患者呼吸衰竭状况。

(11) 胸部创伤患者出现低氧血症且进行性发展,没有禁忌证的患者可选用 NPPV。

(12) 对于不做气管插管的呼吸衰竭患者,在充分告知 NPPV 的益处与风险的情况下,尝试使用 NPPV。

(13) NPPV 能够辅助纤维支气管镜的操作,避免气管插管同时防止可能发生的低氧血症和呼吸衰竭。

(14) 临床采取 NPPV 方式治疗急性呼吸衰竭最好选择符合主要性能要求的专用无

创呼吸机。

(15) 选择合适的人机连接方式是NPPV成功的重要因素之一，应根据患者脸型及病情需求而定；口鼻罩依旧是临床医师首选的NPPV的人机连接方式。

(16) NPPV的通气模式以辅助通气为主，最常用的为CPAP和BIPAP(S/T)模式；NPPV通气参数的设定，可根据患者的具体情况采用“可耐受的最高吸气压”。

(七) 操作评价

(1) 操作顺序正确，无错漏。

(2) 确保机器工作正常。

(3) 操作中爱伤观念强。

(4) 关注患者主诉，注意与患者的交流。

(5) 操作熟练，动作轻巧，应用节力原则。

(李静怡)

第五节　经鼻高流量湿化氧疗

(一) 概述

经鼻高流量湿化氧疗(high-flow nasal cannula oxygen therapy, HFNC)是指一种通过高流量鼻塞持续为患者提供可以调控并相对恒定吸氧浓度、温度和湿度的高流量吸入气体的治疗方式。

(二) 目的

(1) 改善氧合。

(2) 促进肺复张。

(3) 减少呼吸做功。

(4) 维持黏液纤毛清除系统功能。

(三) 操作流程

如表2-6所示。

表2-6　HFNC操作流程

操作步骤	动作要点	备注
核对医嘱	接到医嘱后，双人核对	
评估解释	核对：采用两种以上方式核对患者身份	
	评估： ① 患者的病情、氧合情况； ② 意识状态及合作程度； ③ 鼻腔有无堵塞； ④ 面部皮肤有无破损； ⑤ 周围环境安全	★

（续　表）

操作步骤	动作要点	备注
	解释：向患者及家属解释经鼻高流量湿化氧疗的目的、方法、注意事项及配合要点	
准备和检查用物	素质要求：服装整洁，仪表端庄	
	环境准备：安静、整洁、明亮、温湿度适宜；擦拭台、盘、车	
	护士准备：洗手、戴口罩	
	备妥用物：高流量湿化治疗仪（主机及专用电源线）、配件（自动加湿水罐、加温呼吸管路、鼻塞导管、高压输氧管）、无菌注射用水、手消毒液	
安装高流量湿化治疗仪	放置机器于病床合适位置，连接电源	
	安装自动加湿水罐，确认水罐卡到定位	★
	连接无菌注射用水，确认自动加水装置运作正常	★
	连接加温呼吸管路、鼻塞导管	★
	连接氧源	
核对解释	核对：采用两种以上方式核对患者身份	
	解释：经鼻高流量湿化氧疗的目的、方法、注意事项及配合要点	
协助安置体位	安置患者体位（低坡卧位或半卧位）	
操作过程	根据医嘱设定温度、流量、氧浓度参数	★
	开启治疗仪，确认设备运转正常	★
	温度、流量、氧浓度到达预设值后为患者戴上鼻塞	★
	调节鼻塞固定带松紧	
	询问患者主诉，观察其是否耐受	
操作后处理	协助取舒适卧位，整理床单位	
	交代注意事项，避免碰撞、移动治疗仪	★
	清理用物	
	洗手，脱口罩	
	准确记录：记录使用时间、参数、患者生命体征等	

注：★表示关键步骤。

（四）注意事项

（1）开机检测无报警，参数调试合理。

（2）各管路连接正确、紧密。

（3）严密监测患者生命体征、呼吸运动形式及血气分析的变化，根据医嘱及时调整参数。

(4) 密切观察患者气道分泌物色、质、量,避免湿化过度或不足,按需吸痰。

(5) 患者鼻塞位置应高于治疗仪及管道水平,及时处理管道冷凝水,避免误入气道,引起呛咳和误吸。

(6) 如出现患者无法耐受的异常高温,应立即停机检查,避免灼烧气道。

(7) 长时间佩戴鼻塞者,可以在固定带压迫处使用减压敷料,预防压力性损伤。

(8) 及时添加湿化液,避免干热气体造成患者不适或气道损伤。

(9) 异常情况报警时应及时通知医师进行处理,直至报警解除。

(10) 使用过程中,如治疗仪故障报错,应及时更换并联系厂家维修,严禁报错治疗仪继续使用。

(11) 暂停使用时的顺序:①取下鼻塞导管;②长按开关键 3 秒,进入待机状态。

(五) 操作并发症及处理

氧中毒:对于长期高浓度吸氧者,若出现胸骨下窘迫感、咳嗽、恶心、呕吐、肢体感觉异常、惊厥等,应警惕氧中毒可能。

(1) 预防:

1) 避免长时间高浓度吸氧。

2) 设置合理的氧浓度并严格交接班,加强巡视。

3) 定期检查吸氧装置是否完好。

4) 告诫患者吸氧过程中勿自行随意调节氧流量。

5) 做好吸氧的疗效观察。

(2) 处理:

1) 予持续血氧饱和度监测,定时做好血气分析。

2) 及时去除病因。

3) 必要时给予机械通气。

4) 遵医嘱用药。

(六) 健康教育

(1) 体位:取半卧位或低坡卧位。

(2) 饮食:病情稳定时可正常进食。

(3) 排痰:多饮水,勤变换体位,及时将痰液咳出。

(4) 指导患者闭口呼吸。

(七) 知识链接

经鼻高流量湿化氧疗临床规范应用专家共识如下。

(1) HFNC 的适应证:①轻中度Ⅰ型呼吸衰竭($PaO_2 \leqslant 100$ mmHg/$FiO_2 \leqslant 300$ mmHg)。②轻度呼吸窘迫(呼吸频率>24 次/分)。③轻度通气功能障碍(血 pH≥7.3)。④对传统氧疗或无创正压通气不耐受或有禁忌证者。

(2) 有研究表明,HFNC 与传统鼻导管氧疗、文丘里面罩等比较,氧合改善更为明显;与传统无创正压通气比较,可以降低痰液黏稠度和鼻面部压力性损伤的发生率,舒适性更好。

(3) HFNC 撤离标准：原发病控制后逐步降低 HFNC 参数，流量<20 L/min，且 FiO_2<30%可以考虑撤机。

(4) 感染预防控制：每次使用后应对治疗仪进行终末消毒；鼻塞导管、自动加湿水罐、加温呼吸管路为一次性物品，按医疗废弃物处理；空气过滤纸建议 3 个月或 1 000 小时更换一次。

(八) 操作评价

(1) 操作顺序正确。

(2) 管道安装正确，治疗仪运转正常。

(3) 操作熟练，动作轻巧，应用节力原则。

(4) 注意人文关怀，与患者沟通良好。

（李静怡）

参考文献

[1] 郭锦丽，王香莉. 专科护理操作流程及考核标准[M]. 北京：科学技术文献出版社，2017：84-94.

[2] 全军心血管专业委员会心脏无创检测学组，《心电图诊断术语规范化中国专家共识(2019)》编写专家组. 心电图诊断术语规范化中国专家共识(2019)[J]. 实用心电学杂志，2019，28(3)：161-165.

[3] 李小寒，尚少梅. 基础护理学[M]. 北京：人民卫生出版社，2010：256-257.

[4] 中华糖尿病杂志指南与共识编写委员会. 中国糖尿病药物注射技术指南(2016年版)[J]. 中华糖尿病杂志，2017，9(2)：79.

[5] 陈香美. 腹膜透析标准操作教程[M]. 北京：人民卫生出版社，2010：11.

[6] 曹艳佩，邢小红，黄晓敏. 实用腹膜透析护理[M]. 上海：复旦大学出版社，2019：103.

[7] 尤黎明，吴瑛. 内科护理学[M]. 北京：人民卫生出版社，2012：427.

[8] 李静. 尿毒症患者经腹膜透析治疗后常见并发症及护理方案[J]. 中国继续医学教育，2015，13(7)：214-215.

[9] 杨晋，吴昭如. 持续性非卧床腹膜透患导管出口感染的原因及护理方法[J]. 中国医药指南，2012，10(1)：306-307.

[10] 李春芳. 腹膜透析并发症的观察和护理分析[J]. 系统医学，2017，2(2)：136-139.

[11] 骆素萍，王兰，全蕾，等. 持续性腹膜透析患者发生腹膜炎的原因及对策[J]. 中华护理杂志，2003，3(11)：53-54.

[12] 白春学，蔡柏蔷，宋元林. 现代呼吸病学[M]. 上海：复旦大学出版社，2014：401-408.

[13] 中国医师协会急诊医师分会，中国医疗保健国际交流促进会急诊急救分会，国家卫生健康委能力建设与继续教育中心急诊学专家委员会. 无创正压通气急诊临床实

践专家共识(2018)[J]. 临床急诊杂志,2019,20(1):1-8.
[14] 中华医学会呼吸病学分会呼吸危重症医学学组,中国医师协会呼吸医师分会危重症医学工作委员会. 成人经鼻高流量湿化氧疗临床规范应用专家共识[J]. 中华结核和呼吸杂志,2019,42(2):83-91.

第三章　外科护理操作技术

第一节　无菌技术

一、外科手消毒

(一) 概述

外科手消毒(surgical hand antisepsis)是指医务人员在外科手术前用肥皂(液)或抗菌皂(液)和流动水洗手,再用手消毒剂清除或杀灭手部暂居菌和减少常居菌的过程。

(二) 目的

(1) 清除或杀灭手表面暂居菌,减少常居菌。

(2) 抑制手术过程中手表面微生物的生长,减少手部皮肤细菌的释放。

(3) 防止病原微生物在医务人员和患者之间的传播,有效预防手术部位感染。

(三) 操作流程

如表 3-1 所示。

表 3-1　外科手消毒操作流程

操作步骤	动作要点	备注
操作前准备	素质要求:着装规范,戴口罩、帽子; 指甲修剪平整,手部不佩戴饰物、手部无伤口	
	环境准备:安静、整洁、明亮、温湿度适宜	
	备妥用物:洗手池设备、无菌手刷、洗手液、无菌擦手巾、外科手消毒剂、计时装置、镜子	★
初步清洗	充分暴露上肢至上臂下 1/3	
	取适量洗手液和流动水初步洗手至上臂下 1/3	
	冲洗	
刷洗	取无菌刷取适量洗手液交替刷洗双手及前臂	
	三段式交替刷洗:指尖-指面-指蹼-指缝-指腹-手掌-指背-手背-腕部;腕部-前臂-肘部;肘部-肘上 10 cm(图 3-1)	★
	时间 3 分钟	
	刷毕将手刷弃于水池内	

（续　表）

操作步骤	动作要点	备注
冲洗	指尖朝上，肘部最低，流动水冲洗，不得来回冲洗	★
	两段式冲洗：指尖-肘部；肘上-肘部	
擦手	抓取无菌巾中心部位擦干双手	
	将无菌巾对折呈三角形，底边置于腕部，角部向下，另一手拉对角向上移动至上臂下 1/3，擦去水迹，不得回擦	★
	擦对侧时，将毛巾翻转	
	将擦手巾弃于固定容器内	
消毒	取适量外科手消毒液于一侧手心，揉搓一侧指尖、手臂、手腕，将剩余手消毒液环转揉搓至前臂、上臂下 1/3	★
	另一侧步骤同前	
	取适量外科手消毒液按六步洗手法揉搓双手至手腕部，揉搓至干燥	

注：★表示关键步骤。

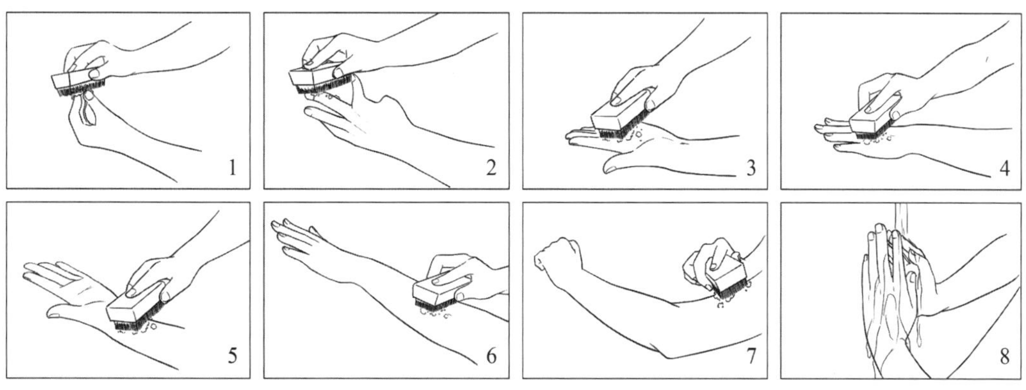

图 3－1　外科手消毒

（四）注意事项

(1) 先洗手，后消毒。不同手术之间或手术过程中手被污染时，应重新进行外科手消毒。

(2) 指甲长度不应超过指尖，不应佩戴人工指甲或涂指甲油。着装符合手术室要求，摘除首饰（戒指、手表、手镯、耳环、珠状项链等）。

(3) 检查外科手消毒用物是否齐全及有效期，将外科手消毒用物呈备用状态。

(4) 手部皮肤应无破损，在整个过程中双手应保持位于胸前并高于肘部，保持手尖朝上，使水由指尖流向肘部，避免倒流。冲洗双手时避免溅湿衣裤。

(5) 刷手及涂抹消毒液顺序和时间正确。

(6) 戴无菌手套前，避免污染双手，摘除外科手套后应清洁洗手。

(7) 外科手消毒剂开启后应标明日期、时间，易挥发的醇类产品开瓶后的使用期不得超过 30 天，不易挥发的产品开瓶后使用期不得超过 60 天。

(五) 知识链接

每季度及怀疑外科伤口感染(surgical site infection，SSI)与手卫生相关时，应进行监测。监测频率与时机参照《医务人员手卫生规范》(WS/T313－2009)第 8 章“手卫生效果的监测”的要求及评价标准。

1. 手术人员外科手消毒效果监测时机　医疗机构应每季度对手术室等部门医务人员的手进行消毒效果的监测；当怀疑医院感染暴发与医务人员手卫生有关时，应及时进行监测，并进行相应致病性微生物的检测。

2. 监测方法

(1) 采样时间：在接触患者、进行诊疗活动前采样。

(2) 采样方法：被检者五指并拢，用浸有含相应中和剂的无菌洗脱液浸湿的棉拭子在双手指曲面从指根到指端往返涂擦 2 次，一只手涂擦面积约 30 cm^2，涂擦过程中同时转动棉拭子；将棉拭子接触操作者的部分剪去，投入 10 mL 含相应中和剂的无菌洗脱液试管内，及时送检。

(3) 检测方法：将采样管在混匀器上震荡 20 秒或用力振打 80 次，用无菌吸管吸取 1 mL 待检样品接种于灭菌平皿，每一样本接种 2 个平皿，平皿内加入已熔化的 45～48℃的营养琼脂 15～18 mL，边倾注边摇匀，待琼脂凝固，置 36±1℃温箱培养 48 小时，计数菌落数。

细菌菌落总数计算方法：细菌菌落总数(cfu/cm^2)＝平板上菌落数×稀释倍数/采样面积(cm^2)。

3. 评价标准　外科手消毒监测的细菌菌落总数≤5 cfu/cm^2。

(六) 操作评价

(1) 严格遵循外科手消毒技术原则。

(2) 操作方法正确，无污染。

(3) 刷洗到位，不留盲区。

(4) 操作熟练、准确。

二、无接触式戴无菌手套

(一) 概述

无接触式戴无菌手套(closed gloving/non-contact gloving)是指手术人员在穿无菌手术衣时手不露出袖口，独自完成或由他人协助完成戴手套的方法。

(二) 目的

(1) 避免和预防手术过程中医护人员手上的细菌污染手术切口。

(2) 保障手术人员安全，预防职业暴露。

(三) 操作流程

如表 3－2 所示。

表 3-2　无接触式戴无菌手套操作流程

操作步骤	动作要点	备注
操作前准备	素质要求：着装规范，戴口罩、帽子； 指甲修剪平整，手部不佩戴饰物、手部无伤口	
	环境准备：安静、整洁、明亮、温湿度适宜	
	备妥用物：无菌手套，无菌手术衣	★
穿无菌手术衣	穿无菌手术衣时双手不能露出袖口	
自戴无菌手套（图 3-2）	右手隔衣袖取左侧手套，手套指端朝向前臂，拇指相对，反折边与袖口平齐	★
	左手隔衣袖抓住手套边缘并将之翻转包裹手及袖口，手指顺势前伸，五指张开，迅速伸入手套内	★
	同法戴左手套	
	双手调整衣袖及手套至舒适	
协助戴无菌手套（图 3-2）	已戴无菌手套的护士将无菌手套手心朝向被戴者，双手从翻折处将无菌手套撑开，待被戴者手插入手套后，向上提拉手套并展开翻折处包裹衣袖口	★
完成操作后脱手套	先脱无菌手术衣，再脱无菌手套	★
	右手拇指、示指握住左侧手套外面边缘外翻手套，反折至大鱼际处	
	同法，左手将右手手套反折，并顺势脱下手套	
	已脱手套的右手指伸入左手手套内面将手套脱下	
	保持双手不触及手套外面，避免污染	
操作后处理	将用过的手套放入医疗废物袋内，按医疗废物处理	

注：★表示关键步骤。

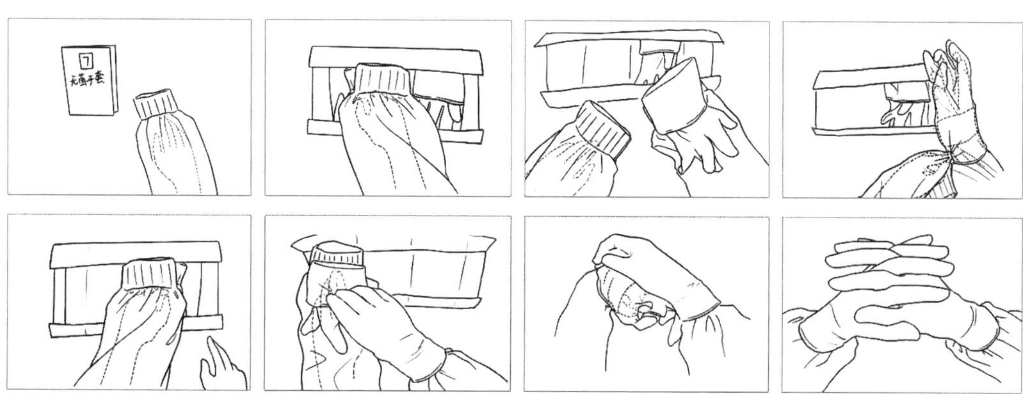

图 3-2　无接触式戴无菌手套

（四）注意事项

(1) 选择合适的无菌手套，双手始终不能露于衣袖外，所有操作双手均在衣袖内。

(2) 已戴手套之手不可触及手套的内面，未戴手套之手不可触及手套的外面。

(3) 向近心端拉衣袖时不可用力过猛，袖口拉到拇指关节处即可。

(4) 戴无菌手套时，将反折边的手套口翻转过来包裹住袖口，不可将腕部裸露。

(5) 戴好无菌手套后，应将双手置于肩以下、腰以上、腋中线以前区域，不能触碰非无菌物品。

(6) 协助他人戴手套时，洗手护士应戴好手套，避免触及术者皮肤。

(7) 感染、骨科等手术时，手术人员应戴双层手套，有条件时内层为彩色手套。

(8) 脱手套时注意清洁手不被手套外侧面所污染，如果手套破损或污染，应立即更换。

（五）知识链接

在现代化层流手术室环境中，手术医护人员的接触传播是造成手术切口感染的重要原因，严格的手卫生管理及规范的无菌操作将直接降低手术感染发生率。

WHO 发布的手套使用准则如下。

(1) 戴手套不能替代手卫生。

(2) 接触血液或其他潜在感染性物质、黏膜或不完整的皮肤时，需戴上手套。

(3) 照顾患者后脱下手套，不要戴同一副手套护理多个患者。

(4) 当戴上手套时，如果在同一患者或环境中从受污染的身体部位转移到另一个身体部位，则在患者护理期间更换或摘下手套。

(5) 手套不建议重复使用。戴手套接触患者污染部位后再护理该患者的其他部位时应更换或脱下手套。

（六）操作评价

(1) 严格遵守无接触式戴手套原则。

(2) 戴手套操作方法正确，无污染。

(3) 脱手套操作方法正确，无污染。

(4) 选择合适的手套，戴好手套后指端充盈。

(5) 操作全过程稳、准、轻、快。

三、穿外科手术衣

（一）概述

医护人员在进行医疗救护中，不可避免地会接触患者的血液与体液，患者的血液与体液往往可能携带乙型肝炎病毒（HBV）、丙型肝炎病毒（HCV）或人类免疫缺陷病毒（HIV）等各种病原体。手术衣主要用于阻隔液体与微生物渗透。

（二）目的

(1) 阻隔手术人员身体与衣物上所带的病原微生物感染患者，建立无菌屏障，防止细菌移位到手术切口和皮肤造成污染。

(2) 保障手术人员安全,预防职业暴露。

(三) 操作流程

如表 3-3 所示。

表 3-3　穿外科手术衣操作流程

操作步骤	动作要点	备注
操作前准备	素质要求:着装规范,戴口罩、帽子 指甲修剪平整,手部不佩戴饰物、手部无伤口	★
	环境准备:安静、整洁、明亮、温湿度适宜	
	备妥物品:无菌手术衣包,无菌持物钳、器械车	
	按要求打开手术衣敷料包于器械车上	
	按要求完成外科洗手	
取无菌手术衣	站于拟建的无菌区内	★
	自器械台上拿取折叠好的无菌手术衣,选择较宽敞处站立,面向无菌器械车	
	手提衣领,与肩平齐,上下展开,使手术衣下垂,开口对外,远离胸前及手术台和其他人员	
	沿着衣领找到衣领两边缘端,轻抖手术衣,直到看到手术衣内袖口,注意勿使手术衣触及其他物品或地面	
穿无菌手术衣	将手术衣整体向上轻掷,顺势将双手和前臂伸入衣袖内,两臂前伸,不可高举过肩,也不可向左右侧撇开,以免触及污染	★
	由巡回护士协助系好领口的一对系带及左页背部与右页背部的一对系带	★
	操作者按要求无接触式戴手套	
	操作者解开腰间活结,将右侧腰带一端交由巡回护士用无菌持物钳夹取,原地旋转,将左右两端系于腰前(图 3-3)	
配合手术无菌操作	巡回护士待操作者系好腰带后整理手术衣的衣领及下摆,使手术衣覆盖严密、平整	
脱无菌手术衣	操作者解开腰间系带,由巡回护士协助松解背部系带,左手抓右肩手术衣外面,自上而下,将衣袖外翻,下拉至肘部,同法,脱去另一侧衣袖	★
	手术衣脱下后弃于污衣袋内	
	再脱手套	
操作后处理	脱下手术衣丢于房间内的污敷料车内	
	污物分类处置	

注:★表示关键步骤。

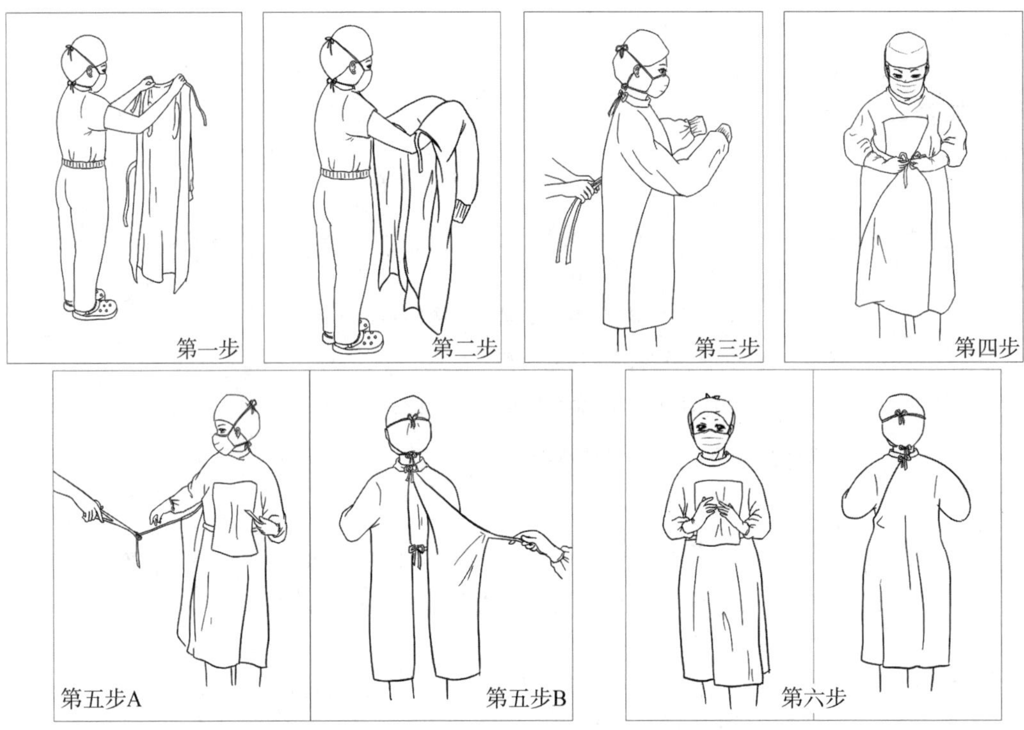

图 3－3 穿无菌手术衣

(四) 注意事项

(1) 穿无菌手术衣时应在拟建立的无菌区内,以免被污染。

(2) 手术衣大小长短合适,要求无污染、潮湿、破损。

(3) 拿取手术衣时只可触碰手术衣内面。

(4) 穿戴好手术衣、手套后,双手置胸前,不可将双手置于腋下或上举过肩,下垂过腰,不得离开手术间,不触碰非无菌物品(图 3－4)。

(5) 手术衣如有破损、血液及体液可疑污染,应立即更换。

(6) 无菌手术衣的无菌范围是肩以下、腰以上及两侧腋前线之间。

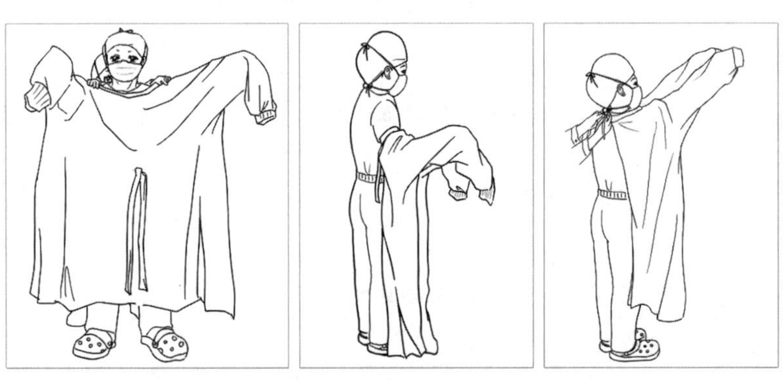

图 3－4 错误的穿无菌手术衣方法

（五）知识链接

美国职业安全及健康管理委员会（Occupational Safty and Health Administration，OSHA）在 1991 年发布规定，旨在降低医护人员接触感染血液传播疾病的风险。要求医护人员必须使用适当的个人防护设备（personal protective equipment，PPE），避免接触传染源。规定指出，手术衣需根据手术操作过程中所产生的血液、体液的体积或总量及手术持续时间，制订不同的防护等级标准，主要包括以下 3 个方面：①暴露于血液中的区域，包括面部、四肢等，以及暴露的方式，包括压力及流动液体、水滴等；②血液及体液的暴露量；③手术操作的持续时间，从短时间的静脉注射至长时间的心胸外科手术。

1. 手术衣的技术标准　根据 OSHA 的防护规定要求，美国医疗器材促进会（The Association for Adrancement of Medical Instrumentation，AAMI）将手术衣材料的防护性能分为 4 级。

(1) 第 1 级（level 1）用于液体暴露、喷射及溅射风险最低，手术衣受到压力最小，如眼部手术操作、乳房肿瘤切除及皮肤活体检查等手术或操作。

(2) 第 2 级（level 2）用于少量液体暴露，低喷射及溅射风险，对手术衣产生的压力较低，如疝气修复、扁桃体手术及血管造影术等类似手术或操作。该级别手术衣必须经过抗渗透防水试验及静水压试验。

(3) 第 3 级（level 3）手术衣用于中等液体暴露，中喷射及溅射风险，对手术衣产生的压力较高，如肩关节镜、前列腺电切术及乳房切除术等类似手术及操作。该级别手术衣对渗水量及静水压试验有更高指标要求。

(4) 第 4 级（level 4）则用于大量液体暴露，高喷射及溅射风险，对手术衣产生的压力很高，如髋关节置换、剖宫产、心血管手术及所有外科医师手会进入患者体内的手术及操作。该级别要求手术衣必须通过血液与病毒渗漏两项测试。

此外，将手术衣划分为相对容易接触体液的关键部位，包括胸口及前臂，以及不易接触体液的非关键部位，包括背后及腿部，手术衣的整体防护等级根据关键区域中最低级别来定。欧盟国家也通过并执行医疗器材指导纲要（93/42 EEC），自 1998 年 6 月起生效，已成为欧盟国家强制性法令。

2. 手术衣的材料　美国注册护士协会（Association of Periperative Registered Nurses，AORN）撰写了手术室医用纺织品的基本选择要求，主要包括以下几个方面。

(1) 防护等级提升：手术衣材料应当提高患者及医护人员安全防护等级。根据实际要求选择不同功能及防护等级的手术衣，如需加强防护效果，须使用多层复合面料。

(2) 防止微生物穿透：包括避免微生物及颗粒传播、穿透性最小化，以避免潜在的感染风险。

(3) 抗液体渗透：对于短时间且无体液暴露的手术可采用防护性较低的手术衣；但对于存在体液暴露或持续时间长的手术，须采用更高防护等级的手术衣。

(4) 使用强度：必须满足质量标准（如必须无洞无瑕疵）；必须能抵抗撕裂、穿刺、摩擦，以及防止微生物、颗粒、体液的渗透；必须降低棉絮脱落，必要时要保证无棉絮脱落，避免脱絮落于创面导致并发症；接缝线头必须保证足够耐穿通，以防止排汗或压力导致液体穿透接缝，发生双向污染。

(5) 阻燃性：必须达到安全可接受的可燃标准，以保证使用安全，须格外注意在光热源、电动激光或其他带电源器械使用过程中的安全。

(6) 舒适性：材料本身须无毒无致敏成分；须能够维持穿戴者体温；须具有一定延展性，使医务人员方便使用手术器械；须能够防止液体渗透。

(7) 性价比：同时考虑采购成本和产品质量。

(六) 操作评价

(1) 严格遵循外科手消毒技术原则。

(2) 操作方法、顺序正确，无污染。

(3) 操作熟练、准确，在5分钟内完成。

四、铺置无菌器械台

(一) 概述

铺置无菌器械台(sterile instrument table)是指器械护士在手术开始前使用无菌单建立无菌区域、建立无菌屏障，防止无菌手术器械及敷料再污染的过程。

(二) 目的

(1) 建立无菌屏障，防止无菌手术器械及敷料再污染。

(2) 最大限度减少微生物由非无菌区转移至无菌区。

(3) 加强手术器械管理，防止手术器械、敷料遗漏。

(4) 缩短手术时间，降低手术部位感染。

(5) 预防职业暴露。

(三) 操作流程

如表3-4所示。

表3-4 铺置无菌器械台操作流程

操作步骤	动作要点	备注
操作前准备	素质要求：着装规范，戴口罩、帽子 指甲修剪平整，手部不佩戴饰物、手部无伤口	
	环境准备：安静、整洁、明亮、温湿度适宜； 根据手术性质及范围选择适宜的器械车； 选择近手术区较宽敞区域拟建无菌区、铺置无菌器械台	
	备妥用物：无菌包、无菌持物钳 (检查无菌包的名称、灭菌日期和包外化学指示物，包装是否完整、干燥，有无破损)	★
	打开无菌持物钳，注明开启日期、时间并签名	★

（续　表）

操作步骤	动作要点	备注
放置无菌包	选择器械车中央区域放置无菌包	
	第一层：双手捏住包布外侧揭开外层包布 顺序：先对侧、再左右两侧、最后近身侧	★
开启无菌包	第二层：右手持无菌物钳打开内层无菌单 顺序：先对侧、再左右两侧、最后近身侧	★
	依次打开各无菌包	
	检查包内化学指示物合格后放置于器械台左下角	
	操作者进行外科手消毒后穿无菌手术衣	
铺置无菌台	操作者无接触式戴无菌手套	
	铺置无菌器械桌，顺序为先近侧、后对侧	★
	台面平整，无菌器械台的铺单保证 4～6 层，四周下垂 30 cm 以上	★
	按要求整理敷料	
整理	按手术使用顺序、频率对器械进行分类排列	
	定点放置无菌纱布及各类缝针	
	手术敷料、器械不可超出台缘	★
清点	洗手护士与巡回护士按顺序共同清点器械	
	按照两人四遍法清点缝针及纱布	★
	巡回护士记录并签名	
操作后处理	清洁用物与污染物品分类放置	

注：★表示关键步骤。

（四）注意事项

（1）无菌包应在患者手术体位安置后打开。

（2）铺置无菌台前应站在拟建无菌区外侧进行操作。

（3）发现无菌包潮湿、破损、包外化学指示物未变色时，应及时更换并联系消毒供应中心查明情况。

（4）未穿无菌手术衣及未戴无菌手套者，手不得跨越无菌区及接触无菌台内的一切物品。

（5）铺置好的无菌器械台原则上不应进行覆盖。

（6）无菌器械台的无菌单层数应为 4～6 层，四周应垂于车缘至少 30 cm，并保证无菌单下缘在回风口以上。

（7）无菌器械台台面视为无菌区，手术器械、敷料不可超出台缘。

（8）无菌器械台及手术区应保持整洁、干燥。如潮湿，应及时更换或加盖无菌单。

(9) 移动无菌台时，巡回护士不可触及下垂手术布单、洗手护士不可接触台缘外区域。

(10) 术中接触胃肠道、肿瘤细胞的器械、用物不能直接放回器械台面，应放于台面上固定的弯盘等容器内，避免污染其他无菌物品。

(11) 洗手护士应及时清理无菌台上器械及用物，以保持无菌器械台清洁、整齐、有序，保障及时供应手术人员所需的器械及物品。

(12) 洁净手术室建议使用一次性无菌敷料，防止污染洁净系统。

(13) 无菌包的规格、尺寸应遵循《医疗机构消毒技术规范》(WS/T367－2012) C.1.4.5 的规定。

(五) 知识链接

1. *无菌物品存放* 无菌物品存放架或柜应距地面高度 20～25 cm，离墙 5～10 cm，距天花板≥50 cm。

2. *物体表面微生物污染检测时机*

(1) 检测频率与时机参照《WS/T512－2016 医疗机构环境表面清洁与消毒管理规范》。

(2) 日常常规检测时可在消毒后采样，怀疑医院感染暴发、进行医院感染暴发调查或工作中怀疑物体表面被污染时随机采样。

(3) 疑似医院感染暴发、进行医院感染暴发调查或工作中怀疑物体表面被微生物污染时，应进行目标微生物的检测。

3. *采样方法*

(1) 被采物体表面积＜100 cm^2 时，应取全部表面；被采物体表面积≥100 cm^2 时，采样应取 100 cm^2；小型器械采用棉拭子直接涂抹物体全部表面。

(2) 采样后立即送检，常温下送检时间＜4 小时；若样品存于 0～4℃，送检时间不得超过 24 小时。

4. *检测方法* 充分震荡采样管后，取不同稀释倍数的洗脱液 1 mL 接种平皿，将冷却至 40～45℃的熔化营养琼脂培养基每皿倾注 15～20 mL，36±1℃恒温箱培养 48 小时，计数菌落数。

物体表面菌落总数计算方法如下。

(1) 规则物体表面：细菌菌落总数(cfu/cm^2)＝平均每皿菌落数×稀释倍数/采样面积(cm^2)。

(2) 不规则物体表面的结果计算，用 cfu/件表示。

5. *评价标准*

(1) 洁净手术部、其他洁净场所，非洁净手术部(室)，物体表面细菌菌落总数≤5 cfu/cm^2。

(2) 消毒供应中心检查包装灭菌区和无菌物品存放区，物体表面细菌菌落总数≤10 cfu/cm^2。

6. *无菌器械处理*

(1) 使用后及时取出器械上的明显血块、污迹。

(2) 精密器械应采取保护措施以防损坏。

(3) 污染器械处理时间不宜超过 6 小时。

(4) 使用后器械如不能及时运送至消毒供应中心进行处置,可采用喷洒保湿液或湿毛巾覆盖的方法进行保湿暂存。

(5) 被特殊病原体污染的器械应使用双层包装密封,并标明感染性病原体名称、器械和器具数量等,由消毒供应中心单独回收处理。

(六) 操作评价

(1) 铺置器械台动作干脆、利索、熟练。

(2) 无菌器械台铺置平整,保持干燥。

(3) 器械放置有序、整齐、清晰。

(4) 点数有序、数目清楚,核对认真。

五、手术区皮肤消毒

(一) 概述

手术区皮肤消毒(surgical skin disinfection)是采用消毒剂对手术区域皮肤进行消毒,以杀灭手术切口及其周围皮肤上的病原微生物。

(二) 目的

(1) 清除手术切口处及其周围皮肤上的暂居菌,抑制常居菌的移动。

(2) 减少手术部位相关感染。

(三) 操作流程

如表 3-5 所示。

表 3-5 手术区皮肤消毒操作流程

操作步骤	动作要点	备注
操作前准备	素质要求:着装规范,戴口罩、帽子; 指甲修剪平整,手部不佩戴饰物、手部无伤口	
	患者准备:检查消毒区皮肤是否清洁,如油垢较多或粘有胶布痕迹,用乙醇擦净,有破口或疖肿者应立即告知手术医师	★
	安置手术体位,充分暴露手术区域	★
	备妥用物:检查消毒剂名称、浓度、有效期及开启时间	
消毒方法	操作者外科手消毒(不戴手套)后,从器械护士手中接过盛有消毒液纱布的无菌弯盘	
	用无菌海绵钳夹纱布块进行手术区域皮肤的涂擦消毒	
	消毒液纱布干湿适宜,以免引起周围皮肤黏膜的刺激与损伤,涂擦过程稍用力	
	根据不同术式选择消毒方式:	
	小手术野:环形或螺旋形消毒	

（续　表）

操作步骤	动作要点	备注
	大手术野：平行形或叠瓦形消毒	
	清洁切口皮肤：离心形消毒，应从手术野中心部开始向周围涂擦	
	污染手术、感染伤口或肛门、会阴部：向心形消毒，应从手术区外周清洁部向感染伤口或肛门、会阴部涂擦，以原切口为中心，自上而下，自外而内进行消毒	★
消毒范围	消毒范围应超过手术切口周围 15 cm 的区域，待干后进行下一遍消毒，手术区至少消毒 3 遍	★
	如切口有延长的可能，应事先相应扩大皮肤消毒范围	
	每一遍消毒均不超过前一遍范围，已接触污染部位的消毒纱布，不得再返擦清洁处	
	消毒过程至少使用 3 把无菌海绵钳	
确认消毒质量	范围符合手术部位要求、涂擦均匀无遗漏，观察消毒后皮肤有无不良反应	★
操作后处理	操作用物交给巡回护士处置	

注：★表示关键步骤。

（四）注意事项

（1）消毒者双手不可触及已消毒区域，如有污染，必须重新消毒。

（2）婴儿、碘过敏者及面部、会阴、生殖器等处的消毒，可选 0.1%氯己定溶液、75%乙醇溶液、0.1%硫柳汞酊溶液、0.5%水溶性碘剂等。

（3）消毒腹部手术皮肤时，可先将消毒液滴入脐部，待皮肤涂擦完毕后，再将脐部消毒液蘸净。

（4）结肠造瘘口患者的皮肤消毒前应先将造瘘部位用无菌纱布覆盖，使之与手术切口及周围区域相隔离，再进行常规皮肤消毒，最后再消毒造口处。

（5）烧伤、腐蚀或皮肤受创伤患者应先用生理盐水对其进行皮肤冲洗准备。

（五）知识链接

1．消毒剂的选择

（1）根据手术部位、患者年龄、医师需求，参照说明书选择和使用。

（2）专人负责、定基数、专柜存放（手术量大的单位可采用专用库房存放）。易燃消毒剂属于危化品类，按照国家危化品管理规范存放。

2．常见皮肤、黏膜消毒剂

（1）婴幼儿皮肤消毒：婴幼儿皮肤柔嫩，一般用 75%乙醇溶液或 0.75%碘酊溶液消毒。会阴部、面部等手术区，用 0.3%或 0.5%安尔碘溶液消毒。

（2）颅脑外科、骨外科、心胸外科手术区皮肤消毒：用 3%～4%碘酊溶液消毒，待干后,用75%乙醇溶液脱碘。

(3) 普通外科手术皮肤消毒:用2.5%~3%碘酊溶液消毒,待干后,用75%乙醇溶液脱碘。或用1%(有效碘)碘伏溶液消毒2遍,无须脱碘。

(4) 会阴部手术消毒:会阴部皮肤黏膜用1%安尔碘溶液消毒2遍。

(5) 五官科手术消毒:面部皮肤用75%乙醇溶液消毒2遍;口腔黏膜、鼻部黏膜消毒用0.5%碘伏或2%汞溴红溶液消毒。

(6) 植皮术对供皮区的皮肤消毒:用75%乙醇涂擦2~3遍。

(7) 皮肤受损感染者的消毒:烧伤清创和新鲜创伤的清创,用无菌生理盐水反复冲洗,至创面基本清洁时拭干。烧伤创面按其深度处理。创伤的伤口内用3%过氧化氢溶液和1∶10碘伏溶液浸泡消毒,外周皮肤按常规方法消毒。创伤较重者在缝合伤口前还需重新消毒、铺单。

3. 理想的皮肤消毒剂的功能

(1) 迅速降低皮肤菌落数。

(2) 在手术过程中持续抑制微生物再繁殖。

(3) 抗菌效果在遇到血液的情况下不会减弱。

4. 消毒范围

(1) 头部手术皮肤消毒范围:头及前额(图3-5)。

(2) 颈前部手术皮肤消毒范围:上至下唇,下至乳头,两侧至斜方肌前缘(图3-6)。

(3) 锁骨部手术皮肤消毒范围:上至颈部上缘,下至上臂1/3处和乳头上缘,两侧过中线(图3-7)。

(4) 胸部手术皮肤消毒范围:(侧卧位)前后过腋中线,上至锁骨及上臂1/3处,下过肋缘(图3-8)。

(5) 乳腺根治手术皮肤消毒范围:前至对侧锁骨中线,后至腋后线,上过锁骨及上臂,下过脐平行线。如大腿取皮,则大腿过膝,周圈消毒(图3-9)。

(6) 上腹部手术皮肤消毒范围:上至乳头、下至耻骨联合,两侧至腋中线(图3-10)。

(7) 腹股沟及阴囊部手术皮肤消毒范围:上至脐平行线,下至大腿上1/3,两侧至腋中线(图3-11)。

(8) 颈椎后路手术皮肤消毒范围:上至颅顶,下至两腋窝连线。

(9) 胸椎手术皮肤消毒范围:上至肩,下至髂嵴连线,两侧至腋中线(图3-12)。

(10) 腰椎手术皮肤消毒范围:上至两腋连线,下过臀部,两侧至腋中线(图3-13)。

(11) 肾脏手术皮肤消毒范围:前后过腋中线,上至腋窝,下至腹股沟(图3-14)。

(12) 会阴部手术消毒范围:耻骨联合、肛门周围及臀,大腿上1/3内侧(图3-15)。

(13) 髋关节手术皮肤消毒范围:前后过正中线,上至剑突,患肢远端至踝关节上方,健肢远端至膝关节(图3-16)。

(14) 四肢手术皮肤消毒范围:周围消毒,上下各超过一个关节(图3-17)。

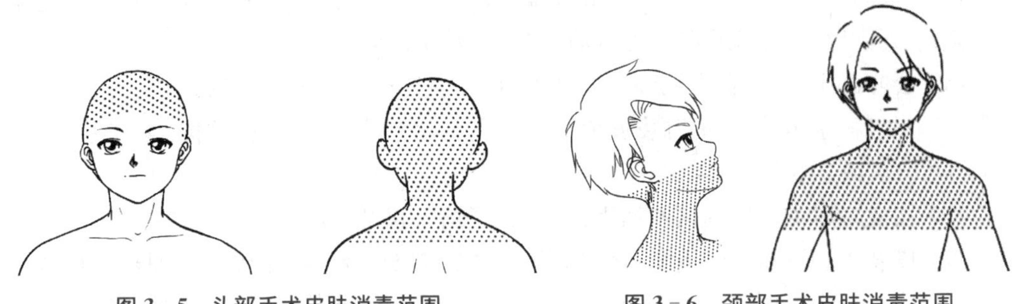
图 3-5　头部手术皮肤消毒范围　　图 3-6　颈部手术皮肤消毒范围

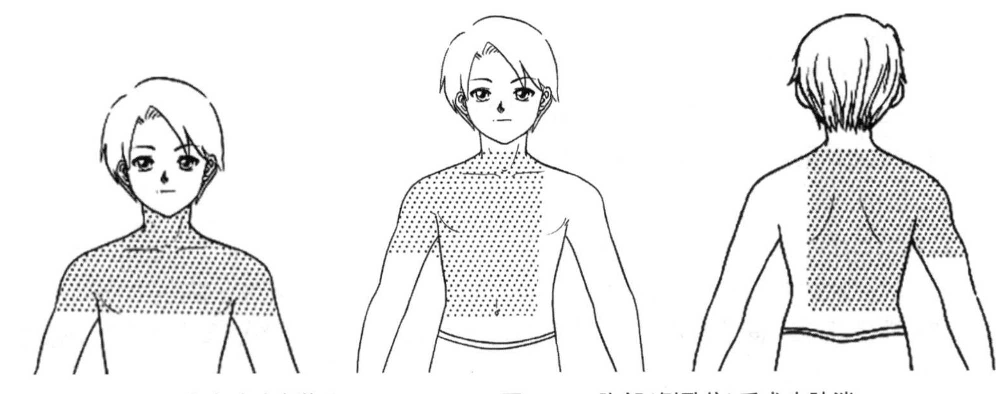
图 3-7　锁骨部手术皮肤消毒范围　　图 3-8　胸部(侧卧位)手术皮肤消

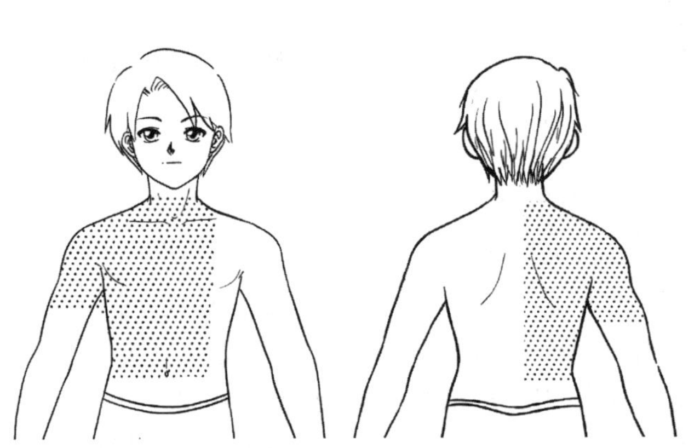
图 3-9　乳腺根治手术皮肤消毒范围

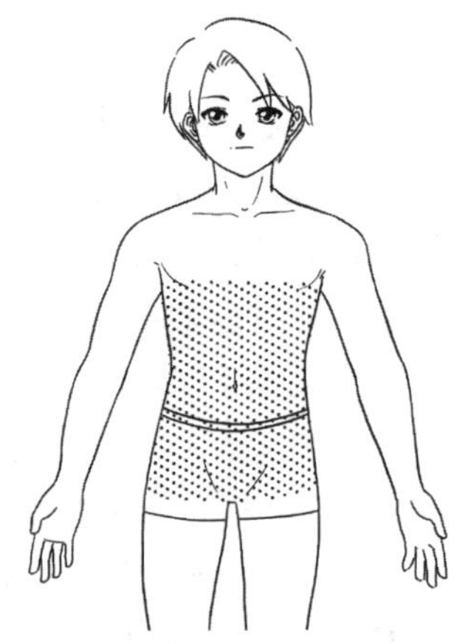
图 3-10　腹部手术皮肤消毒范围

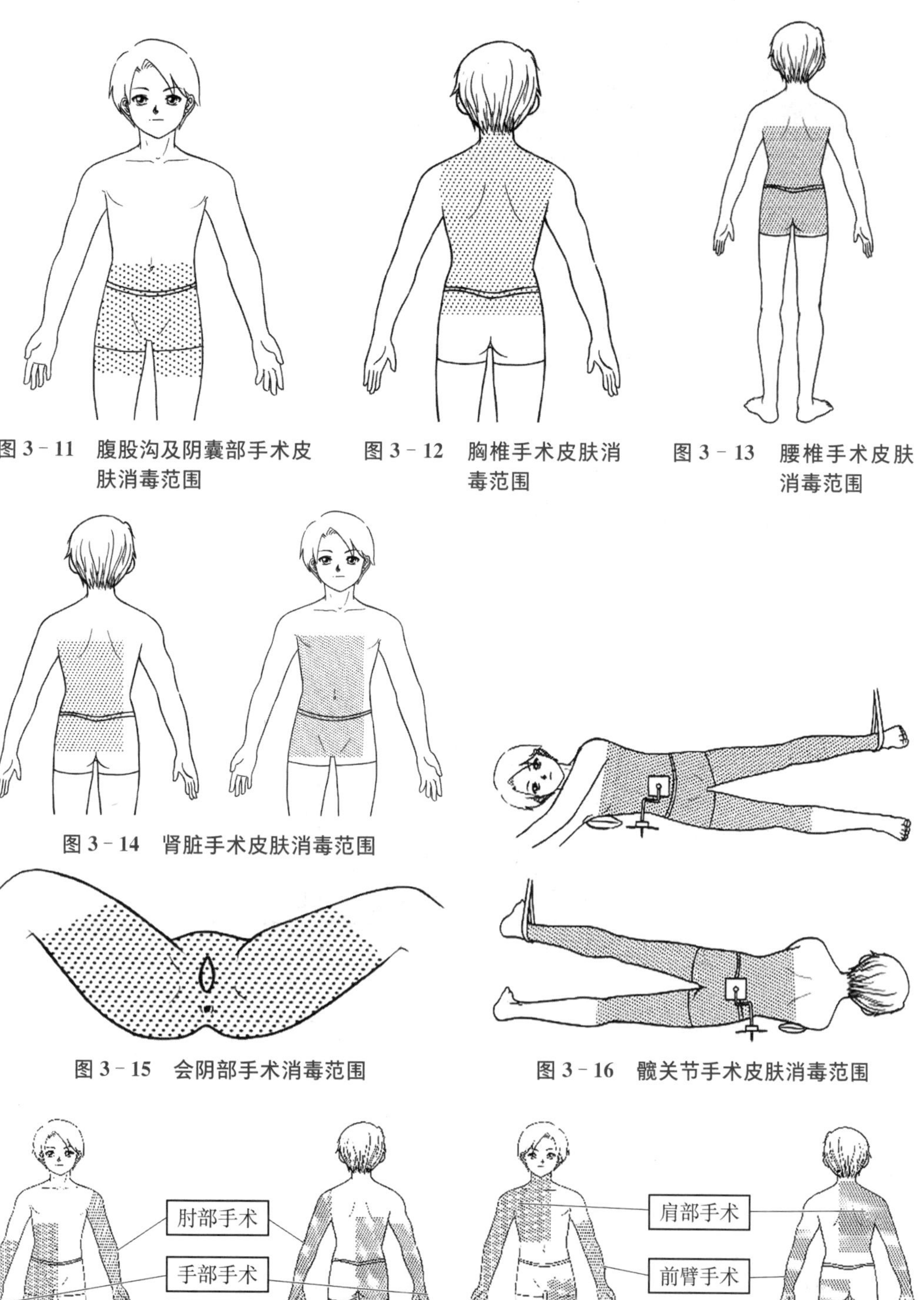

图 3－11　腹股沟及阴囊部手术皮肤消毒范围

图 3－12　胸椎手术皮肤消毒范围

图 3－13　腰椎手术皮肤消毒范围

图 3－14　肾脏手术皮肤消毒范围

图 3－15　会阴部手术消毒范围

图 3－16　髋关节手术皮肤消毒范围

图 3－17　四肢手术皮肤消毒范围

（六）操作评价

(1) 消毒范围符合手术部位要求。

(2) 皮肤皱褶、脐、腋下处的消毒规范。

(3) 涂擦过程稍用力且消毒均匀无遗漏。

(4) 消毒液不可渗漏床面。

（沈敏伟　王春灵）

第二节　持续膀胱冲洗

（一）概述

持续膀胱冲洗(continuous bladder irrigation)是将冲洗液经导尿管灌注入膀胱，再利用虹吸原理将灌入的液体引流出来的方法（图 3－18）。

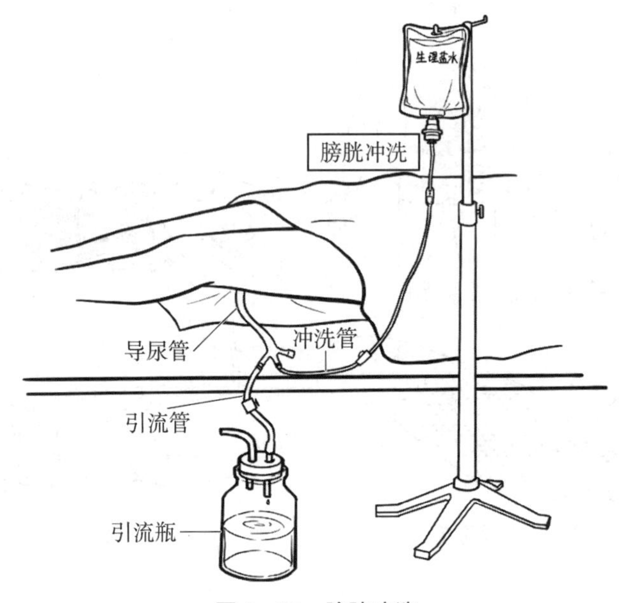

图 3－18　膀胱冲洗

（二）目的

(1) 前列腺及膀胱手术后预防血块形成。

(2) 清除膀胱内的血凝块、黏液、细菌等异物，预防膀胱感染。

(3) 使尿液引流通畅。

(4) 观察有无活动性出血的发生。

(5) 治疗某些疾病，如膀胱炎、膀胱肿瘤等。

（三）操作流程

如表 3－6 所示。

表3-6　持续膀胱冲洗操作流程

操作步骤	动作要点	备注
核对医嘱	接到医嘱后，双人核对	★
评估解释	核对：采用两种以上方式核对患者身份	
	评估： ① 患者的年龄、病情、意识状态、肢体活动能力及合作程度； ② 了解患者尿液的性状、量、颜色； ③ 评估患者有无下腹部间歇性痉挛痛，导管周围外溢等膀胱痉挛的症状、膀胱憋尿感，尿道口有无渗血、有无脓性分泌物；导尿管是否通畅，有无漏尿及导尿管脱出	★
	解释：向患者及家属解释膀胱冲洗的目的、方法、注意事项及配合要点	
准备和检查用物	素质要求：服装整洁，仪表端庄	
	环境准备：安静、整洁、明亮、温湿度适宜； 擦拭盘、台、车	
	护士准备：洗手、戴口罩	
	备妥用物：注射盘(弯盘、棉签、安尔碘、酒精棉球)、治疗巾、治疗盘、橡皮筋、别针、胶布、血管钳、医嘱执行单、冲洗液、冲洗皮条、膀胱冲洗标识、冲洗巡视记录卡、手消毒液、输液架、有盖广口瓶	★
	冲洗液准备：双人按照正确方法查对冲洗液，贴瓶贴； 打开冲洗液外包装，消毒冲洗液瓶口，插入冲洗皮条	
	正确处理用物，洗手	
核对解释	核对：采用两种以上方式核对患者身份	★
	解释：膀胱冲洗的目的、方法、注意事项及配合要点	
协助安置体位	协助患者取平卧位或低坡半卧位	
	放下床挡，松裤带，暴露三腔导尿管末端	
	在导尿管下方铺治疗巾，将弯盘放置于导尿管连接处的治疗巾上	
	注意保护患者隐私	
悬挂冲洗液	将冲洗液挂于输液架上(距患者骨盆约60 cm)，排尽冲洗皮条内空气，将广口瓶置于患者床旁	
连接	洗手	
	用血管钳夹住三腔导尿管末端	
	用酒精棉球消毒三腔导尿管侧腔接口处2遍	★
	将冲洗皮条与三腔导尿管侧腔准确连接	★
	用酒精棉球消毒三腔导尿管主腔接口处2遍，将广口瓶与三腔导尿管主腔准确连接并固定，将冲洗管末端置于清洁广口瓶内，并用胶布固定瓶口，防止管路摆动滑出瓶外	★

（续 表）

操作步骤	动作要点	备注
膀胱冲洗（见图 3-18）	开放冲洗管，根据尿液颜色或医嘱调节冲洗液滴速	★
	做好非静脉导管标识	
	洗手	
	填写膀胱冲洗巡视记录卡	
观察	观察患者反应，听取患者主诉，膀胱有无憋胀感及是否有膀胱痉挛	★
操作后处理	协助取舒适卧位，整理床单位，拉起床挡	
	指导注意事项	
	清理用物，正确处理	
	洗手，脱口罩	
	准确记录：记录膀胱冲洗的时间、冲洗液名称及量，尿色情况等	
巡视观察	观察膀胱冲洗是否通畅及引流液的色、质、量，根据引流液的颜色调整冲洗的速度	

注：★表示关键步骤。

（四）注意事项

（1）冲洗液温度控制在 25～30℃，预防膀胱痉挛的发生。

（2）冲洗速度可根据尿色而定，色深则快，色浅则慢；或根据医嘱调整滴速。

（3）注意保持通畅，若血凝块堵塞管道致引流不畅，可采取挤捏导尿管、加快冲洗速度、施行高压冲洗、调整导尿管位置等方法，必要时更换导尿管；如无效，可用注射器抽取生理盐水进行反复抽吸冲洗，直至引流通畅。避免用力回抽，造成黏膜损伤。

（4）要准确记录尿量、冲洗量和排出量，尿量＝排出量－冲洗量。同时观察和记录引流液的颜色和性状。一般术后均有肉眼血尿，随冲洗持续时间的延长，血尿颜色逐渐变浅；若尿液颜色逐渐加深，应警惕是否有活动性出血，及时通知医师处理。

（5）冲洗时嘱患者尽量放松，可适当做深呼吸以减轻疼痛；若患者出现腹痛、腹胀、膀胱痉挛等情况，应暂停冲洗。

（五）操作并发症及处理

1. 感染

（1）预防：

1）严格无菌操作，进行尿道口护理。

2）不使用过期的冲洗液。

3）每日更换冲洗装置。

4）留置导尿管时间尽量缩短，减少膀胱冲洗的次数或尽可能不做膀胱冲洗。

5) 观察患者有无尿道口疼痛、下腹部不适、膀胱区压痛等,并及时通知医师。

(2) 处理:鼓励患者多饮水,必要时使用抗生素。

2. 膀胱痉挛

(1) 预防:

1) 选择合适的冲洗液。

2) 注意冲洗液的滴速及温度。

3) 观察患者膀胱区不适,倾听患者主诉。

(2) 处理:

1) 轻者可指导患者做深呼吸等。

2) 严重者可遵医嘱予镇静、止痛、解痉等治疗。

3. 出血

(1) 预防:

1) 注意观察尿液的颜色,如有异常应及时通知医师。

2) 前列腺手术后橡皮胶固定的一侧肢体勿屈曲外展,7 周内避免增加腹压的动作。

(2) 处理:

1) 嘱多饮水,每天至少 2000 mL。

2) 根据尿色,按医嘱及时调节冲洗速度。

3) 遵医嘱使用止血药。

4. 引流不畅

(1) 预防:

1) 持续冲洗者须认真记录冲洗的出入量,保持出入平衡或出量大于入量。

2) 防止导尿管打折、弯曲、受压、脱出等。

3) 保证足够的冲洗量及一定的冲洗速度,以防止血块堵塞。

(2) 处理:通知医师予对症处理,必要时更换导尿管。

(六) 健康教育

(1) 告知患者膀胱冲洗的目的、方法、注意事项及配合要点。

(2) 冲洗过程中不要随意调节滴速,如有不适,立即告知医护人员。

(3) 指导患者采取适当的体位,在床上活动时,防止导尿管打折、扭曲、受压及滑脱。

(4) 指导能进食的患者多饮水,每天大于 2000 mL。

(七) 操作评价

(1) 严格执行查对制度。

(2) 无菌概念强,不违反无菌操作原则。

(3) 关键步骤全部完成,无错漏。

(4) 操作规范、安全,动作轻巧、熟练,注意节力原则。

(5) 注意人文关怀,与患者沟通良好。

(胡 敏)

第三节　胸腔冲洗

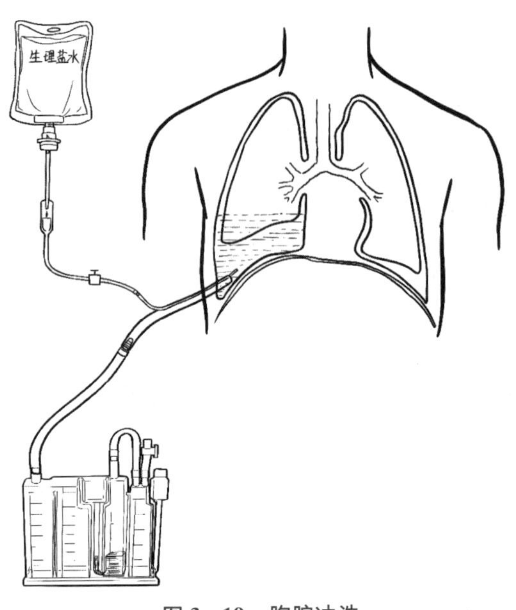

图 3－19　胸腔冲洗

（一）概述

胸腔冲洗（pleural douche）是通过胸腔闭式引流管或经胸穿将冲洗液灌入胸膜腔治疗疾病的方法（图 3－19）。

（二）目的

（1）促进肺复张。

（2）冲洗胸腔，减少胸腔内的细菌生长，进行胸腔积液培养，观察疗效。

（3）有效减少或清除胸腔内的病原微生物和炎症介质，减轻炎症反应，减少毒素吸收，控制局部感染症状；是治疗脓胸、胸内吻合口漏等疾病的重要治疗手段。

（三）适应证

脓胸、胸腔感染、支气管胸膜瘘。

（四）操作流程

如表 3－7 所示。

表 3－7　胸腔冲洗操作流程

操作步骤	动作要点	备注
核对医嘱	接到医嘱后，双人核对	★
评估解释	核对：采用两种以上方式核对患者身份	
	评估：① 患者病情，有无呼吸困难； ② 意识状态、生命体征及合作程度； ③ 引流是否通畅，引流管有无扭曲、受压，引流液的颜色、性质和量；观察水柱波动情况，有无气泡溢出； ④ 观察患者伤口敷料有无渗出，有无皮下气肿	★
	解释：向患者及家属解释胸腔冲洗的目的、方法、注意事项及配合要点，协助患者排尿	
准备和检查用物	素质要求：服装整洁，仪表端庄	
	环境准备：安静、整洁、明亮、温湿度适宜； 擦拭盘、台、车	
	护士准备：洗手、戴口罩	

（续　表）

<table>
<tr><th>操作步骤</th><th>动作要点</th><th>备注</th></tr>
<tr><td rowspan="3"></td><td>备妥用物：注射盘（弯盘、棉签、安尔碘、酒精棉球）、输液器、大血管钳2把、治疗巾、治疗盘、医嘱执行单、胸腔冲洗标识、冲洗巡视记录卡、手消毒液、输液架</td><td>★</td></tr>
<tr><td>按医嘱正确准备冲洗液，消毒冲洗液瓶口，插入输液皮条</td><td></td></tr>
<tr><td>正确处理用物，洗手</td><td></td></tr>
<tr><td rowspan="2">核对、解释</td><td>核对：采用两种以上方式核对患者身份</td><td>★</td></tr>
<tr><td>解释：胸腔冲洗的目的、方法、注意事项及配合要点</td><td></td></tr>
<tr><td>协助安置体位</td><td>协助患者取适当体位（半卧位），暴露操作部位</td><td></td></tr>
<tr><td rowspan="7">排气、消毒</td><td>血管钳夹闭引流管（根据医嘱），铺治疗巾于引流管下方</td><td></td></tr>
<tr><td>将胸腔冲洗液挂于输液架上，排尽空气</td><td></td></tr>
<tr><td>消毒胸腔冲洗微管连接口，将胸腔冲洗液连接患者冲洗微管，观察冲洗液是否通畅</td><td>★</td></tr>
<tr><td>调节冲洗速度（30～40滴/分），或根据医嘱调节滴速</td><td>★</td></tr>
<tr><td>做好非静脉导管标识</td><td></td></tr>
<tr><td>洗手</td><td></td></tr>
<tr><td>填写胸腔冲洗巡视记录卡</td><td></td></tr>
<tr><td rowspan="2">观察处理</td><td>观察引流管有无受压</td><td></td></tr>
<tr><td>根据医嘱开放胸管，观察引流液颜色、性状、量及水柱波动情况，有无漏气等</td><td></td></tr>
<tr><td rowspan="4">操作后处理</td><td>协助取舒适卧位，整理床单位，告知注意事项</td><td></td></tr>
<tr><td>再次核对</td><td></td></tr>
<tr><td>清理用物，正确处理</td><td></td></tr>
<tr><td>准确记录：记录冲洗开始时间、所用冲洗液的名称、浓度及量、引流液颜色、性质及量</td><td></td></tr>
<tr><td>巡视观察</td><td>观察胸腔冲洗液进入及引流是否通畅，引流液色、质、量，伤口及引流口周围皮肤情况</td><td></td></tr>
</table>

注：★表示关键步骤。

（五）注意事项

（1）操作时动作轻柔，熟练，避免牵拉管道，造成管道脱出和患者不适。

（2）严格无菌操作，防止交叉感染。

（3）胸腔冲洗的速度不宜过快，一般30～40滴/分，冲洗量由少到多，使患者逐渐适应。

（4）胸腔冲洗时，要视患者的耐受程度适当变换体位，使冲洗液和胸膜腔广泛接触，提高冲洗效果。

(5) 脓液稠厚时可以边冲洗边引流,防止引流管被脓块堵塞。

(6) 胸腔冲洗尽量选择在饭后 2 小时进行。

(7) 胸腔冲洗过程中注意观察不良反应,倾听患者主诉,如患者有无胸闷、气促、刺激性咳嗽及呼吸困难等情况,应立即停止冲洗,给予紧急处理。

(8) 天冷时,冲洗液可以适当加温至 20～30℃,防止过冷引起患者不适反应。

(9) 加强巡视,防止滴注完毕后气体进入胸膜腔。

(10) 要做好胸腔冲洗导管的标识,不得将静脉输液和胸腔冲洗液悬挂于同一部位。

(11) 每天总结 24 小时冲洗出入量,观察胸腔引流液的色、质、量。引流量过少提示冲洗液可能积聚在患者胸腔内,指导患者半卧位及有效深呼吸,以促进引流液的排出。

(六) 操作并发症及处理

感染的预防及处理如下。

(1) 预防:

1) 严格无菌操作,防止交叉感染。

2) 不使用过期的冲洗液。

3) 每日更换冲洗装置。

(2) 处理:必要时使用抗生素。

(七) 健康教育

(1) 告知患者胸腔冲洗的目的、方法和注意事项。

(2) 指导患者床上活动时保护引流管,防止冲洗管和引流管滑脱。

(3) 指导患者适当变换体位(半卧位、左侧卧位、右侧卧位等),以保证冲洗液能均匀分布在胸腔内,达到更好的治疗效果。

(4) 指导患者有效咳嗽和深呼吸,以早日促进肺复张。

(八) 知识链接

胸腔冲洗液:①常用冲洗液有生理盐水＋庆大霉素、生理盐水＋氯霉素、生理盐水＋红霉素、甲硝唑溶液、碘伏溶液等;②冲洗量:500～1 500 mL;③冲洗液温度:20～30℃。

(九) 操作评价

(1) 严格执行查对制度。

(2) 无菌概念强,不违反无菌操作原则。

(3) 关键步骤全部完成,无错漏。

(4) 操作规范、安全,动作轻巧、熟练,注意节力原则。

(5) 注意人文关怀,与患者沟通良好。

(6) 操作时间小于 15 分钟。

(胡　敏)

第四节 双套管腹腔冲洗

（一）概述

双套管腹腔冲洗(double cannula peritoneal washing/abdominal drainage device)是指经手术切口或瘘管内放置双套管行腹腔灌洗并持续负压吸引，保持引流通畅，吸引出腹腔渗血、渗液、脓液和坏死组织，促进腹腔炎症消散，以充分稀释消化液和脓液，减少毒素吸收(图3-20)。

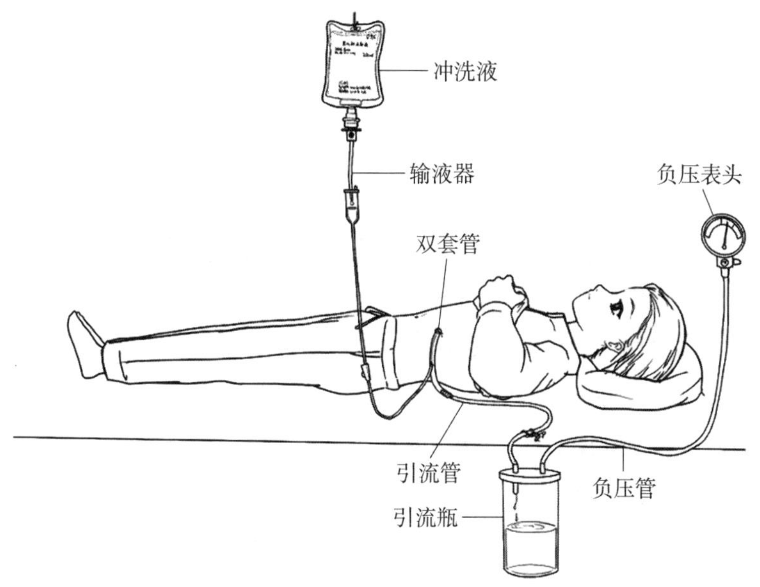

图3-20 双套腹腔冲洗示意图

（二）目的

(1) 引流腹腔内渗液、渗血、脓液及坏死组织，控制腹腔内感染，减少毒素吸收。

(2) 观察腹腔内有无活动性出血及胆瘘、胰瘘、肠瘘等。

(3) 减少渗液对周围组织的刺激和腐蚀。

(4) 对局限性脓腔或包裹性积液等，腹腔感染部位注入抗生素控制感染，提高治疗效果。

（三）适应证

(1) 腹腔脓肿。

(2) 急性化脓性胰腺炎术后。

(3) 胃肠瘘，胆瘘，胰瘘等。

（四）操作流程

如表3-8所示。

表 3-8　双套管腹腔冲洗操作流程

操作步骤	动作要点	备注
核对医嘱	接到医嘱后，双人核对	★
评估解释	核对：采用两种以上方式核对患者身份	
	评估：① 患者的意识状态、心理状态及合作程度； ② 腹部伤口情况，有无渗血、渗液； ③ 腹部双套管是否通畅，引流液的色、质、量	★
	解释：向患者及家属解释双套管腹腔冲洗的目的、方法、注意事项及配合要点	
准备和检查用物	素质要求：服装整洁，仪表端庄	
	环境准备：安静、整洁、明亮、温湿度适宜； 擦拭盘、台、车	
	护士准备：洗手、戴口罩	
	备妥用物：吸引连接管 2 根（接墙式负压一端 90～100 cm，接内套管一端 100～140 cm）、玻璃接管、引流瓶、减压表、生理盐水 500 mL、输液器、治疗巾、弯盘、碘伏皮肤消毒液、棉签、非静脉导管标识、24 小时出入冲洗量表、医嘱执行单、手消毒液	★
	双人按照正确方法查对药液	
	正确处理用物，洗手	
核对解释	核对：采用两种以上方式核对患者身份	
	解释：操作的目的、方法、注意事项、药液的作用及配合要点	
安置体位	根据病情，协助患者安置合适体位	
	铺治疗巾	
冲洗吸引	连接墙式负压吸引器减压表	★
	连接管短管接减压表及引流瓶	
	内套管连接处用碘伏消毒液消毒	
	连接管长管接内套管及引流瓶	
	生理盐水连接输液器，排气	
	消毒双套管注液口，接生理盐水	
	根据医嘱调节负压及冲洗速度	
	固定双套管、引流瓶	
	做好非静脉导管标识	
观察	是否有效吸引、有无出血	★
	注意听取患者主诉	

（续　表）

操作步骤	动作要点	备注
健康宣教	告知注意事项	
用物处理	安置患者舒适体位，整理床单位	
	洗手，核对，记录 24 小时出入冲洗量	
	正确处理用物	
	洗手，脱口罩	
	准确记录	
巡视观察	观察双套管冲洗、引流是否通畅，引流液的色、质、量，伤口或引流口周围皮肤情况	★
并发症处理	一旦发生引流失效或引流出血性液体，应及时处理	

注：★表示关键步骤。

（五）注意事项

（1）根据腹腔双套管放置的部位不同，选择合适体位并适当更换，以利于充分引流。

（2）一般冲洗负压为－0.01～－0.02 MPa，最大不超过－0.04 MPa，以能顺利吸出引流物为宜。在持续负压引流过程中，可根据引流液量、引流物黏稠度，遵医嘱进行负压的调整。负压过大，容易吸扁内套管导致引流失效，或双套管头端吸附周围组织导致引流失效，甚至出血；负压过小，无法将引流液吸出，亦导致引流无效。

（3）可根据引流液的颜色、性状调节冲洗速度，不可过快或过慢。液体滴入过快来不及吸出时，易积聚在腹腔内；滴入过慢易造成引流物稀释不够。若引流液中坏死组织较多或脓液稠厚时，可予以快速冲洗；当颜色澄清、透明时可减慢冲洗速度或改为间断冲洗。

（4）应正确连接负压引流装置，引流瓶塞处的长管与双套管相连，短管与墙式负压吸引器减压表相连。连接错误可导致引流液倒吸入墙式负压吸引器内，引起装置故障。

（5）每天总结 24 小时冲洗出入量，及时发现问题。引流量过少提示冲洗液积聚在患者腹腔内未吸出（图 3－21）；引流量过多应考虑患者腹腔渗出过多，警惕体液丢失危险。

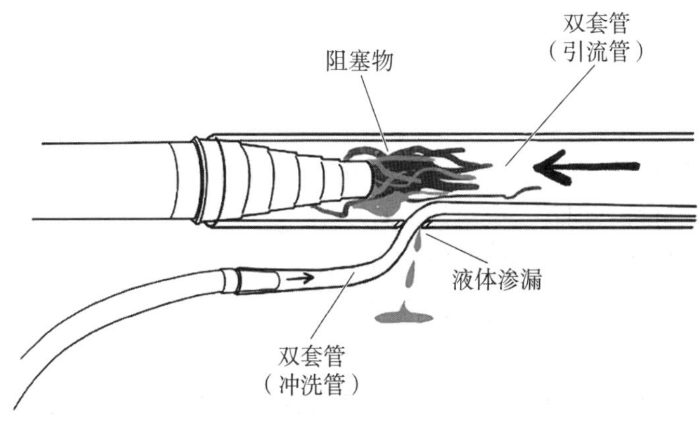

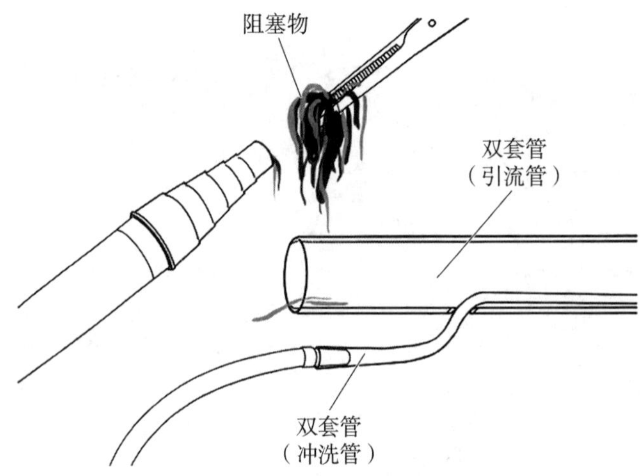

图 3－21　引流液黏稠、坏死组织堵塞双套

（六）操作并发症及处理

1. 感染

（1）预防：

1）严格无菌操作。

2）不使用过期的冲洗液。

3）每日更换冲洗装置。

4）正确连接负压引流装置。

（2）处理：遵医嘱使用抗生素。

2. 出血

（1）预防：

1）注意观察冲洗液的颜色，如有异常应及时通知医师。

2）在持续负压引流过程中，可根据引流液量、引流物黏稠度，遵医嘱进行负压的调整。

（2）处理：

1）按医嘱及时调节冲洗液速度或暂停冲洗。

2）遵医嘱使用止血药。

3. 引流不畅

（1）预防：

1）持续冲洗者须认真记录冲洗的出入量，保持出入平衡或出量大于入量。

2）防止导管打折、弯曲、受压、脱出等。

3）保证足够的冲洗量及一定的速度，防止血块堵塞。

（2）处理：通知医师予对症处理，必要时更换冲洗管道。

（七）健康教育

（1）告知患者双套管腹腔冲洗的目的、注意事项、药物的作用及配合要点。

(2) 告知患者在冲洗期间如有不适,及时通知护士。

(3) 指导患者冲洗期间应防止双套管扭曲受压,并避免牵拉双套管,防止双套管引流脱落或位置改变影响引流效果。

(八) 操作评价

(1) 严格执行查对制度。

(2) 无菌概念强,不违反无菌操作原则。

(3) 关键步骤全部完成,无错漏。

(4) 操作规范、安全,动作轻巧、熟练,注意节力原则。

(5) 注意人文关怀,与患者沟通良好。

(6) 操作时间小于 15 分钟。

(肖沙璐)

第五节 伤口换药、拆线技术

一、伤口换药

(一) 概述

伤口换药,也称更换敷料(dressing exchange),是指为促进伤口愈合进行的创面检查、脓液及坏死组织清除、引流物放置或去除、敷料更换和包扎等一系列的操作过程。为创面提供一个相对无菌的环境,以免再次受到攻击,形成相对利于创面生长、愈合的环境,使其尽早愈合。换药是处理复杂、感染伤口的一项基本治疗护理技术。

(二) 目的

(1) 清除伤口的分泌物、异物、坏死组织。

(2) 保持引流通畅。

(3) 控制感染。

(4) 促进肉芽组织健康生长和伤口愈合。

(三) 操作流程

如表 3-9 所示。

表 3-9 伤口换药操作流程

操作步骤	动作要点	备注
核对医嘱	接到医嘱后,双人核对	★
评估解释	核对:采用两种以上方式核对患者身份	★
	评估: ① 患者的意识、自理能力、心理状态及配合程度;	★

（续　表）

操作步骤	动作要点	备注
	② 评估患者全身情况（年龄、潜在性疾病、血液循环系统、凝血功能障碍、营养不良、全身用药、吸烟、饮酒等影响伤口愈合的因素）	
	解释：向患者及家属解释伤口换药的目的、方法、注意事项及配合要点	
准备和检查用物	素质要求：服装整洁，仪表端庄	
	环境准备：安静、整洁、明亮、温湿度适宜；擦拭台、盘、车	
	护士准备：洗手、戴口罩	
	备妥用物：根据伤口情况准备； 常用物品：换药包（含弯盘、小药杯、血管钳、镊子、棉球、纱布）、清洗液（生理盐水）、皮肤消毒液（75%乙醇溶液或安尔碘溶液）、棉签、棉垫、绷带、胶布、新型敷料、伤口尺、洗手液、手套、治疗巾、污物桶、垃圾袋等	★
核对解释	核对：采用两种以上方式核对患者身份	★
	解释：伤口换药的目的、方法、注意事项及配合要点	
患者准备	协助患者正确安置体位，充分暴露伤口，便于换药	
	注意保暖，保护隐私	
伤口评估	换药部位下铺治疗巾，暴露伤口	
	洗手、戴手套	
	打开换药包，准备好生理盐水棉球和消毒液棉球	
	用手揭开外层敷料，污面向上置于弯盘内，观察渗液情况	
	用无菌镊取下内层敷料及引流条	
	评估伤口：性质、部位、大小、深度、基底情况、渗液情况、气味、有无感染等	★
	评估伤口周围皮肤：有无浸渍、颜色异常等	★
清洗伤口	正确清洗创面，注意伤口清洁顺序	★
	再次评估并测量伤口大小	
创面处理	根据伤口情况正确处理创面	★
	选择合适的伤口内层敷料和外层敷料，妥善固定	
操作后处理	撤去治疗巾、弯盘	
	脱手套、洗手	
	协助患者整理衣物、床单位，取舒适卧位	
	正确处理用物	
	洗手，脱口罩，准确记录	

注：★表示关键步骤。

（四）注意事项

（1）严格遵守无菌操作原则。

（2）保持双手持镊，一手持相对无菌镊，另一手持接触伤口镊，两把镊子不得混用（图 3－22、3－23）。

（3）正确区分伤口类型并采取合适的换药方法。

（4）外层敷料至少大于伤口边缘 2～3 cm，敷料一旦放置在伤口上，切勿再移动，防止因敷料滑动，将皮肤上的污物带入伤口内。

（5）伤口填塞必须选用合适的敷料，轻力松松地填塞伤口，敷料末段必须保留在伤口外。

（6）包扎伤口时要保持良好血液循环，不可固定太紧，包扎肢体时应从身体远端到近端，促进静脉回流。

（7）如患者有多个伤口，勿同时暴露。应先处理清洁伤口，最后处理污染伤口或感染伤口。

（8）换药过程中，加强与患者的沟通，注意观察患者反应。对可能会引起剧烈疼痛的伤口，换药前应先使用止痛剂。

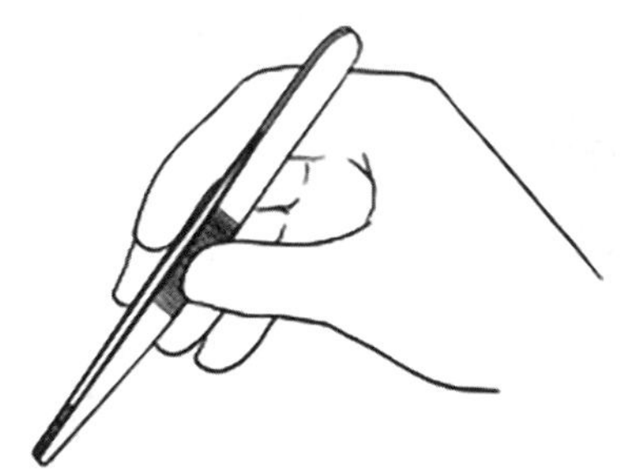

图 3－22　持镊法

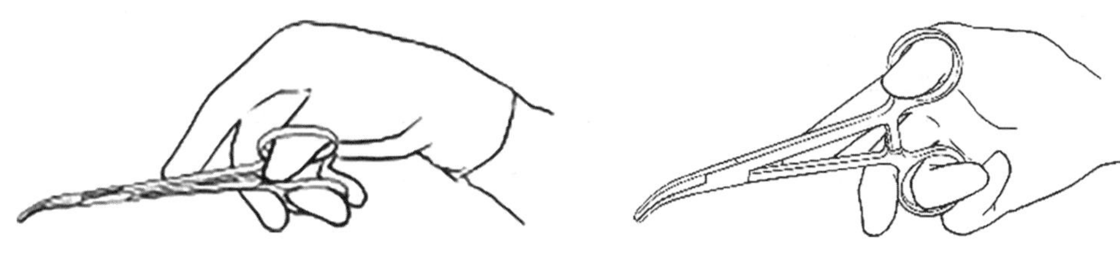

图 3－23　持血管钳法

（五）操作并发症及处理

感染的预防及处理如下。

（1）预防：

1）严格遵守无菌操作原则。

2）保持双手持镊，一手持相对无菌镊，另一手持接触伤口镊，两把镊子不得混用。

3）正确区分伤口类型并采取合适的换药方法。

（2）处理：

1）采用正确的方法继续换药。

2）遵医嘱采用抗生素治疗。

3）保持伤口周围皮肤清洁干燥，一旦污染，及时换药。

（六）健康教育

（1）根据伤口情况告知患者换药频次。

（2）告知患者注意保持伤口敷料清洁干燥，敷料潮湿时及时更换。

（3）告知患者注意保护伤口，避免受压或牵拉，保持伤口周围皮肤清洁。

（4）告知患者根据自身情况注意营养，适当活动，遵医嘱用药等。

（七）知识链接

1. 伤口分类

（1）清洁伤口：无菌手术切口，可获一期愈合。

（2）污染伤口：有细菌污染但尚未形成感染的伤口。清创处理后使之接近清洁伤口，可获一期愈合，合并感染则成为感染伤口。

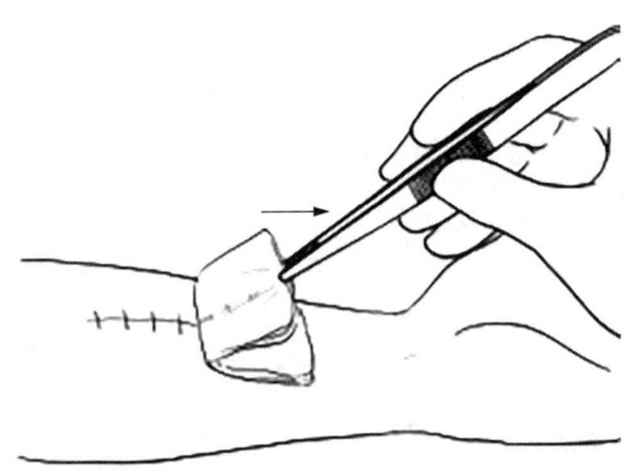

图 3-24　揭敷料方向与伤口长轴平行

（3）感染伤口：细菌严重污染已发生感染的伤口，多需二期愈合。

2. 换药基本技术

（1）无菌技术。

（2）揭除敷料方法：揭开创面敷料时，由外向里，动作要轻柔；手取外层敷料，钳取内层敷料；有粘连时，应用生理盐水湿敷后再揭；揭敷料方向与伤口长轴平行，以免伤口裂开；一边揭除敷料一边观察伤口（图 3-24）。

（3）换药物品的传递方法。双镊法：一镊为相对无菌镊，夹取、传递换药物品，另一镊为处理伤口镊，两把镊子不得混用。

（4）创面周围皮肤消毒方法：清洁伤口由内向外消毒切口周围皮肤 2 次，感染伤口由外向内消毒切口周围皮肤 2 次。消毒范围稍大于敷料范围。

（5）伤口包扎固定方法。

（6）污物敷料的处理。按照院内消毒隔离要求处理。

3. 物品准备原则　进行换药物品准备时依照用什么，取什么；用多少，取多少；先干后湿；先无刺激性，后有刺激性；先用后取，后用先取的原则进行。

4. 湿性愈合疗法　在伤口湿润环境愈合理论的指导下，运用敷料和（或）药液保持伤口湿润，给伤口提供一个湿性愈合的环境，有利于促进愈合的环境、促进愈合的手段或方法即为湿性愈合疗法。敷料和创面用药是湿性愈合治疗的关键，临床运用的药膏、各种新型敷料的目的就是营造一种湿润的伤口环境。

（八）操作评价

（1）严格执行无菌操作原则。

（2）严格执行查对制度。

（3）正确评估伤口。

（4）根据伤口情况选择合适的创面处理方法。

（5）敷料选择及使用正确。

（6）爱伤观念强，注意观察患者反应。

（7）操作熟练，动作轻巧、准确、稳重，注意节力原则。

二、伤口拆线

（一）概述

伤口拆线（take out stitches）是外科手术中的最后一步，是指手术伤口愈合后将缝合线拆除掉，达到伤口最终愈合的目的。

（二）目的

拆除伤口缝线，促进伤口愈合。

（三）操作流程

如表 3－10 所示。

表 3－10　伤口拆线操作流程

操作步骤	动作要点	备注
核对医嘱	接到医嘱后，双人核对	★
评估解释	核对：采用两种以上方式核对患者身份	
	评估： ① 患者的意识、自理能力、心理状态及配合程度； ② 伤口手术名称、部位、缝合时间等； ③ 患者全身情况（年龄、潜在性疾病、血液循环系统、凝血功能障碍、营养不良、全身用药、吸烟、饮酒等影响伤口愈合的因素）	★
	解释：伤口拆线的目的、方法、注意事项及配合要点	
准备和检查用物	素质要求：服装整洁，仪表端庄	
	环境准备：安静、整洁、明亮、温湿度适宜； 擦拭台、盘、车	
	护士准备：洗手、戴口罩	
	备妥用物：根据伤口情况准备； 常用物品：拆线包（含弯盘、血管钳、镊子、医用剪、棉球、纱布）、皮肤消毒液（75％乙醇或安尔碘溶液）、绷带、胶布、棉垫、新型敷料、洗手液、手套、治疗巾、污物桶、垃圾袋等	★

（续　表）

操作步骤	动作要点	备注
核对解释	核对:采用两种以上方式核对患者身份	★
	解释:伤口拆线的目的、方法、注意事项及配合要点	
患者准备	协助患者体位放置正确,可充分暴露伤口,便于伤口拆线	
	注意保暖,保护隐私	
伤口暴露	伤口部位下铺治疗巾,暴露伤口	
	洗手、戴手套	
	打开拆药包,准备好消毒液棉球	
	用手揭去伤口外层敷料,污面向上置于弯盘内,观察伤口渗液情况	
	用镊子揭除内层敷料,必要时用生理盐水湿润后再揭下	
伤口评估	评估伤口愈合情况	★
拆线	用消毒液消毒切口周围皮肤及线结外露部分2遍	★
	持镊(或血管钳)将线结夹住提起,露出缝线少许,将剪刀紧贴皮肤,在结下剪断缝线	
	拉出缝线	
	观察伤口情况,有无裂开	
	再次消毒皮肤1遍	
	盖上纱布后用胶布固定(或贴上新型敷料)	
操作后处理	撤去治疗巾、弯盘	
	脱手套、洗手	
	协助患者整理衣物、床单位,取舒适卧位	
	正确处理用物	
	洗手,脱口罩,准确记录	

注:★表示关键步骤。

(四) 注意事项

(1) 严格执行无菌操作原则。

(2) 把握合适的拆线时机。

(3) 拆线时及拆线后应注意有无切口裂开。如有浅层伤口裂开,用蝶形胶布拉拢,如有深层或全层伤口裂开,需再次缝合或对症处理。

(五) 健康教育

(1) 告知患者注意保持伤口敷料清洁干燥,敷料潮湿时及时更换。

(2) 告知患者注意保护伤口,避免受压或牵拉,保持伤口周围皮肤清洁。

(3) 告知患者刚拆完线，避免增加伤口处张力，防止伤口裂开。

(4) 告知患者复诊时间。

(5) 告知患者根据具体情况注意营养、适当活动、遵医嘱用药等。

(六) 知识链接

拆线时间依据伤口的部位、患者年龄和全身营养状况而定。一般情况下，伤口拆线时间：头面颈部术后 4～5 天，下腹部及会阴部术后 6～7 天，胸、上腹部及臀部术后 7～9 天，四肢术后 10～12 天，减张缝线术后 14 天。

年老体弱、营养不良者，切口张力较大者应适当延长拆线时间。伤口愈合后也不宜太晚拆线，易形成所谓的铁道式瘢痕(epithelial-lined tract)。

(七) 操作评价

(1) 严格执行无菌操作原则。

(2) 严格执行查对制度。

(3) 伤口拆线时机恰当。

(4) 爱伤观念强，注意观察患者反应。

(5) 操作熟练，动作轻巧，注意节力原则。

(6) 操作时间小于 10 分钟。

（吴　燕）

参考文献

[1] 王亚宁，周巧玲，刘欢，等. 护理技能实用手册[M]. 长沙：中南大学出版社，2014:42.

[2] 矫艳京. 手术室护理技术规范[M]. 北京：人民卫生出版社，2017.

[3] 郭莉. 手术室护理实践指南(2019 版)[M]. 北京：人民卫生出版社，2019.

[4] 胡必杰，陆群，刘滨，等. SIFIC 医院感染与预防控制操作图解[M]. 上海：上海科学技术出版社，2015:148－213.

[5] 张冬梅，胡小灵. 手术室护士规范操作指南(护士规范操作指南丛书)[M]. 北京：中国医药科技出版社，2016:1－5.

[6] 韩黎，宋烽. 国家军用标准 GJB7480－2012《手术部位感染预防控制指南》释义[M]. 北京：人民军医出版社，2013:132.

[7] 月琼，许刑文，熊欢，等. 手卫生整合管理对手术切口感染率的影响[J]. 中华医院感染学杂志，2012,22(11):2305－2306.

[8] 吴颖，洪慧侃，陈幼琼，等. 手术室专科护理操作规范与评分标准[M]. 武汉：华中科技大学出版社，2019.

[9] 杨美玲，李国宏. 手术室护士分级培训指南[M]. 南京：东南大学出版社，2016:82.

[10] 黄加敏，袁建华，陈丽，等. 外科护理学实验指导[M]. 南昌：江西科学技术出版社，2011:1.

[11] 胡必杰，高晓东，韩玲祥，等. 医院感染预防与控制标准操作规程[M]. 上海：上海科

学技术出版社，2019：5.

[12] 国家药品监督管理局. 病人、医护人员和器械用手术单、手术衣和洁净服 第8部分：产品专用要求：YY/T 0506. 8 - 2019[S/OL]. [2022 - 06 - 18]. https://std.samr.gov.cn/hb/search/stdHBDetailed? id=C9A87631D30F24F8E05397BE0A0A085D.

[13] 王建敏. 手术室护理人员工作全书[M]. 北京：军事医学科学出版社，2008：70 - 71.

[14] 康骅. SIFIC外科基本操作及带教指导[M]. 北京：科学出版社，2008：42 - 45.

[15] 张育红. 手术室护理操作指南(第2版)[M]. 北京：科学出版社，2019：1 - 2.

[16] 郭莉，徐梅. 手术室专科护理[M]. 北京：人民卫生出版社，2019：219 - 223.

[17] 龚蕾，俞丽娜. 皮肤消毒常见方法门辨析[J]. 医学信息，2011，24(8)：5112.

[18] 吴欣娟，张晓静. 实用临床护理操作手册[M]. 北京：中国协和医科大学出版社，2018：63.

[19] 张玲娟，席惠君. 新入职护士规范化培训护理操作流程与考核标准[M]. 上海：上海科学技术出版社，2018：18.

[20] 李乐之，路潜. 外科护理学(第6版)[M]. 北京：人民卫生出版社，2017：643.

[21] 杨明玉，周玉虹. 外科护士规范操作指南[M]. 北京：中国医药科技出版社，2016：11.

[22] 田姣，李哲. 实用普外科护理手册[M]. 北京：化学工业出版社，2017：9.

[23] 吴欣娟. 外科护理工作标准流程图表[M]. 长沙：湖南科学技术出版社，2018：10.

[24] 党世民. 外科护理学(第6版)[M]. 北京：人民卫生出版社，2011，8：112.

[25] WHO. WHO Guidelines on hand hygiene in health care [EB]. Genera: WHO, 2009.

[26] Association of Perioperative Registered Nurses. Recommend practices for selection and use of surgical gowns and drapes [J]. AORN J, 2003，77(1)：206 - 210，213.

[27] LING ML, CHING P, WIDITAPUTRA A, et al. APSIC guidelines for disinfection and sterilization of instruments in health care facilities [J]. Antimicrob Resist In, 2018，7(1)：25.

[28] ERDAL U, ABDULHAMIT U, MUSTAFA O, et al. Time-dependent surgical instrument contamination begins earlier in the uncovered table than in the covered table[J]. Knee Surg Sports Traumatol Arthrosc, 2020，28：1774 - 1779.

第四章　急危重症护理操作技术

第一节　基本止血与包扎技术

一、止血

（一）概述

止血是现场救护的一种重要技术。凡出血的伤口均需止血，止血是为了防止伤口继续出血而危及患者的生命。常用的止血方法有指压止血法、加压包扎止血法和止血带止血法。

（二）目的

控制出血，保持有效的血容量，防止休克，挽救生命。

（三）适应证

凡是出血的伤口都需要止血。根据损伤血管不同，外伤出血大致可分为动脉出血、静脉出血和毛细血管出血。

1. *指压止血法*　中等或较大动脉的出血，以及较大范围的静脉出血和毛细血管出血。

2. *加压包扎止血法*　中、小静脉，小动脉或毛细血管出血。

3. *止血带止血法*　四肢大动脉出血或采用加压包扎后，仍不能有效控制的大出血可选用止血带止血法。

（四）操作流程

如表 4－1 所示。

表 4－1　止血的操作流程

操作步骤	动作要点	备注
评估	评估患者一般情况：意识状态、生命体征、心理状况等	
	检查患者伤情，评估出血部位、出血量等	
准备	戴手套	
	准备用物：无菌敷料、绷带、干净毛巾、止血带、记号笔、卡片	
止血	（1）指压止血法（图 4－1）： 1）头顶部出血：压迫同侧耳屏前方颧弓根部的搏动点； 2）颜面部出血：压迫同侧下颌骨下缘、咬肌前缘的搏动点； 3）颈部、面深部、头皮部出血：可用拇指和其他四指压迫同侧气管外侧与胸锁乳突肌前缘中点之间的强搏动点，用力向后压向第 5 颈椎横突上，以达到止血目的；	★

（续 表）

操作步骤	动作要点	备注
	4) 肩部、腋部、上臂出血:压迫同侧锁骨上窝中部的搏动点,将动脉压向第一肋骨; 5) 前臂出血:压迫肱二头肌内侧沟中部的搏动点,将动脉压向肱骨干; 6) 手部出血:压迫手腕横纹稍上处的内、外侧搏动点; 7) 大腿出血:用拳头或双手拇指重叠用力压迫大腿根部腹股沟中点稍向下方的强搏动点止血; 8) 足部出血:可用双手示指或拇指压迫足背中部近脚踝处的搏动点及足跟和内踝之间的搏动点	
	(2) 加压包扎止血法: 将无菌敷料覆盖在伤口上,再用绷带或三角巾以适当的压力包扎,其松紧度以能达到止血效果为宜	★
	(3) 止血带止血法: 1) 绞紧止血法:将三角巾叠成带状,绕肢体一圈,两端向前打一活结,并在一端留出一小套,将木棒插在带圈内,提起木棒绞紧,再将木棒一头插入小套内,并把小套拉紧固定; 2) 橡皮止血带止血法(图 4-2):在肢体伤口近心端,用纱布、毛巾等作为衬垫缠绕肢体,以左手的拇指、示指和中指持止血带的头端,将长的尾端绕肢体一圈后压住头端,再绕肢体一圈,然后用左手示指和中指夹住尾端从两圈止血带下拉出,形成一个活结	★
评估记录	检查止血的效果	★
	观察皮肤颜色、温度和活动度	★
	用卡片标记部位、开始止血时间等	
操作后处理	协助患者取舒适卧位	
	嘱咐注意事项	
	安慰患者,清理用物	
	洗手	

注:★表示关键步骤。

(五) 注意事项

(1) 对颈总动脉的压迫止血应慎重,密切观察患者有无晕厥等表现,禁止同时压迫双侧颈总动脉,以免引起脑缺氧。

(2) 紧急止血时,若徒手直接压迫止血,易造成伤口感染。

(3) 如伤口有尖锐异物或碎骨头时,不可用加压包扎止血法。

(4) 使用止血带止血前,应将患者肢体抬高片刻,使静脉回流后再使用。

(5) 切忌在上肢中部扎止血带,以免损伤桡神经。前臂和小腿不宜扎止血带,因其动脉从两骨间通过,使血流阻断不全。

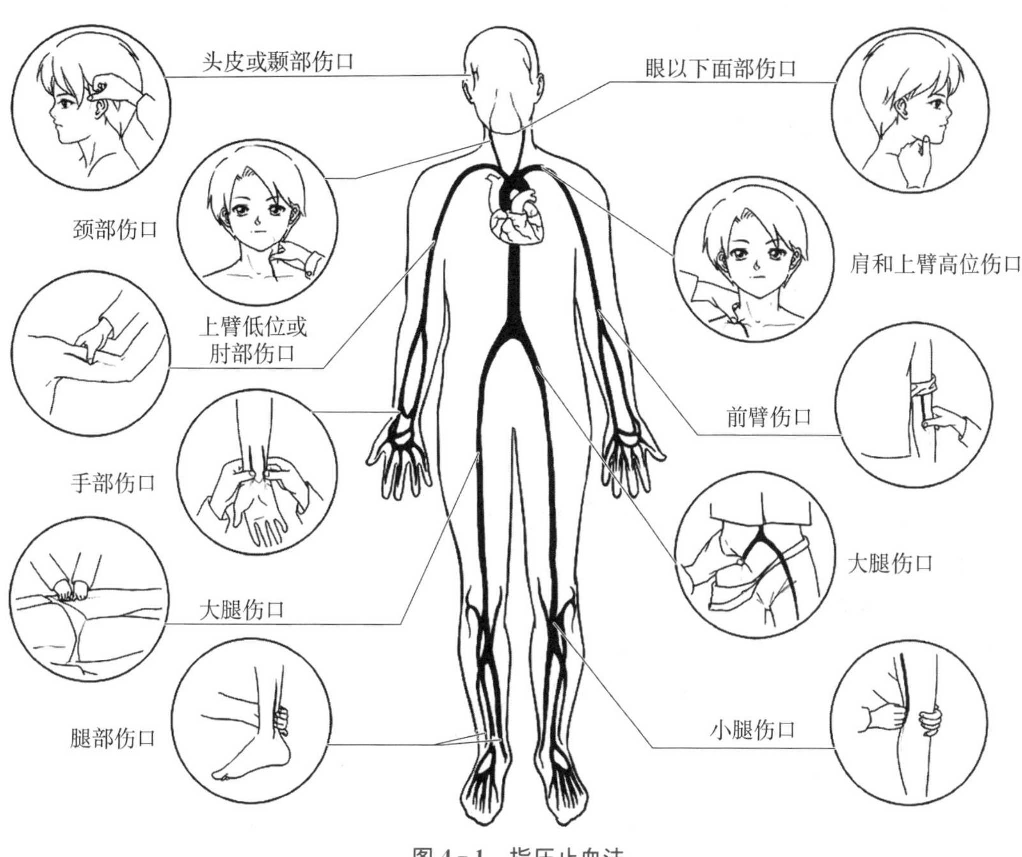

图 4－1　指压止血法

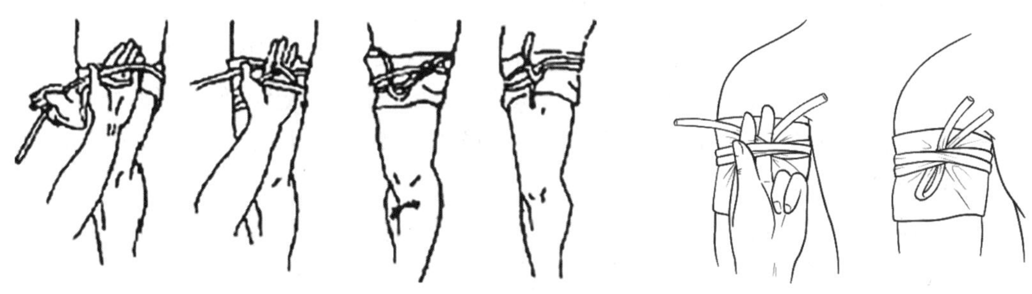

图 4－2　止血带止血法

(6) 止血带绑扎松紧要适宜，以刚好使远端动脉搏动消失为宜。

(7) 使用止血带后必须记录时间，且使用止血带止血总时间不超过 5 小时，以免引起肌肉缺血、坏死、厌氧菌感染，甚至休克等并发症而危及生命。一般每隔 1 小时放松止血带 2～3 分钟，秋冬季节或环境气温较低时可 1.5 小时放松止血带 1 次，不可在同一部位反复绑扎，放松时改用指压止血法。在明显部位用标签注明使用日期、部位、止血带止血时间和放松时间，便于急救人员转运时了解情况。

(8) 止血带下必须放衬垫,以防勒伤皮肤,严禁用电线、铁丝和绳索代替止血带。

(六) 操作并发症及处理

1. 皮肤损伤

(1) 预防:参见上文“注意事项”第(6)~(8)条。

(2) 处理:

1) 若压迫处皮肤出现水疱,可使用注射器将其抽瘪,并用无菌敷料覆盖,定时换药。

2) 出现压力性损伤时,应局部减压,必要时使用溃疡贴、贝复济等促进创面愈合。

3) 加强营养,以改善机体抵抗力。

2. 肢体缺血/坏死

(1) 预防:同皮肤损伤预防。

(2) 处理:

1) 一旦发现肢体缺血,及时放松止血带,改为指压止血法。

2) 如发生肢体坏死,必要时手术治疗。

(七) 健康教育

(1) 告知患者止血的目的、方法、注意事项及配合要点。

(2) 在止血过程中如有肢体肿胀,肢端皮肤颜色、温度或活动的改变,及时告知护士。

(八) 知识链接

(1) 临床上用于止血的止血带有充气止血带、橡皮止血带、卡式止血带和弹力止血带,以充气止血带效果最好。充气止血带的压迫面积大,压力可控制,定时放松方便,对组织损伤小,其标准压力上肢为 250~300 mmHg(33.3~40 kPa),下肢为 400~500 mmHg(53.3~66.6 kPa),无压力表时,以刚好使远端动脉搏动消失为宜。

(2) 止血带压力很大时,肌肉的缺血再灌注损伤程度很大,肌肉组织和周围神经、血管在一定程度上已发生大面积的损伤。大量组织液聚集在周围组织,使患者肿胀程度急剧增加。细胞和血管的损伤造成大量炎症因子释放,短时间内无法快速代谢,在一定程度上会增加患者的疼痛。

目前,超声指导设定止血带压力的效果最好,还有通过超声测量腘动脉血流阻断压力、足背动脉搏动消失、血氧检测仪监测下肢大动脉血流等多种方法。但由于个体差异性,止血带压力很难测量,应用科学的方法设定最小且有效的充气压力,既能够稳定血流动力学变化,又可减少止血带并发症的发生率及使用止血带的不适感。

(九) 操作评价

(1) 熟练掌握不同出血情况止血方法的应用。

(2) 动作熟练,止血部位明确。

(3) 关键步骤全部完成,无错漏。

(4) 根据实际情况,做好健康指导。

(5) 操作时间小于 5 分钟。

二、包扎

（一）概述

包扎是外伤急救常用的方法之一，主要用于创伤后有伤口的患者，具有保护伤口、减少污染、固定敷料、压迫止血、促进伤口早期愈合的作用。

（二）目的

(1) 保护伤口、防止感染。

(2) 减少出血，预防休克。

(3) 保护内脏、血管、神经和肌腱等重要组织。

(4) 便于转运患者。

（三）适用范围

各部位的伤口。

1. *环形包扎法*　适用于各种包扎的开始和结束；适用于额、颈、胸、腹等粗细均匀的部位。

2. *蛇形包扎法*　适用于临时包扎或固定夹板，需由一处迅速延伸到另一处或做简单固定时。

3. *螺旋形包扎法*　适用于直径大小差异不大的部位，如上臂、手指、躯干和大腿等。

4. *螺旋反折包扎法*　适用于直径大小差异较大的肢体，如前臂、小腿等部位，但不可在伤口上或骨隆突处反折。

5. *"8"字包扎法*　适用于直径不一致的部位或屈曲的关节部位，如肩关节、髋关节和膝关节等。

6. *回反形包扎法*　适用于头部、指端或截肢残端的包扎。

（四）操作流程

如表 4－2 所示。

表 4－2　包扎的操作流程

操作步骤	动作要点	备注
评估	(1) 评估患者一般情况：意识状态、生命体征、心理状况等； (2) 检查患者伤情，评估伤口部位、伤口大小、出血情况等	
准备	戴手套	
	准备用物：无菌敷料、绷带、三角巾、毛巾、记号笔、卡片等	
包扎	(1) 三角巾包扎： 1) 头部帽式包扎法：将三角巾的底边反折 3 cm，正中置于患者的前额处，与眉平齐，顶角经头顶垂于枕后，然后把两底角经两耳后拉紧，在枕后交叉并压住顶角，再拉两底角在前额打结(图 4－3)； 2) 单肩包扎法：将三角巾折叠成燕尾式，尾角向上，放在伤侧肩上，大片向上盖住肩部及上臂上部，燕尾底边包绕上臂上部打结，两燕尾角分别经胸、背拉到对侧腋下打结(图 4－4)；	

（续　表）

操作步骤	动作要点	备注
	3) 双肩包扎法：将三角巾折叠成燕尾角等大的燕尾巾，夹角朝上对准颈部，燕尾披在两肩上，两燕尾角分别经左右肩拉到腋下与燕尾底角打结(图 4-5)； 4) 胸部包扎法：将三角巾顶角越过伤侧肩部，垂于背后，使三角巾底边中央位于伤部下方，并在底部反折 2 横指，两底角拉至背后打结，再将顶角上的带子与底角结打在一起(图 4-6)； 5) 臀部包扎法：三角巾顶角朝下，底边横放于脐部，拉紧两底角至腰部打结，顶角经会阴部拉至臀上方，顶角带子与底角余头打结(图 4-7)； 6) 上肢包扎法：将三角巾一底角打结后套在伤侧手上，另一底角沿手臂后侧拉至对侧肩上，顶角包裹伤肢，前臂屈至胸前，拉紧两底角打结(图 4-8)； 7) 手(足)部的包扎法：将手(足)放于三角巾的中间位置，指(趾)尖对准顶角，将顶角提起反折覆盖于手(足)背上，然后将两底角绕过腕(踝)关节打结(图 4-9)	★
	(2) 绷带包扎： 1) 环形包扎法：适用于四肢、额部、胸腹部等粗细相等部位的小伤口。操作时将绷带做环形重叠缠绕，包扎完毕将带尾中间剪开分成两头，打结固定(图 4-10)； 2) 蛇形包扎法：适用于由一处迅速延伸到另一处或作简单的固定。方法：将绷带从伤口远心端开始作环形重叠缠绕两周，然后以绷带宽度为间隔斜形上缠，包扎完毕，绷带环形重叠缠绕两周后，将带尾中间剪开分成两头，打结固定(图 4-11)； 3) 螺旋形包扎法：适用于周径基本相同的上臂、大腿等部位的伤口。方法：将绷带从伤口远心端开始作环形重叠缠绕两周，然后后一圈压住前一圈 1/2～1/3，伤口包扎完毕，绷带环形重叠缠绕两周后，将带尾中间剪开分成两头，打结固定(图 4-12)； 4) 螺旋反折形包扎法：适用于周径不相同的前臂、小腿等部位的伤口。方法：将绷带从伤口远心端开始作环形重叠缠绕两周，然后后一圈压住前一圈 1/2～1/3 的同时反折成一等腰三角形，伤口包扎完毕，绷带环形重叠缠绕两周后，将带尾中间剪开分成两头，打结固定(图 4-13)； 5) “8”字形包扎法：适用于关节、手掌、手背部位的伤口包扎。方法：将绷带从伤口远心端开始作环形重叠缠绕两周，然后后一圈压住前一圈 1/2～1/3 的同时按“8”字走行缠绕，伤口包扎完毕，绷带环形重叠缠绕两周后，将带尾中间剪开分成两头，打结固定(图 4-14)； 6) 回反形包扎法：适用于残端或头部的伤口。方法：将绷带先环形重叠缠绕两周，然后从中间开始，前后来回反折，后一圈压住前一圈 1/2～1/3，伤口包扎完毕，绷带环形重叠缠绕两周，将带尾中间剪开分成两头，打结固定(图 4-15)	★

（续　表）

操作步骤	动作要点	备注
评估记录	检查包扎的效果	★
	观察皮肤颜色、温度和活动度	★
	用卡片标记部位、时间等	
操作后处理	协助患者取舒适卧位	
	嘱咐注意事项	
	安慰患者，清理用物	
	洗手、记录	

注：★表示关键步骤。

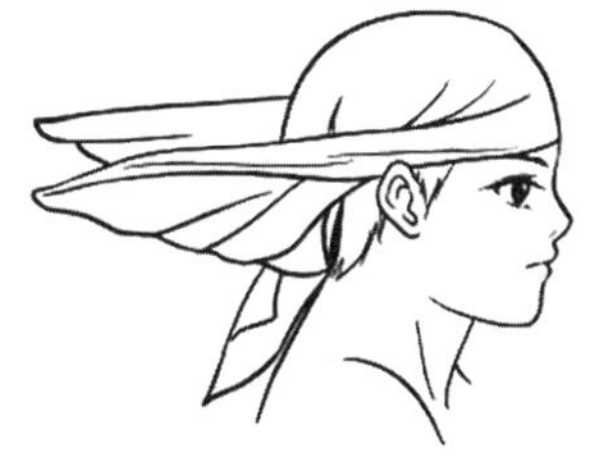
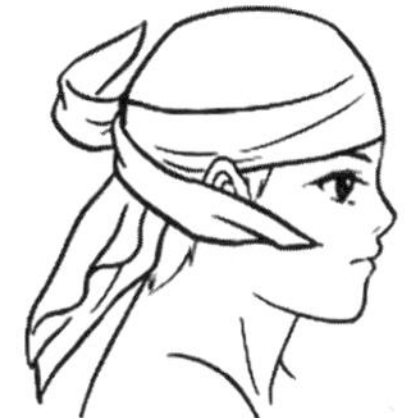
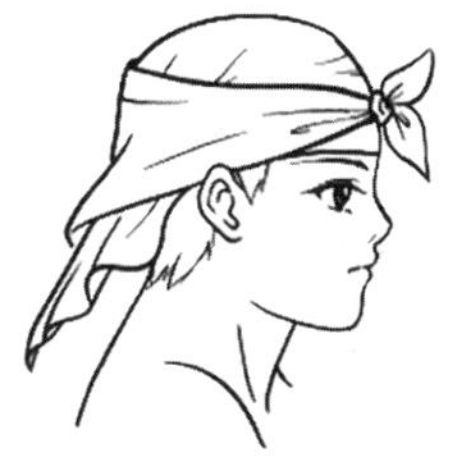
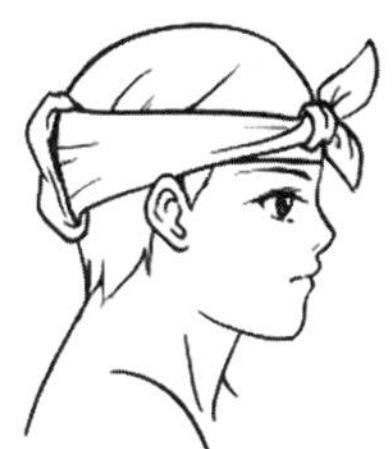

图 4－3　头部帽式包扎法

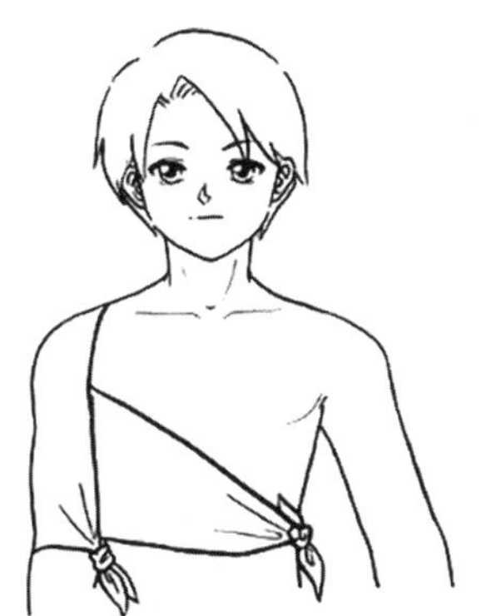
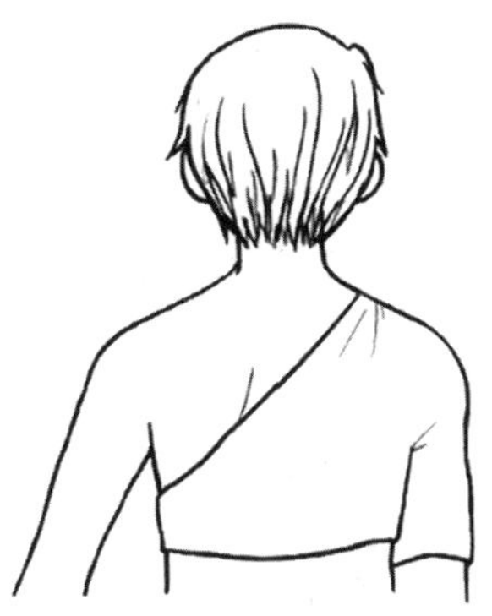

图 4－4　单肩包扎法

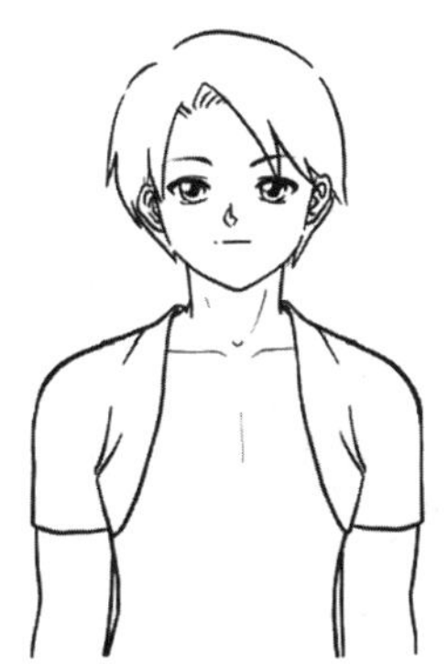
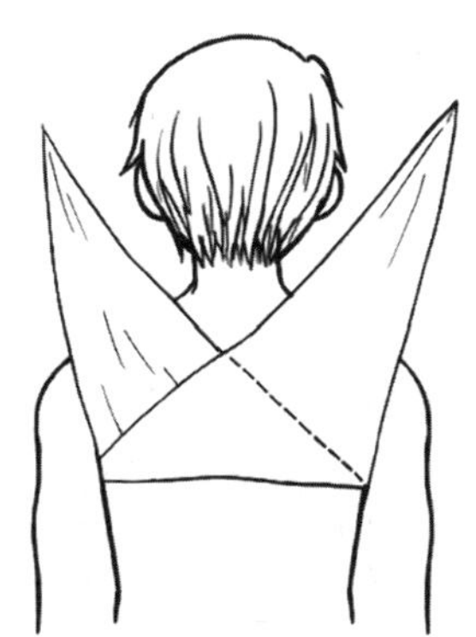

图 4－5　双肩包扎法

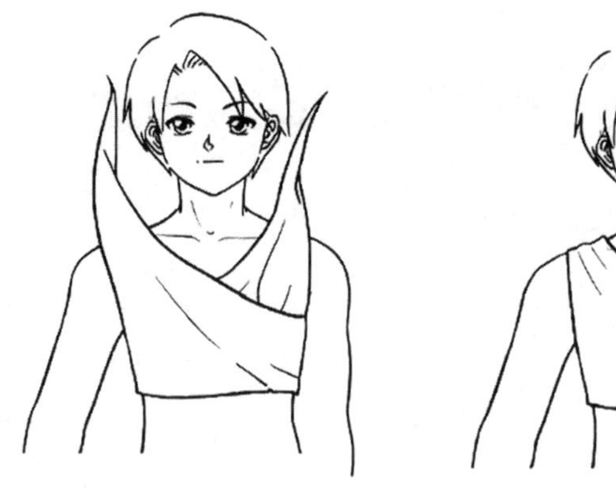

图 4-6　胸部包扎法

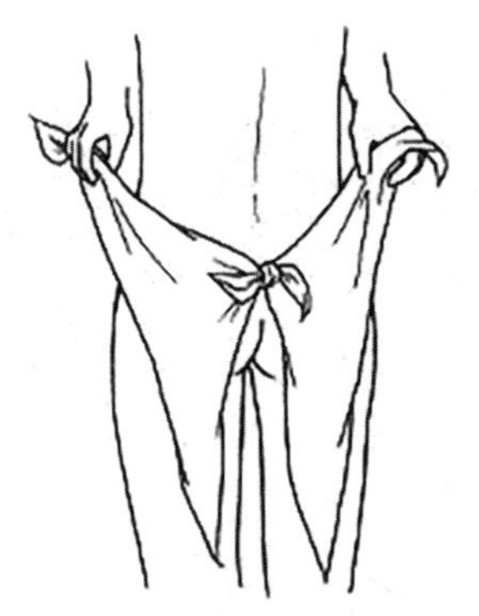
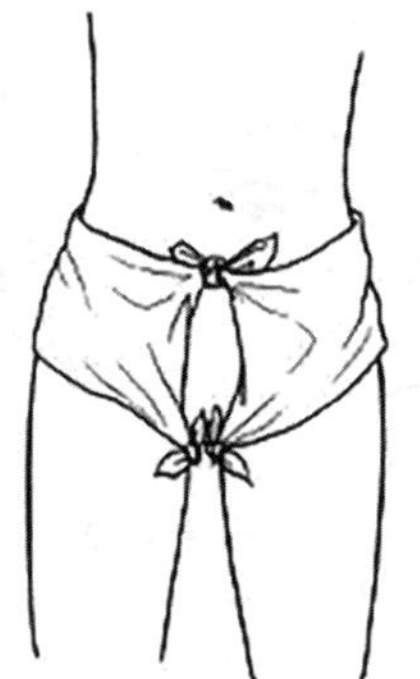
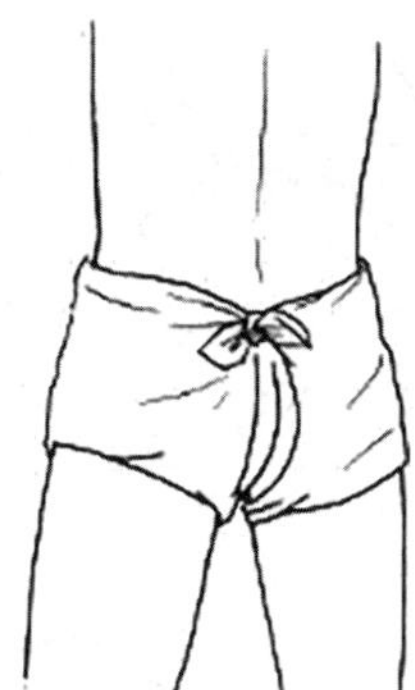

图 4-7　臀部包扎法

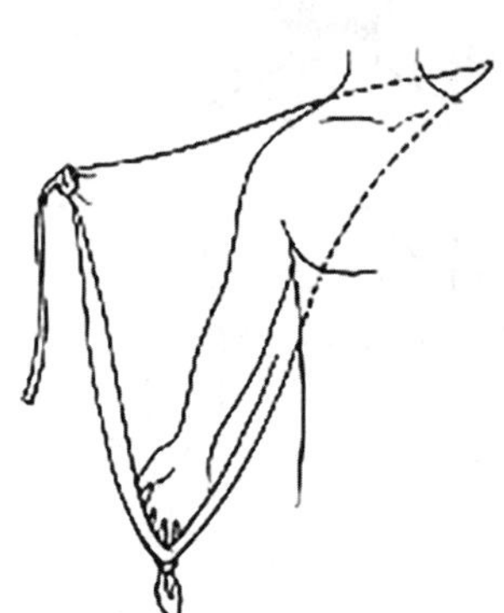
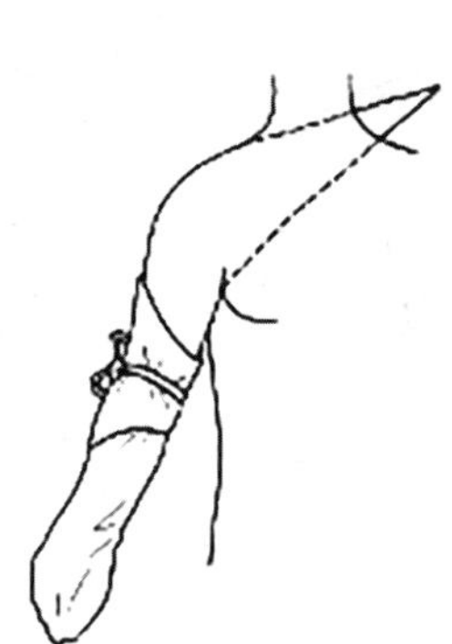
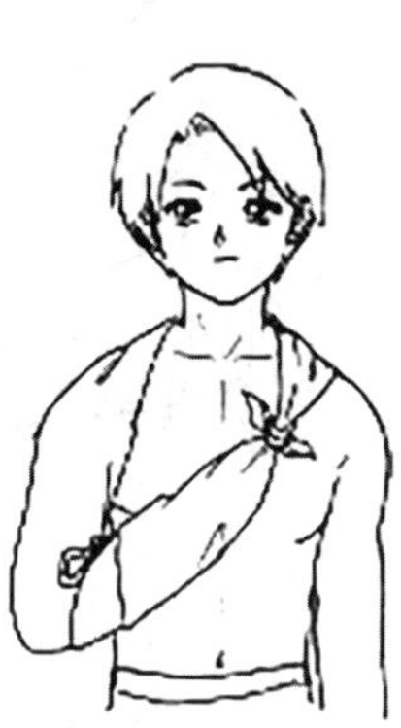

图 4-8　上肢包扎法

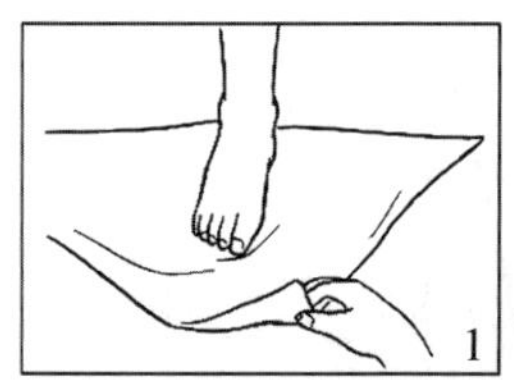

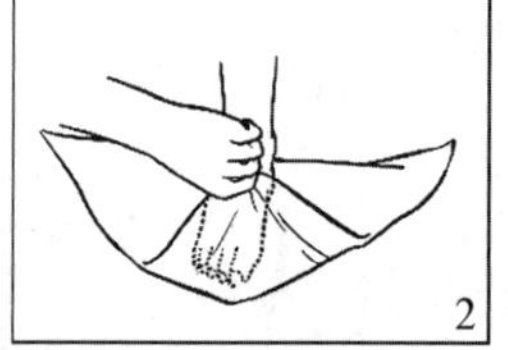

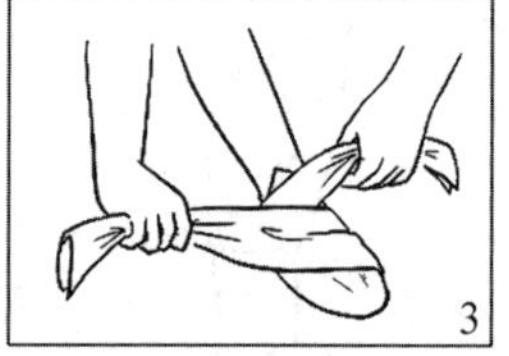

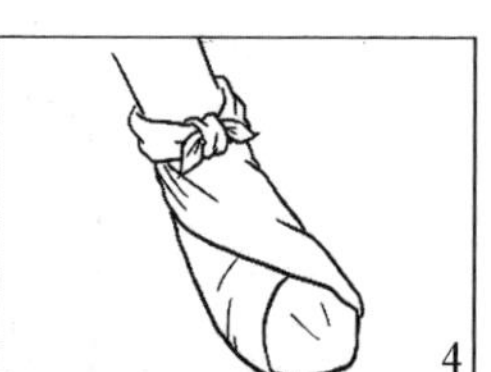

图 4-9　手(足)包扎法

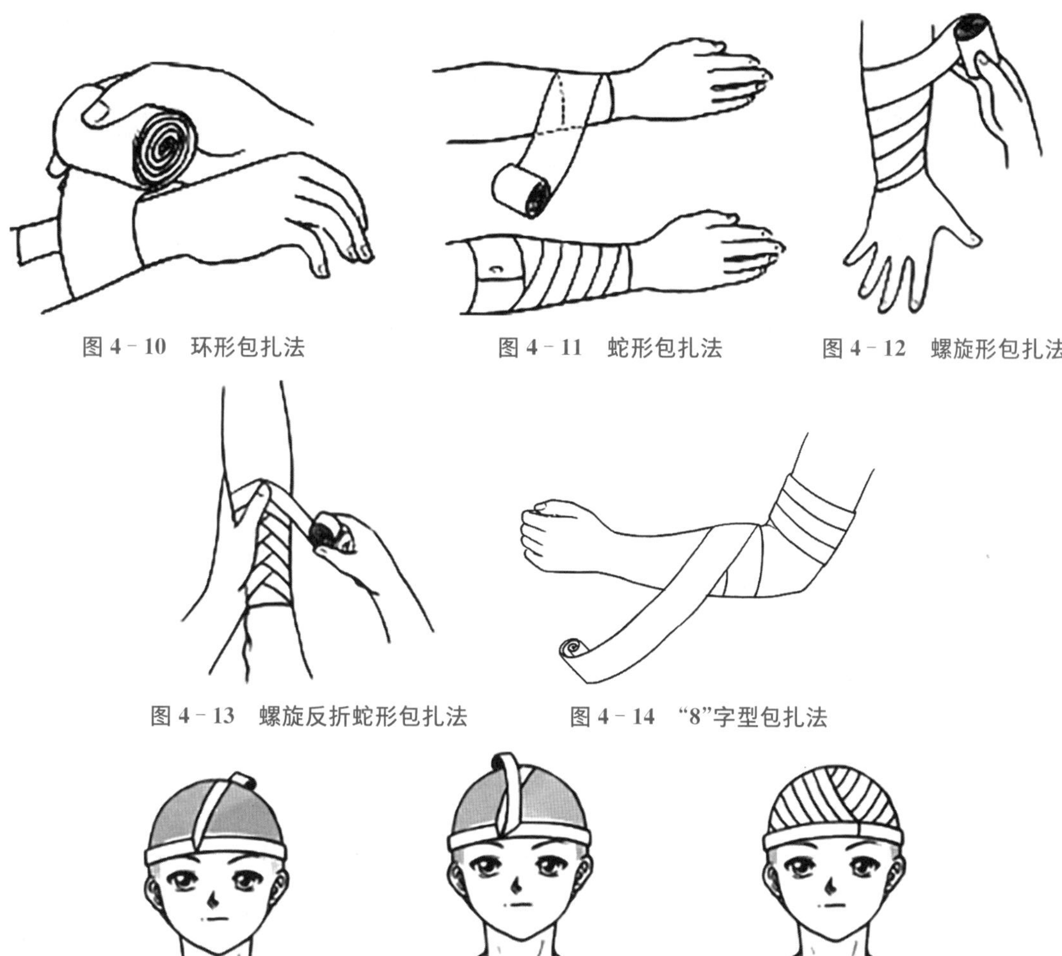

图 4-10　环形包扎法

图 4-11　蛇形包扎法

图 4-12　螺旋形包扎法

图 4-13　螺旋反折蛇形包扎法

图 4-14　“8”字型包扎法

图 4-15　回反形包扎法

（五）注意事项

(1) 包扎的动作要轻、快、准、牢。避免触碰伤口，增加患者的疼痛、出血和感染。

(2) 根据受伤部位选择合适的包扎用物和方法，包扎时应先简单清创并盖上消毒纱布再包扎。

(3) 选择宽度合适的绷带，包扎应松紧适度，用力均匀，以防滑脱或压迫神经、血管，影响远端血液循环。

(4) 包扎时方向应自下而上、由左向右、自远心端向近心端包扎。四肢包扎要暴露出指(趾)末端，以便观察肢端血液循环情况。

(5) 包扎时使患者处于舒适体位，皮肤皱褶处用衬垫保护，包扎的肢体必须保持在功能位。

(6) 包扎结束打结时不要在伤口处打结，以免压迫伤口而增加患者痛苦。

(7) 对于外露骨折或内脏器官,不可随便回纳。包扎出血伤口,应先用无菌敷料充分覆盖伤口,再予以适当加压包扎,以达到止血目的。

(六) 健康教育

(1) 告知患者包扎的目的、方法、注意事项及配合要点。

(2) 保持肢体处于功能位。

(3) 如有肢体肿胀,肢端皮肤颜色、温度或活动的改变,及时告知护士。

(七) 知识链接

包扎是外伤急救的一个重要环节,可减少因坏死组织、炎症因子释放、伤口暴露等增加伤口感染的风险。

负压伤口技术(negative pressure wound therapy, NPWT)也可称为负压封闭辅助闭合技术,是一种新型智能治疗模式,通过智能负压吸引,对伤口处形成密闭负压环境,同时覆盖透明膜,隔绝空气,形成保护膜,避免伤口暴露而导致感染加重,增加伤口处血液循环,减少水肿、感染发生,促进伤口愈合。大量临床证据证实 NPWT 可有效引流创面渗液、降低创面细菌负荷、促进肉芽组织新生,降低毁损肢体急诊创面感染率及缩短创面愈合时间。

(八) 操作评价

(1) 熟练掌握不同出血情况止血方法的应用。

(2) 动作熟练,止血部位明确。

(3) 关键步骤全部完成,无错漏。

(4) 根据实际情况,做好健康指导。

(5) 操作时间小于 5 分钟。

(蔡　吉)

第二节　徒手心肺复苏技术

(一) 概述

心肺复苏(cardiopulmonary resuscitation, CPR)是对心搏、呼吸骤停者所采取的急救措施,即以胸外心脏按压和人工呼吸等方法,建立循环、呼吸功能,保证其重要脏器的血液和氧气的供应,尽快恢复其心跳、呼吸和大脑的功能。

(二) 目的

建立人工循环和呼吸,使心搏骤停的患者迅速恢复心跳和呼吸,恢复生命器官的供血和供氧。

(三) 适应证

各种原因造成呼吸、心搏骤停的患者。

(四) 操作流程

如表 4-3 所示。

表 4－3　CPR 操作流程

操作步骤	动作要点	备注
快速评估	确认现场安全，判断患者有无意识（无反应）	
呼救	启动应急反应系统（呼救帮助，指定专人取除颤仪或 AED 及其他急救设备），记录时间	
判断脉搏、呼吸	触摸近侧颈动脉搏动（无）、同时看胸廓判断有无呼吸（无呼吸或仅为濒死叹息样呼吸），判断时间（5～10 秒）	★
复苏体位	（去枕）仰卧于坚实、平坦的平面上（必要时背部放置按压板），头、颈、躯干在同一轴线上，双手放于两侧，身体无扭曲	
胸外按压	(1) 松解衣领、腰带，暴露胸腹部	★
	(2) 按压位置：胸骨下半部（图 4－16）	★
	(3) 按压方法：双手掌根部叠放，双臂伸直，双肩位于双手正上方	★
	(4) 按压幅度：胸骨下陷至少 5 cm，但不超过 6 cm	★
	(5) 按压频率：100～120 次/分，连续按压 30 次，在 15～18 秒之内	★
开放气道	(1) 仰头抬颏法：一手放在患者前额，手掌用力向后压额头，使头部后仰，另一手指放在近侧下颏骨处，向上抬颏（图 4－17）	★
	(2) 双手托颌法：适用于怀疑有颈、脊椎损伤者，施救者站在患者头部前侧，双手肘关节置于患者头部两侧平面上，提下颌，使颏上抬（图 4－18）	★
人工呼吸	一手捏住患者鼻子，施救者平静吸气后，用口唇包住患者口唇，向患者缓慢吹气 2 次，每次吹气持续 1 秒以上，使患者胸廓隆起	★
	吹气完毕，松开捏鼻子的手，转头看胸廓起伏情况	★
	频率：10～12 次/分，或者每 5～6 秒给予一次人工呼吸	★
除颤仪/AED	胸外按压与人工呼吸比为 30∶2 的周期进行心肺复苏	★
	如有可能应尽早使用除颤仪或 AED	
复苏效果	每 5 个循环（约 2 分钟）后，判断复苏效果	★
	(1) 可触及颈动脉搏动	
	(2) 有自主呼吸	
	(3) 意识恢复	
	(4) 收缩压大于 7.98 kPa（60 mmHg）	
	(5) 面色、口唇、甲床、皮肤等颜色转为红润	
	(6) 散大的瞳孔缩小、对光反射存在	

（续　表）

操作步骤	动作要点	备注
操作后处理	安置患者，注意保暖	
	整理用物	
	洗手，记录	
	进入下一步生命支持	

注：★表示关键步骤。

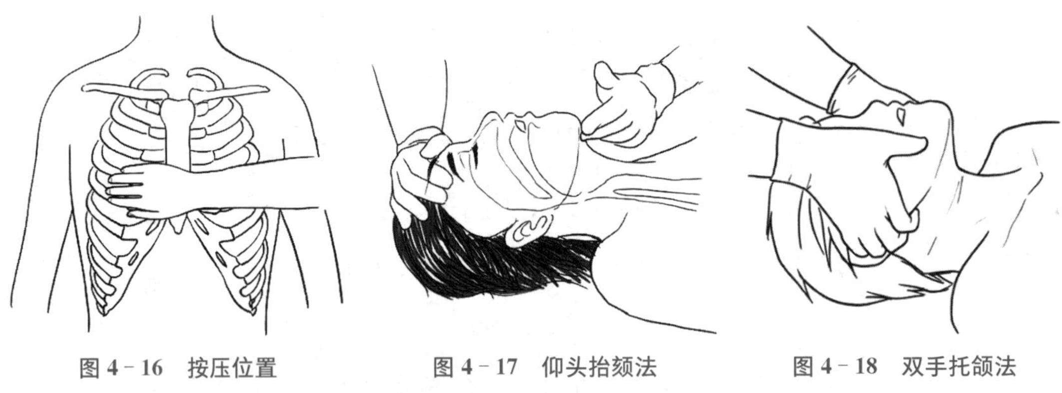

图 4－16　按压位置　　图 4－17　仰头抬颏法　　图 4－18　双手托颌法

（五）注意事项

（1）2015 年 AHA"心肺复苏及心血管急救指南"中未涉及心肺复苏的禁忌证，心肺复苏无绝对禁忌证。

（2）有颈部外伤需要翻身时，做好头颈部的固定，保证患者头颈部与身体在同一轴线翻转。

（3）检查是否无呼吸或仅为喘息样呼吸，同时检查颈动脉搏动，应在 10 秒内完成，但不低于 5 秒。

（4）胸外心脏按压定位要准确，按压部位在胸骨下半部。按压频率在 100～120 次/分，按压深度在 5～6 cm，每次按压后保证胸廓充分回弹，掌根部不要离开胸壁和移位，按压和放松时间相等。

（5）尽量避免按压中断，如开放气道、人工通气、除颤等环节时，中断胸外心脏按压的时间控制在 10 秒以内。

（6）开放气道：根据患者情况选择仰头抬颏法或双手托颌法（适用于颈、脊椎损伤时）。

（7）人工呼吸：每次吹气时间至少 1 秒钟，见胸廓隆起即可，以免引起胃扩张，频率为 10～12 次/分，或者每 5～6 秒给予一次人工呼吸。

（8）按压与通气比为 30∶2，每 5 个循环评估复苏效果。如复苏无效，继续心肺复苏。

(六) 操作并发症及处理

1. 肋骨骨折

(1) 预防：

1) 胸外心脏按压定位要准确，按压部位在胸骨下半部。

2) 按压时姿势准确，肘关节伸直，上肢呈一直线，保持每次按压方向与胸骨垂直，按压用力均匀、平稳，不可冲击式猛压。

3) 根据患者的年龄和胸部弹性施加按压力量，一般成人按压深度为 5～6 cm。

(2) 处理：

1) 单处肋骨骨折的治疗原则是止痛、固定和预防肺部感染。

2) 多根多处肋骨骨折的处理，除了上述原则外，尤其注意尽快消除反常呼吸运动，保持呼吸道通畅，充分供氧，纠正呼吸与循环功能紊乱和防止休克。

2. 损伤性血、气胸

(1) 预防：同预防肋骨骨折。

(2) 处理：

1) 闭合式气胸：气体量少时无须特殊处理，气体量较多时可行胸腔穿刺排气。

2) 张力性气胸：可予胸腔闭式引流。

3. 心脏创伤

(1) 预防：同预防肋骨骨折。

(2) 处理：

1) 卧床休息，予以心电监护。

2) 遵医嘱给予相应抗心律失常药物治疗，纠正低血钾。

3) 有充血性心力衰竭或心房颤动且心室率快者，遵医嘱给予洋地黄类药物。

4. 胃、肝、脾破裂

(1) 预防：同预防肋骨骨折。

(2) 处理：

1) 严密观察患者病情变化。

2) 疑有内脏破裂者，应禁食。

3) 胃破裂者，可行裂孔修补术或胃部分切除术。

4) 肝破裂者，则应彻底清创，明确止血，通畅引流。

5) 脾破裂者，则做缝合修补术，严重者行切除术。

5. 栓塞

(1) 预防：同预防肋骨骨折。

(2) 处理：

1) 发生栓塞后，立即给予吸氧，必要时行气管插管。

2) 遵医嘱及时使用激素。

3) 必要时进行抗凝治疗。

(七) 健康教育

复苏有效,患者意识清醒后,告知其如有原发病应及时就诊,去除各种诱发因素。

(八) 知识链接

1. 胸外按压比例(chest compression fraction, CCF) 指胸外按压在整个心肺复苏中所占的比例,可以用来评估按压的连续性(CCF=胸部按压时间/心肺复苏时间×100%)。高质量的胸外按压是CPR的基础,包括尽可能减少按压中断、足够的按压深度和按压频率。目前2015版指南建议CCF数值越高越好,理想目标为80%,至少达到60%。影响CCF的因素包括人员更换、建立高级人工气道、电除颤、自主循环恢复识别。

2. 机械胸外按压装置 是一类以机械代替人力实施胸外按压和人工呼吸等基础生命支持操作的设备。可分为电动式心肺复苏机和气动式心肺复苏机2种。可以设定按压频率和按压幅度,减少人工操作的困扰,不受地点、环境和体力的影响。适用于以下情况:人手不足;长时间CPR;不便于人工实施CPR时等。

3. 腹部提压心肺复苏 适用于开放性胸外伤或心脏贯通伤、胸部挤压伤伴心搏骤停且无开胸手术条件;胸部重度烧伤及严重剥脱性皮炎伴心搏骤停;大面积胸壁不稳定(连枷胸)、胸壁肿瘤、胸廓畸形伴心搏骤停;大量胸腔积液及严重胸膜病变伴心搏骤停;主动脉缩窄、主动脉夹层、主动脉瘤破裂继发心搏骤停等患者。采用腹部提压心肺复苏仪吸附于心搏骤停患者中上腹部,以100次/分的频率连续交替对腹部实施向上提拉和向下按压,从而建立人工循环和通气的CPR方法(图4-19)。

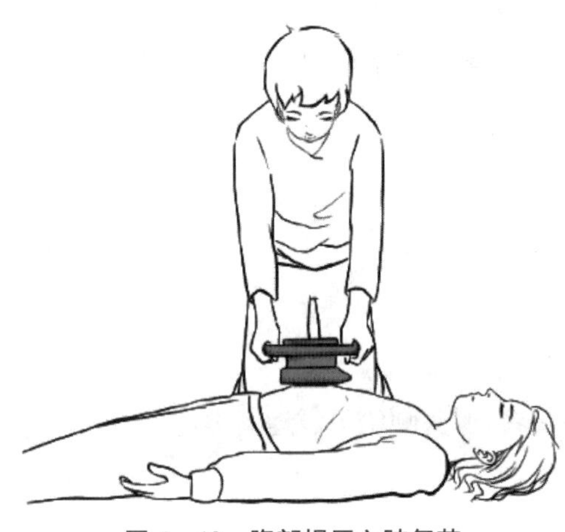

图4-19 腹部提压心肺复苏

(九) 操作评价

(1) 反应敏捷,急救意识强。
(2) 关键步骤按序完成,无遗漏。
(3) 操作规范、安全、有效,无操作并发症。
(4) 操作熟练,动作准确,操作时间小于3分钟。

(蔡 吉)

第三节 简易呼吸器的使用

(一) 概述

简易呼吸器(simply respirator)又称复苏球或人工呼吸囊,是一种结构简单、操作方便、便于携带的人工呼吸装置。操作者通过挤压呼吸囊使空气或氧气直接进入患者肺内，维持和增加机体通气功能，纠正低氧血症，改善换气功能和组织缺氧状态。常用于心肺复苏过程中提供正压通气，气管插管前后辅助通气，不能及时应用高级气道装置及危重症患者或机械通气患者转运等情况。

（二）目的

（1）维持和增加机体通气量。

（2）纠正患者的低氧血症，缓解组织缺氧。

（三）适应证与禁忌证

1. 适应证　无自主呼吸或呼吸弱且不规则的患者。

2. 禁忌证

（1）中等以上活动性咯血。

（2）急性心肌梗死。

（3）未经减压及引流的张力性气胸、纵隔气肿。

（4）大量胸腔积液。

（5）严重误吸引起的窒息性呼吸衰竭。

（6）严重面部软组织损伤。

（四）操作流程

如表 4－4 所示。

表 4－4　简易呼吸器使用操作流程

操作步骤	动作要点	备注
快速评估	确认现场用氧环境安全	
	了解患者病情	
	评估患者意识、面色、呼吸形态、年龄、体重、面部结构、有无禁忌证等	
用物准备	备妥用物：治疗车、治疗盘、简易呼吸器装置、60 mL 注射器、纱布、压舌板、护理记录单	
	检查：面罩、球囊、储气袋完好无漏气，面罩气垫充气 2/3～3/4，氧气连接管无老化，正确连接简易呼吸装置，确认单向阀安装正确、压力安全阀开启	
核对解释	向患者家属解释使用简易呼吸器的目的、方法及配合要点	
体位准备	去枕仰卧	
	松解衣领、腰带	
再次评估	判断大动脉搏动和有无自主呼吸	
	判断时间 5～10 秒（口述扪及大动脉搏动）	

（续　表）

操作步骤	动作要点	备注
清除异物	检查口腔	★
	清除异物及呼吸道分泌物（头偏向一侧）	
	取出活动义齿（如有）	
开放气道	仰头抬颏（适用于无颈椎、脊柱损伤者）： 一手放在患者前额，手掌用力向后推额头，使头部后仰，另一手指放在近侧下颏骨处，向上抬颏，使气道保持通畅； 下颌角和耳垂连线与躯干长轴垂直（成人）	★
人工辅助通气	(1) 移除床头栏板，操作者站于患者头部前方，连接氧气，调节至每分钟 8～10 L	★
	(2) 采用“EC”手法固定面罩：拇指和示指呈字母“C”形，将面罩紧扣于患者的口鼻部，固定面罩，保持面罩密闭无漏气。中指、无名指和小指呈字母“E”形，置于患者下颌角处，将下颌向前上托起，保持气道通畅（图 4－20）	★
	(3) 另一手规律挤压呼吸囊，每次送气量 400～600 mL，频率 10～12 次/分	★
观察病情	按压过程中观察患者胸廓起伏情况，面罩内是否呈雾气状，单向阀工作是否正常	★
	评价自主呼吸恢复情况，SPO_2、神志、口唇、面色、甲床情况是否改善	
操作后处理	恢复体位，整理床单位	
	安慰患者，注意保暖	
	处理用物	
	洗手，记录	

注：★表示关键步骤。

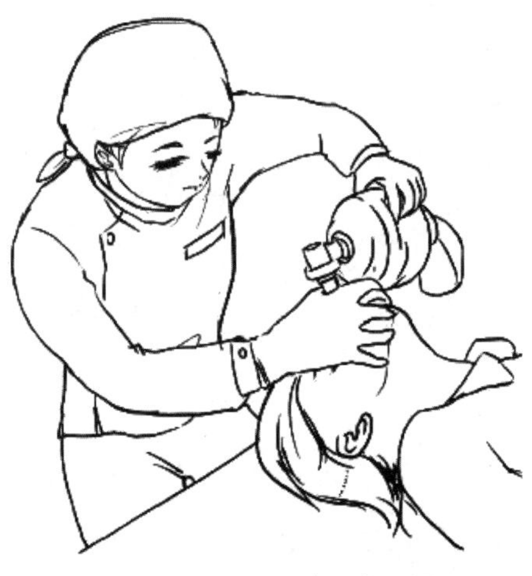

图 4－20　EC 手法固定面罩

（五）注意事项

（1）仰头抬颏法可解除无反应患者的气道梗阻。如怀疑患者头颈部损伤时，使用托举下颌法。

（2）采用“EC”手法，保持面部与面罩紧贴，以防发生漏气。

（3）每次给予挤压球囊的时间持续1秒，并可见胸廓隆起。

（4）球囊面罩辅助通气时，如遇阻力较大，需重新检查气道开放情况。

（5）有自主呼吸的患者，应与患者呼吸协调一致。

（6）储氧袋易损坏，故禁用消毒剂浸泡，只能擦拭。

（7）如操作中单向阀门受到呕吐物、血液等污染时，用力挤压球体数次，将污物清除，单向阀卸下后用水清洗。

（六）操作并发症及处理

1. 胃胀气和胃内容物反流

（1）预防：

1）避免通气量过大、通气速度过快，使气体流入胃内，导致胃胀气。

2）检查和调整头部及气道位置，保持正确的体位。

3）保持气道通畅，及时清理分泌物。

（2）处理：

1）抢救者位于患者头部后方，将头部后仰，保持气道通畅。

2）观察胃部嗳气情况，必要时插入胃管。

3）胃部气体胀满时勿挤压腹部，让患者侧卧，同时清理呼吸道。

2. 误吸和吸入性肺炎

（1）预防：

1）未清除胃内容物时要采取较慢的通气方式，避免过高的气道压力。

2）发现患者有分泌物流出（胃内容物反流），应停止挤压呼吸球囊，立即吸净分泌物后再行辅助呼吸。

（2）处理：立即吸出分泌物，高浓度给氧。

（七）健康教育

（1）告知患者及家属简易呼吸器使用的目的、方法、注意事项及配合要点。

（2）使用过程中如有不适，及时告知护士。

（3）告知患者如有原发病应及时就诊，去除各种诱发因素。

（八）知识链接

1. 简易呼吸器的测试

（1）取下单向阀和储气阀时，挤压呼吸器的球体，将手松开，球体应很快地自动弹回原状。

（2）将出气口用手堵住，挤压球体时，将会感到球体不易被压下。如果感觉球体慢慢漏气，应检查进气阀组装是否正确。

（3）将单向阀接上球体，并在患者连接处接上氧气储气袋，挤压球体，单向阀会张开，使得氧气储气袋膨胀。如氧气储气袋没有膨胀，应检查单向阀、氧气储气袋组装是否正确。

(4) 将氧气储气阀和氧气储气袋连接在一起，封堵呼气阀接口，挤压储气袋，将气体挤入氧气储气阀，使储气袋膨胀，应有气体自储气阀处溢出。如无气体溢出，应检查安装是否正确(图 4-21)。

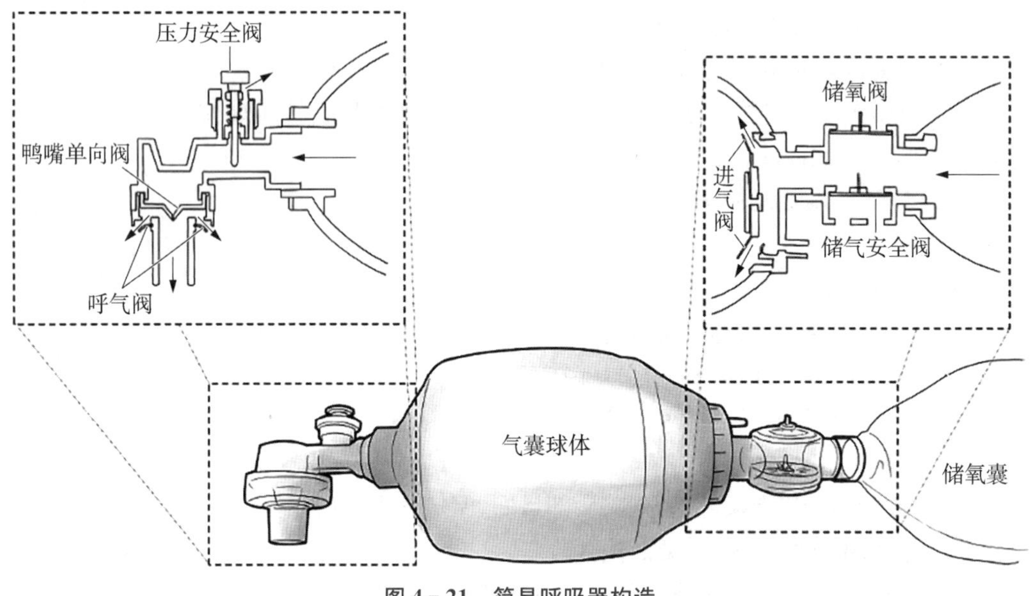

图 4-21　简易呼吸器构造

2. 简易呼吸器容积　成人简易呼吸器的球囊容积一般为 1 500 mL，双手挤压球囊，压缩气体量可达 1 350 mL，而正常呼吸潮气量 400～600 mL 就足以达到通气目的。所以，平时抢救或转运时只需单手挤压球囊即可，约挤压呼吸球囊的 1/3 为宜(气体量为 400～500 mL)，否则容易使气道压过高引起气压伤(双手挤压呼吸球囊 1/2～2/3，气体量为 600～800 mL)。

3. 压力安全阀　成人型简易呼吸器的压力限制在 60 cmH_2O 以下(儿童、婴儿型为 40 cmH_2O)，气道压力高于此限时，气体经压力安全阀排出，不会强制压入肺内，可以保护肺部免受高压力的损伤。

4. 呼吸球囊面罩减压垫　面罩减压垫内充气量为总容量的 2/3～3/4，以适应不同脸型的患者，使面部能与面罩紧密贴合，防止漏气。一般成人面罩充气 110～120 mL。

5. 简易呼吸器的挤压方式　研究表明，不同手型、不同挤压方式及使用不同的呼吸气囊，最后产生的有效气量各不相同，在抢救患者的过程中，应根据患者体质指数估算潮气量大小，结合抢救者的手型与简易呼吸气囊的类型，为患者选择合适的挤压方式，以保证充足的氧气供给。对于体质指数 80 kg 以上的患者，需用中手或大手(戴 7 号及以上型号医用手套者)挤压，小手(戴 7 号以下型号医用手套者)应采用双手挤压，体质指数更高的患者，则需尽量伸展五指挤压气囊或用双手挤压，以保证氧气的供给。

（九）操作评价

（1）反应敏捷，急救意识强。

（2）关键步骤全部完成，无遗漏。

（3）确保气道通畅和有效人工通气。

（4）操作规范，动作轻巧、熟练，注意节力原则。

（5）操作时间小于 5 分钟。

（蔡　吉）

第四节　除颤

（一）概述

除颤（defibrillation）是利用高能量的脉冲电流，在瞬间通过心脏，使全部或大部分心肌细胞在短时间内同时除极，抑制异位兴奋性，使具有最高自律性的窦房结发放冲动，恢复窦性心律。

（二）目的

使用较强的脉冲电流通过心脏来纠正室性、房性心律失常，使之恢复窦性心律。

（三）适应证与禁忌证

1. 适应证　心室颤动、心室扑动、无脉性室性心动过速的患者是除颤的绝对指征，此时心脏无整体有效的收缩，血液循环停止，应立即除颤。

2. 禁忌证　扪及脉搏，心电图分析示心室静止、无脉性电活动者。

（四）操作流程

如表 4－5 所示。

表 4－5　除颤的操作流程

操作步骤	动作要点	备注
快速评估	正确判断患者病情、意识、识别心电图	★
	呼叫帮助，记录时间	
备妥用物	抢救车、除颤仪、导电糊、弯盘、干纱布、医疗垃圾桶、手消毒液、护理记录单	
	确认除颤仪处于完好备用状态	
安置体位	放下床栏，去枕、仰卧	★
	松解衣扣，充分暴露胸部	
	评估胸部皮肤情况，有无潮湿、破损、瘢痕、药物贴膜	
	了解患者有无安置植入性起搏器	
	移除身上金属及导电物品（移开心电监护导线及电极片）	★

（续　表）

操作步骤	动作要点	备注
开启除颤仪	开启除颤仪，调至监护位置（开机默认监护导联为 paddles 导联，即心电导联Ⅱ），自动进入“非同步模式”	★
判断除颤指征	确定除颤指征	★
涂导电糊	快速在电极板上均匀涂抹导电糊	★
选择能量	单相波除颤成人首选 360 J，双相波除颤 200 J	★
充电	按下“充电”按钮，至屏幕显示充电完成	★
放置电极板	正极（APEX）电极板置于心尖部，即左腋中线平第 5 肋间；负极（STERNUM）电极板置于右锁骨中线第 2 肋间（图 4－22）	★
	两电极板之间相距 10 cm 以上	
	术者双手臂伸直，使电极板与患者皮肤紧密接触	
放电	再次观察心电示波，确认需要除颤	★
	操作者后退，并嘱周围人员“离开”，确认无人与患者接触	
	双手同时按压“放电”按钮进行除颤	
	放电结束后离开患者皮肤	
心肺复苏	立即给予 5 个循环的心肺复苏	
观察病情	通过监护仪观察除颤效果，如显示心电静止，立即遵医嘱给予肾上腺素注射；如仍为心室颤动，则重复除颤	★
	严密监测心律、心率、呼吸、血压、神志等情况	
安置患者	擦干胸壁皮肤，观察电击处皮肤有无红肿、灼伤等情况	
	恢复心电监护导线及电极片	
	恢复患者体位，注意保暖，安抚患者	
用物整理	关闭除颤仪，清洁电极板，消毒后归位，充电，使之处于完好备用状态	
洗手记录	洗手	
	留存除颤时自动描记的心电图纸，并记录护理记录单	

注：★表示关键步骤。

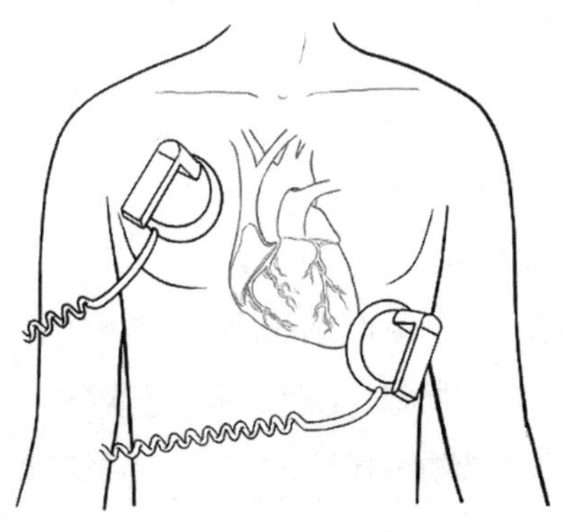

图 4－22　除颤部位

（五）注意事项

(1) 要识别心电图类型，确认是否适合除颤。

(2) 涂擦导电糊时，避免两个电极板相互摩擦导电糊，涂抹应均匀，不可用耦合剂替代导电糊，防止灼伤皮肤。

(3) 保持皮肤清洁干燥，避免在皮肤表面形成放电通路，防止灼伤皮肤。

(4) 除颤时，操作者及周围人员不可接触患者或接触连接患者的物品，尤其是金属物品。

(5) 患者右侧卧位时，负极（STERNUM）手柄电极，置于左肩胛骨下区与心脏同高度；正极（APEX）手柄电极，置于心前区。

(6) 装永久性起搏器或心脏电复律除颤器的患者，电极板放置位置应避开起搏器或除颤器植入部位至少 10 cm。

(7) 除颤仪使用后应保持清洁，擦掉电极板上的导电糊，防止生锈影响除颤功能。

(8) 除颤仪定点放置，每天专人管理，定时检测其性能，校对时间，及时充电，确保除颤仪处于完好备用状态，并设立检测和维修记录本。

（六）操作并发症及处理

1. 皮肤灼伤

(1) 预防：

1) 导电糊涂抹要均匀。

2) 电极板与皮肤应紧密接触。

3) 尽量避免反复使用电极板除颤，反复心律失常发作的患者予连接体外起搏电极除颤。

(2) 处理：

1) 皮肤灼伤轻微者注意观察，无须特殊处理。

2) 皮肤灼伤严重者可涂创伤膏保护创面。

2. 心肌损伤

(1) 预防：选择合适的模式。QRS 波明显的患者选择同步电复律模式，无法辨别 QRS 波的心室颤动患者选择非同步电除颤模式。

(2) 处理：

1) 监测心电图、心肌酶的变化。

2) 严重时可致低心输出量或心源性休克，可遵医嘱使用血管活性药物。

3. 低血压

(1) 预防：高能量电击后注意心电监护血压变化。

(2) 处理：大部分持续短暂，在数小时内可自动恢复，如果血压持续降低，严重影响重要脏器血流灌注时，可静脉滴注多巴胺等升压药物。

4. 心律失常

(1) 预防：及时纠正电解质与酸碱平衡，特别是低钾、低钠、酸中毒等。

(2) 处理：

1) 对心室颤动波幅微小时，应立即 CPR，肾上腺素 1 mg 静脉注射，待心室颤动波幅增大时再给予除颤。

2) 若发生传导阻滞、窦性停搏、窦房传导阻滞时，可给予异丙肾上腺素或阿托品，以提高心室率，改善传导。

(七) 健康教育

(1) 除颤后如出现轻度红斑、疼痛或肌肉痛，一般 3～5 天可以自行缓解，不需处理，向患者做好解释工作。如出现灼伤，予以局部消毒换药处理。

(2) 告知家属耐心等待，等候医师告知相关信息。

(八) 知识链接

1. 自动体外除颤(automatic extracorporeal defibrillation, AED) 是一种轻型、便携式医疗设备，具有对心脏心电节律自动分析并通过语音提示等方式指导施救者完成体外电击除颤的抢救仪器，允许非专业人员使用。目前，美国、日本、欧洲多国已开展公众启动除颤(public access defibrillation, PAD)项目，而我国在 AED 方面起步较晚，现有的 AED 数量尚不充足。如上海 AED 覆盖率约为 5/10 万人。AHA 指南指出，有效的 PAD 实施，不仅需要将 AED 安置在可能发生心搏骤停的高发地点，如学校、运动场馆、大型车站、娱乐场所，或者无法获取其他除颤方法的地点，如火车、大型邮轮或是飞机等场所，还需要持续加强 CPR 和 AED 培训，使现有 AED 发挥最大的效益。

2. 植入式心律转复除颤器(implantable cardioverter defibrillator, ICD) 可准确识别并及时终止室性心律失常的发作，有效降低心脏性猝死事件的发生。其中经静脉植入式心律转复除颤器(transvenous ICD, TV－ICD)是较为经典且应用广泛的一种 ICD，但其并发症较多，在部分患者中应用受限。全皮下植入式心律转复除颤器(subcutaneous ICD, S－ICD)是第一种可不在心脏内或周围放置电极而具有感应和除颤功能的设备，是为减少或避免 TV－ICD 并发症而设计的新型治疗系统。《2015 年 ESC 室性心律失常处理和心脏性猝死预防指南》也明确指出，若患者不具备心动过缓、心脏再同步、抗心动过速起搏的指征，仅仅需要除颤功能，可植入皮下除颤器来作为经静脉植入除颤器的替代治疗；对于静脉通路建立困难、因感染而移除经静脉植入的除颤器或者需要长期除颤器治疗的年轻患者，也可考虑应用皮下除颤器以替代经静脉除颤器。

3. 可穿戴式除颤器(wearable cardioverter defibrillator, WCD) 是一种可提供短时期体外自动除颤功能的可穿戴式装置，无须手术方式植入，方便移除，临床上主要用于有心脏性猝死风险，但短期内无 ICD 植入适应证者。2016 年美国心脏协会在《2015 年 ESC 室性心律失常处理和心脏性猝死预防指南》中特别提出 WCD 的推荐适应证如下：①心肌梗死早期(40 天内)伴有严重左心功能不良，左心室射血分数(left ventricular ejection, LVEF)＜35%；②急性血管再通治疗后(3 个月)伴有 LVEF≤35%的患者；③新诊断的非缺血性心肌病，LVEF＜35%；④等待心脏移植且具有高危猝死风险的患者；⑤由于感染等原因暂时不能植入 ICD 者；⑥有猝死家族史合并不明原因晕厥的患者。

（九）操作评价

（1）反应敏捷，急救意识强。

（2）关键步骤按序完成，无遗漏。

（3）操作规范、安全、有效，无操作不良反应。

（4）操作熟练，动作准确，操作时间小于5分钟。

（蔡　吉）

第五节　洗胃

（一）概述

洗胃（gastric lavage）是指将一定成分的液体灌入胃腔内，混合胃内容物后再抽出，如此反复多次，直至洗出液澄清。其目的是清除胃内未被吸收的毒物或清洁胃腔，手术或某些检查前的准备。对于短时间内胃肠道急性中毒的患者，洗胃是一项重要的急救措施。

洗胃包括催吐洗胃术和胃管洗胃术，目前胃管洗胃术有电动吸引洗胃法、漏斗洗胃法、注洗器洗胃法及自动洗胃机洗胃法4种，可根据患者病情和就诊医院的条件选用。本节仅介绍电动洗胃机洗胃法，这是一种利用自动洗胃机，将大量溶液通过胃管灌入或注入胃内以冲洗胃的方法。

（二）目的

（1）清除胃内毒物或刺激物，避免毒物被吸收。

（2）减轻黏膜水肿与炎症。

（3）手术或某些检查前的准备。

（三）适应证与禁忌证

1. 适应证

（1）催吐洗胃法无效或者意识障碍不合作者。

（2）清除胃内毒物或其他有害物质。

（3）幽门梗阻伴有明显胃潴留扩张者。

（4）某些手术或检查前的准备。

2. 禁忌证

（1）强酸、强碱及其他对消化道有明显腐蚀作用的毒物中毒。

（2）伴有上消化道出血、食管胃底静脉曲张、胃穿孔、主动脉瘤、严重心脏疾病等患者。

（3）中毒诱发惊厥、抽搐未控制者。

（4）乙醇中毒等呕吐反射亢进，易发生误吸者。

（四）操作流程

如表4-6所示。

表4-6 洗胃的操作流程

操作步骤	动作要点	备注
评估解释	了解毒物种类	
	核对:采用两种以上方式核对患者身份; 解释:洗胃的目的、注意事项及配合要点	
	评估:患者意识、瞳孔、口鼻腔情况,闻有无异味	
个人准备	洗手、戴口罩	
用物准备	检查用物,拆封备用(胃管、洗胃机、压舌板、液状石蜡油、换药碗、胶布、棉签、牙垫或咬口、量杯、听诊器、60 mL 灌注器、检验标本容器、弯盘、纱布、治疗巾、水温计、手电筒、手套)	★
	洗胃液温度 25～38℃	
	洗胃机接电源,连接各引流管,测试洗胃机性能	
插管前准备	取半卧位(昏迷患者取左侧卧位)	
	取下假牙或义齿	
	治疗巾铺于患者颌下,弯盘置于患者口角旁	
插管	洗手,戴手套	
	测量胃管插入深度(患者发际线至剑突距离,45～55 cm) 润滑导管,经鼻腔插入胃管(如需经口腔插入胃管者,先置牙垫)	★
	固定	
观察处理	患者如有恶心、呕吐,稍停片刻再插入,并嘱患者深呼吸,如胃管盘在口腔内或误入气管,应拔出重插	
检查胃管是否在胃内	(1) 抽胃液,见有胃液(必要时送检)	★
	(2) 注入 10 mL 空气,胃部听到气过水声	
	(3) 胃管末端置盛水杯中,无气泡溢出	
灌洗	胃管与洗胃机连接,按"洗胃开关"键,自动洗胃 每次灌入量 300～500 mL	★
	反复灌洗,直至洗出液澄清为止	
观察	洗出液的颜色、性质、液量、气味和患者病情变化	★
拔管	灌洗完毕,在出液量显示最大值时关闭洗胃机	★
	反折胃管,用纱布包裹近鼻孔处胃管	
	嘱患者深呼吸,在呼气时拔管	
安置患者	安置患者、整理床单位	
	健康指导、必要时做好心理护理	

（续 表）

操作步骤	动作要点	备注
用物处理	正确处理用物，消毒洗胃机	
	脱手套、洗手、脱口罩	
	记录患者病情、灌洗液名称、液量及洗出液颜色、性质、液量及气味	

注：★表示关键步骤。

（五）注意事项

（1）插胃管时，动作轻快，切勿损伤食管黏膜，遇患者恶心或呛咳，应立即拔管，休息片刻后再插，以免误入气管。

（2）当中毒物质不明时，洗胃液可用温水或等渗盐水，待毒物性质明确后，再采用对抗剂洗胃。生物碱、有机磷、蕈类中毒可选用 1∶5000 高锰酸钾溶液；有机磷农药中毒可选用 2%碳酸氢钠溶液（敌百虫除外）；重金属、生物碱可选用 2%～4%鞣酸。对硫磷、马拉硫磷禁用氧化剂，敌百虫禁用碱性溶液。

（3）服用毒物或有害物质后，应尽早洗胃，一般 6 小时内效果最佳。

（4）幽门梗阻患者洗胃时，应记录胃内潴留量，以了解梗阻情况，供临床输液参考，同时洗胃宜在饭后 4～6 小时或空腹进行。

（5）患者出现腹痛、血性引流液时，则停止洗胃。孕妇不宜采用电动洗胃机洗胃。

（6）洗胃时，应注意观察病情，保持呼吸道通畅，注意观察洗出液的性质、颜色、气味和液量。重度衰竭和休克的患者应取侧卧位，宜采用注射器抽吸洗胃法和漏斗式洗胃法，并避免发生吸入性肺炎或胃内容物反流窒息。

（7）插入胃管后应尽可能抽出胃内容物送检，抽不出时，用温开水或生理盐水灌入，然后再抽出送检。

（8）洗胃液温度尽可能保持在 25～38℃（冰水洗胃止血除外），吸出量应等于灌入量。

（六）操作并发症及处理

1. 胃食管反流/误吸

（1）预防：

1）洗胃前须证实胃管的确在胃内后方可进行。

2）根据病情协助患者取合适体位：重度衰竭和休克的患者应取侧卧位，宜采用注射器抽吸洗胃法和漏斗式洗胃法，并避免发生吸入性肺炎或胃内容物反流窒息。

3）洗胃过程中注意观察患者有无呛咳、呼吸困难等。

（2）处理：

1）一旦发生误吸，应立即停止洗胃，取头低右侧卧位。

2）清除口腔及气道内吸入物，将胃管接胃肠减压器。

3）有肺部感染迹象者遵医嘱使用抗生素。

2. 黏膜损伤和出血

(1) 预防：

1) 置入胃管时动作要轻柔。

2) 妥善固定胃管，避免胃管滑动刺激黏膜。

(2) 处理：

1) 鼻黏膜损伤者可用冰生理盐水和去甲肾上腺素浸湿的纱条填塞止血。

2) 咽部损伤者，可予药物雾化吸入。

3) 胃出血者，可予冰生理盐水和去甲肾上腺素灌注，并遵医嘱应用制酸剂和保护黏膜药物。

4) 洗胃时，应注意观察病情，保持呼吸道通畅，注意观察洗出液的性质、颜色、气味和液量。患者出现腹痛、血性引流液时，则停止洗胃。

(七) 健康教育

(1) 告知患者洗胃操作的目的、方法、注意事项及配合要点。

(2) 告知患者洗胃过程中、洗胃结束后如有不适及时告诉护士，如腹痛、恶心、呕吐等。

(3) 消除患者紧张情绪，对自服毒物的患者让其宣泄，了解原因，对情绪躁动者，必要时予以肢体约束。关注患者心理变化，让家人陪护。

(4) 告知患者洗胃后禁食 24 小时，病情平稳后，可进食少量流质，逐渐转化为半流质、软食、普食。

(八) 知识链接

1. *体位* 常规洗胃置管时，患者取平卧，头偏向一侧或左侧卧位，目前也有研究者在临床实践过程中取坐位、头低左侧卧位等其他体位进行置管。

(1) 清醒者：意识清醒的患者，置管时充分润滑胃管，让患者取坐位，口里含温开水，胃管从口中缓缓插入，当插入 10～15 cm，嘱患者做吞咽动作，然后轻快插入预测的长度。

(2) 昏迷者：昏迷患者置管时充分润滑胃管，让患者取平卧位，当插入 10～15 cm 时，抬起患者的头部，使其下颌靠近胸骨柄，将胃管缓慢插入预测的长度，注意动作轻柔。

(3) 洗胃时应采取头低左侧卧位，保持头、颈、躯干在一条直线上，胃大弯位于左侧，其目的是使水流方向与胃的走向一致，可充分稀释毒物又可防止误吸；另外，头低脚高位能使毒物集中于胃的最低部，有利于毒物的吸出，同时起到体位引流的作用，减少不良反应。

2. *置管方式* 经口置管可选择的胃管比经鼻插的胃管粗，操作方便，成功率高，可缩短洗胃时间。经口插胃管类似进食的感觉，对咽喉部的刺激相对较小，患者易于接受，并发症少，同时便于输氧急救操作。喉镜直视下经口插胃管具有方法简单实用、创伤小、并发症少的特点；洗胃的同时不影响呼吸道通畅的维持，且便于喉头水肿的局部处理。

(九) 操作评价

(1) 反应敏捷，急救意识强。

(2) 关键步骤按序完成，无遗漏。

(3) 洗胃彻底，达到急救目的。

(4) 操作规范、安全,无操作不良反应。

(5) 操作熟练,动作准确轻柔,注意节力原则。

(6) 操作时间小于 10 分钟。

(蔡　吉)

第六节　中心静脉压的测量

(一) 概述

中心静脉压(central venous pressure, CVP)是指右心房及靠近右心房的上、下腔静脉胸腔段的压力,通过上、下腔静脉或右心房内置管测得。CVP 正常值为 5～12 cmH_2O (1 cmH_2O=0.737 mmHg)。

(二) 目的

通过测定右心房和上、下腔静脉的压力,了解循环血容量,判断心功能及周围循环阻力,指导临床补液,评估治疗效果。

(三) 适应证

(1) 急性循环衰竭患者,用于鉴别是否存在血容量不足或心功能不全。

(2) 需要大量补液、输血时,用于监测血容量的动态变化,防止发生循环负荷过重的危险。

(3) 拟行大手术的危重患者,用于监测血容量,使其维持在最适当水平,更好耐受手术。

(4) 血压正常而伴少尿或无尿时,用于鉴别导致少尿的因素是肾前性还是肾性因素。

(四) 操作流程

如表 4-7 所示。

表 4-7　CVP 测量操作流程

操作步骤	动作要点	备注
核对医嘱	接到医嘱后,双人核对执行单	★
评估解释	核对:采用两种以上方式核对患者身份	★
	评估: ① 了解患者的病情、意识状态、心理、合作程度; ② 评估患者中心静脉导管穿刺部位情况,中心静脉导管是否通畅; ③ 评估有无影响测量的其他干扰因素,如呼吸机正压通气情况、输注药物等; ④ 评估监护仪、测压模块和连接导线的性能	★
	解释:向患者及家属解释中心静脉压测量的目的、方法、注意事项及配合要点,以取得配合	

（续　表）

操作步骤	动作要点	备注
准备和检查用物	素质要求：服装整洁，仪表端庄	
	环境准备：安静、整洁、明亮、温湿度适宜； 擦拭盘、台、车	
	护士准备：洗手、戴口罩	
	备妥用物、放置合理： ① 模块测量用物：监护仪、生理盐水、一次性压力传感器、加压袋、三通阀、医嘱执行单、注射盘（棉签、安尔碘、酒精棉片、弯盘）、手消毒液； ② 简易测量用物：三通阀、中心静脉包（有刻度的玻璃测压管、测压延长管、无菌纱布、2 把大血管钳）、生理盐水、输液器（或输血器）、胶布、医嘱执行单、注射盘（棉签、安尔碘、酒精棉片、弯盘）、手消毒液	★
	生理盐水通路准备：消毒生理盐水瓶口，插入一次性压力传感器或输液器	
	正确处理用物，洗手	
核对解释	核对：采用两种以上方式核对患者身份	
	解释：中心静脉压测量的目的、方法、注意事项及配合要点	
协助安置体位	安置患者取平卧位	
	注意遮挡，保护隐私； 嘱患者平静呼吸	
连接测压装置	① 模块测量： 将生理盐水及一次性压力传感器置于加压袋中，挂于输液架上； 加压袋加压至 300 mmHg，连接三通阀，排气； 酒精棉片擦拭中心静脉导管接口，连接三通阀； 将一次性压力传感器的压力信号输出端导线和监护仪导线连接 ② 简易测量： 将生理盐水及输液器挂于输液架； 垂直固定玻璃测压管于输液架上，并标记好刻度； 连接三通阀，延长管，排气； 酒精棉片擦拭中心静脉导管接口，连接三通阀	★
测量	① 模块测量： 将压力传感器放置于患者第四肋间腋中线处； 转动三通阀使压力传感器与大气相通； 按监护仪调零按键； 转动三通阀使测压管与中心静脉导管相通； 观察监护仪上波形、数值 ② 简易测量： 生理盐水冲洗静脉导管； 转动三通阀，使玻璃测压管内生理盐水达 20 cm；	★

（续　表）

操作步骤	动作要点	备注
	确定零点（第四肋间腋中线处）； 转动三通阀，使中心静脉导管与玻璃测压管相通，导管无弯曲； 观察测压管水柱波动至稳定	
测量后	整理测压管路，妥善固定	
操作后处理	恢复患者舒适体位	★
	拉起床挡，整理床单位，撤除隔帘遮挡	
	再次核对，指导注意事项	
	清理用物，正确处理	
	洗手，脱口罩	
	准确记录	

注：★表示关键步骤。

（五）注意事项

(1) 严格执行无菌操作，保持测压管道通畅，避免打折扭曲。

(2) 每天检查中心静脉导管穿刺部位情况，定期更换敷料、管路压力套装和冲洗液。

(3) 每次测压前，均应选择标准的测压零点。如为模块测量，传感器放置于患者第四肋间腋中线处（与右心房同一水平）。

(4) 中心静脉测压通路应避免输注血管活性药物，以防引起血压波动。

(5) 测量过程中注意是否存在影响 CVP 结果的因素，如患者的体位、机械通气等。

(6) 确保测量在患者安静状态下进行，患者躁动、咳嗽、呕吐等因素都会影响测量值。

(7) 观察有无心律失常、出血和血肿、气胸、血管损伤等并发症的发生。

（六）健康教育

(1) 告知患者 CVP 测量的目的、方法、注意事项及配合要点。

(2) 测量过程中保持平静呼吸，避免咳嗽、翻身。

(3) 指导患者勿擅自拔管，如有不适及时告知医护人员。

（七）知识链接

1. *CVP 监测的影响因素*　影响 CVP 监测的因素较多，在判读监测结果时要加以考虑。

(1) 体位：一般认为监测 CVP 应取平卧位，但有些心功能不全患者难以完成平卧位测量，可取半卧位甚至坐位。同一患者，平卧位数值最低，半卧位其次，坐位最高。

(2) 导管因素：①采用多腔中心静脉导管者，主路和侧路测得的数据可能会有不同；②三通阀连接越多，测得数据差别越大。

(3) 采用模块测量法与使用传统手工简易测压法一致性较高，测得 CVP 值通常情况下可以替换使用。两者区别在于模块测量费用相对较高，而手工简易测量法操作相对复杂，且易造成并发症。

（4）呼气末正压（positive end expiration pressure，PEEP）可以影响 CVP 测定值。PEEP 增加，CVP 测定值也相应增加，但 PEEP 设置对 CVP 的影响主要发生在 PEEP 设置超过 5 cmH_2O 时。所以，若呼吸机设置 PEEP<5 cmH_2O 时，可以视情况决定是否脱开呼吸机测定 CVP。

2. 通过 CVP 判断患者血容量和心功能　临床上有多种判断患者血容量和心功能的方法，但 CVP 用于指导容量复苏，了解患者心功能状态，依然得到广泛认可。

（1）容量负荷试验：对怀疑血容量不足的患者，可以在重复监测 CVP 的情况下，快速给予液体冲击，同时观察 CVP 的变化。如 CVP 无明显改变，血压上升，心率下降，或者心输出量上升，则表明患者存在严重血容量不足，应持续补液；如出现 CVP 迅速上升，血压不升高，心率反而加快，则可能存在心功能障碍，应停止容量负荷试验，适当利尿。

（2）脓毒症时行早期容量复苏，以 CVP 作为监测指标之一，可有效降低死亡率，尽管脓毒症早期治疗监测指标多次修改，但 CVP 指标依然是有效监测指标之一。但必须注意，CVP 是压力指标，用于反映患者的血容量状况有其局限性，同时，心功能对该指标也有较大影响，因此临床应结合其他指标综合加以判断。

（八）操作评价

（1）严格执行查对制度。

（2）无菌概念强，不违反无菌操作原则。

（3）测量方法正确、读数准确

（4）关键步骤全部完成，无错漏。

（5）操作规范、安全，动作轻巧、熟练，注意节力原则。

（6）注意人文关怀，与患者沟通良好。

（7）操作时间不超过 10 分钟。

（唐颖嘉）

第七节　腹内压的测量

（一）概述

腹内压（intra-abdominal pressure，IAP）是指腹腔内的稳态压力。成人危重症患者的 IAP 为 5～7 mmHg（1 mmHg＝0.133 kPa）。

（二）目的

监测腹腔内压力的变化，及时了解其对心肺功能、腹内重要脏器（如肾脏、胃肠道）功能的影响。

（三）适应证

（1）各类腹腔间室综合征（abdominal compartment syndrome，ACS），包括原发性

ACS、继发性 ACS 及复发 ACS 的患者。

(2) 肠内营养的患者。

(四) 操作流程

如表 4－8 所示。

表 4－8　腹内压测量操作流程

操作步骤	动作要点	备注
核对医嘱	接到医嘱后，双人核对执行单	★
评估解释	核对：采用两种以上方式核对患者身份	★
	评估： ① 了解患者的病情、意识状态、自理能力和合作程度等； ② 评估患者导尿管或膀胱造瘘管置管情况； ③ 评估有无影响测量的其他干扰因素，如烦躁不安、机械通气、使用胸腹带、棉被过重等； ④ 评估有无压力测量模块和连接导线	★
	解释：腹内压监测的目的、方法、注意事项及配合要点	
准备和检查用物	素质要求：服装整洁，仪表端庄	
	环境准备：安静、整洁、明亮、温湿度适宜； 擦拭盘、台、车	
	护士准备：洗手、戴口罩	
	备妥用物：监护仪、生理盐水 500 mL、50 mL 注射器、压力传感器、一次性使用延长管、连接管、血管钳、肝素帽、无菌手套、引流袋、治疗巾、医嘱执行单、注射盘（棉签、安尔碘、弯盘）、手消毒液	★
	测压装置准备：铺无菌盘；将连接管与压力传感器和一次性使用延长管相接，接上肝素帽；装置放入无菌盘内（图 4－23）	★
	正确处理用物，洗手	
核对解释	核对：采用两种以上方式核对患者身份	
	解释：腹内压监测的目的、方法、注意事项及配合要点	
协助安置体位	患者安置平卧位	
	隔帘遮挡，保护隐私	
连接测压装置	洗手	
	铺治疗巾	
	血管钳夹闭导尿管	★
	戴无菌手套	★
	分离原有导尿管和集尿袋接口	

（续　表）

操作步骤	动作要点	备注
	用安尔碘棉签消毒尿管接口	
	分别将导尿管、集尿袋与测压装置连接	
	放松血管钳	
	将压力传感器的压力信号输出端导线与监护仪导线连接(图 4－24)	
注入生理盐水	转动三通阀,使导尿管与压力传感器相通	★
	用 50 mL 注射器向膀胱内注入 37～40℃生理盐水 30～50 mL	
校零	将压力传感器置于耻骨联合处	★
	转动三通阀,使压力传感器与大气相通	
	按监护仪上的调零按钮	
测量	校零正确后,转动三通阀,使导尿管与压力传感器相通	★
	观察监护仪上曲线变化,待稳定后读数	
测量后	转动三通阀,使导尿管与集尿袋相通	★
	整理测压装置	
	妥善固定	
操作后处理	恢复患者体位	★
	整理床单位,撤除隔帘遮挡	
	再次核对,观察患者有无不适反应,指导注意事项	
	清理用物,正确处理	
	洗手,脱口罩	
	准确记录	

注:★表示关键步骤。

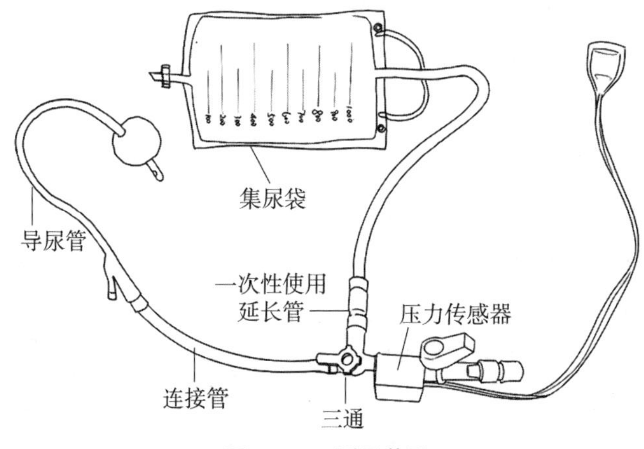

图 4－23　测压装置

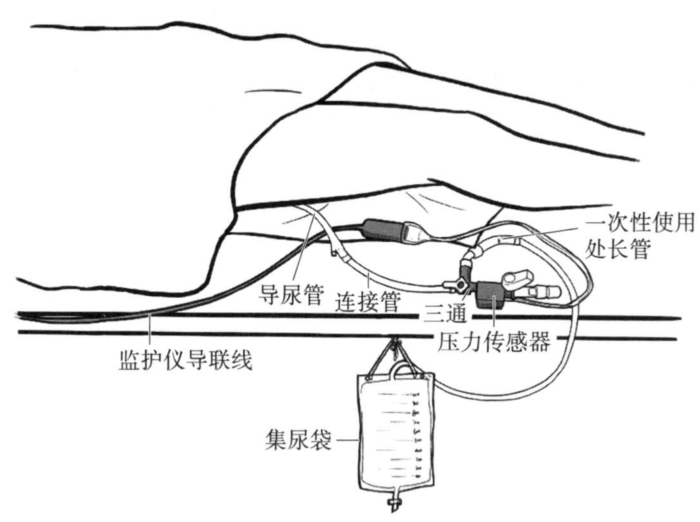

图 4-24　腹内压测量装置安装示意图

(五) 注意事项

(1) 严格执行查对制度和无菌操作原则,防止感染发生。

(2) 测量时应去除棉被、腹带压迫,患者应取平卧位。

(3) 在患者安静时呼气末读数,避免在咳嗽、排便等腹内压增高的情况下测量。烦躁的患者给予适当镇静。应用呼吸机的患者应排除正压通气和呼气末正压对结果的影响。

(4) 膀胱收缩、骨盆骨折或血肿、腹腔内脏器粘连等均可影响测量结果。

(5) 生理盐水温度为 37～40℃,防止温度过低引起膀胱痉挛,膀胱注水后 30～60 秒再测定压力,以等待逼尿肌松弛。

(6) 尿道狭窄、断裂、膀胱外伤时禁忌使用此方法。

(六) 健康教育

(1) 告知患者测量腹内压的目的、方法、注意事项及配合要点。

(2) 测量过程中如有不适,应立即告知护士。

(七) 知识链接

1. 确认膀胱测压有效性的方法

(1) 监测压力波形,可以看到压力波形随呼吸变化。

(2) 用手拍或轻轻按压下腹部,可以看到压力波形变化。

(3) 重复性良好。

2. 腹内压增高的常见原因

(1) 腹壁顺应性降低:腹部手术、严重创伤或烧伤、俯卧位。

(2) 脏器内容物增加:胃轻瘫、胃扩张或幽门梗阻、肠梗阻、结肠假性梗阻、肠扭转。

(3) 腹腔内容物增加:急性胰腺炎、腹腔扩张、腹腔积液或积气或气腹、腹腔感染、腹内或腹膜后肿瘤、腹腔镜注气压力过大、肝功能障碍或肝硬化伴腹水、腹膜透析。

(4) 毛细血管渗漏及液体复苏:酸中毒、损伤控制性剖腹手术、低体温、高急性生理学和慢性健康状况Ⅱ(APACHEⅡ)评分,大量液体正平衡、大量输血。

(5) 其他因素:年龄、菌血症、床头抬高、巨大切口疝修补、机械通气、肥胖、呼气末正压>10 cmH_2O($1\ cmH_2O=0.098\ kPa$)、腹膜炎、肺炎、脓毒症、休克或低血压。

3. 腹内压增高可导致多个重要脏器出现功能障碍

(1) 腹内压增高可使膈肌抬高,压迫胸腔,引起限制性通气障碍,增加患者呼吸做功,加重低氧血症。

(2) 腹内压增高可增加心脏收缩后负荷,减少回心血量,导致低血压。

(3) 腹内压增高可压迫肾脏和肾血管,减少肾脏血液灌注,引起肾脏水肿,进而导致急性肾损害。

(4) 腹内压增高可导致肠系膜动脉、静脉血运障碍,肠腔积液胀气,肠功能紊乱,从而进一步增高腹内压。

(八) 操作评价

(1) 严格执行查对制度。

(2) 无菌概念强,不违反无菌操作原则。

(3) 测量方法正确、读数准确。

(4) 关键步骤全部完成,无错漏。

(5) 操作规范、安全,动作轻巧、熟练,注意节力原则。

(6) 注意人文关怀,与患者沟通良好。

(7) 操作时间不超过 15 分钟。

(唐颖嘉)

第八节　吸痰技术

一、经鼻/口腔吸痰

(一) 概述

经鼻/口腔吸痰是指利用负压吸引原理,用导管经鼻/口腔将呼吸道内的分泌物清除,以保持呼吸道通畅的一种方法。

(二) 目的

(1) 清除呼吸道分泌物,保持呼吸道通畅。

(2) 促进呼吸功能,改善肺通气。

(3) 预防并发症发生。

(4) 采集痰液标本做检验。

（三）操作流程

如表 4－9 所示。

表 4－9　吸痰操作流程

操作步骤	动作要点	备注
核对医嘱	接到医嘱后，双人核对	
评估解释	核对：采用两种以上方式核对患者身份	
	评估： ① 患者的病情、年龄、生命体征、氧合情况及治疗情况； ② 意识状态及合作程度； ③ 痰液情况、口/鼻腔情况	★
	解释：向清醒患者及家属解释吸痰的目的、注意事项及配合要点	
准备和检查用物	素质要求：服装整洁，仪表端庄	
	环境准备：安静、整洁、明亮、温湿度适宜； 擦拭台、盘、车	
	护士准备：洗手、戴口罩	
	备妥用物：吸痰盘（灭菌注射用水、无菌手套、一次性换药碗、消毒纱布）、吸痰管数根、电动吸引器/负压吸引装置（负压表、一次性使用吸引连接管、一次性使用负压引流器及外壳、玻璃接头）、手消毒液，必要时备压舌板、张口器、拉舌钳等	
核对解释	核对：采用两种以上方式核对患者身份	
	解释：吸痰的目的、方法、注意事项及配合要点	
协助安置体位	安置患者体位，头部转向操作者	
检查口鼻	检查患者口/鼻腔，取下活动义齿	
吸痰前	检查负压吸引装置处于正常运作状态，调节合适负压	★
	提高吸入氧流量； 一次性换药碗内加入适量灭菌注射用水用以冲洗吸痰管，并试吸	★
吸痰中	撕开吸痰管外包装前端	
	一手戴无菌手套，将吸痰管抽出，并盘绕在手中	
	非无菌手持负压管，将吸痰管根部与负压管连接	
	阻断负压，用戴无菌手套的手迅速并轻柔经口/鼻插入吸痰管，遇阻力后略上提	★
	打开负压，拇指和示指旋转上提吸痰管（一次吸痰时间不超过 15 秒）	★
	同时密切观察患者生命体征、氧饱和度、面色、痰鸣音及痰液情况等	★
	需再次吸引应更换吸痰管	

（续　表）

操作步骤	动作要点	备注
吸痰后	擦拭患者口/鼻腔分泌物	
	待血氧饱和度升至正常水平，再将氧流量调至原水平	
	脱手套，冲洗吸引装置管路	
再次核对	再次核对，清醒患者指导注意事项	
操作后处理	协助取舒适卧位，整理床单位	
	清理用物，正确处理	
	洗手，脱口罩	
	准确记录：记录吸痰时间、痰液的色、质、量情况及患者生命体征	

注：★表示关键步骤。

（四）注意事项

（1）操作动作应轻柔、准确、快速，每次吸痰时间不超过15秒。

（2）注意吸痰管插入是否顺利，遇到阻力时应分析原因，不可粗暴盲目插入。

（3）注意无菌操作，戴无菌手套持吸痰管的手不被污染。每吸痰一次应更换吸痰管。

（4）吸痰过程中应当密切观察患者的病情变化，尤其应观察血氧饱和度的变化。如有血氧饱和度、心率、血压、呼吸的明显改变时，应停止吸痰，并给予高浓度氧气吸入。

（5）清醒患者如身体情况允许，应鼓励其咳嗽，尽量减少吸痰次数，以减少吸痰可能引起的并发症。

（6）注意气道湿化，痰液黏稠时，可配合雾化吸入，提高吸痰效果。

（7）吸痰应遵循按需吸痰的原则，根据对患者肺部的听诊、喉部有无痰鸣音、呼吸频率及血氧饱和度的情况确定患者是否需要吸痰。吸痰前可结合翻身、拍背等措施，使痰液便于吸出。

（8）采集痰标本时使用带吸痰管的无菌集痰容器。

（五）操作并发症及处理

1. 低氧血症

（1）预防：

1）吸痰时如有咳嗽等不适，应暂停吸痰，待症状缓解后再继续。

2）使用无创呼吸机辅助通气者，吸痰前予适当提高氧流量，吸痰时不宜脱机时间过长。

3）吸痰时密切观察患者生命体征及血氧饱和度变化。

（2）处理：

1）停止吸痰。

2）立即加大氧流量或给予面罩加压吸氧，必要时予以机械通气。

2. 呼吸道黏膜损伤

(1) 预防：

1) 选择合适的吸痰管。

2) 湿润吸痰管，操作动作轻柔、准确、快速，每次吸痰时间不超过 15 秒，连续吸痰不得超过 3 次。

3) 注意吸痰管插入是否顺利，遇到阻力时应分析原因，不可盲目插入。

4) 吸痰时负压不可过大，进吸痰管时不可给予负压，以免损伤患者气道黏膜。

5) 做好口鼻腔护理。

(2) 处理：

1) 鼻腔黏膜损伤者可予金霉素眼膏外涂。

2) 口腔黏膜有损伤时，可根据病情给予复方氯己定含漱液、碳酸氢钠溶液等。

3) 气道黏膜损伤时，可根据医嘱进行雾化治疗，同时注意做好气道湿化。

3. 心律失常

(1) 预防：

1) 避免任何可能导致低氧血症的因素。

2) 可使用心电监护，做好生命体征的监测。

(2) 处理：

1) 如发生心律失常，应立即停止吸引，给予吸氧或提高氧流量。

2) 一旦出现心搏骤停，应通知医师进行抢救。

4. 感染

(1) 预防：

1) 吸痰时严格执行无菌操作原则，每次吸痰后重新更换吸痰管，一人一次一管。

2) 冲洗吸痰管使用灭菌注射用水或生理盐水，吸痰瓶内液体不得超过 2/3 并及时更换。

3) 吸痰时，吸痰管应从深部旋转向上提拉，不可上下反复提拉。

(2) 处理：

1) 吸痰所致的感染几乎都发生在呼吸道黏膜损伤的基础上，所有防止呼吸道黏膜损伤的措施均适合于防止感染。

2) 发生局部感染予以对症处理；出现全身感染时行血培养做药物敏感试验，根据药敏试验选择抗生素。

(六) 健康教育

(1) 告知患者吸痰的目的、注意事项。

(2) 指导患者在吸痰过程中配合医务人员有效咳嗽，有利于痰液的吸引和排出。

(3) 指导患者适当饮水，以利痰液排出。

(七) 知识链接

成人气道分泌物的吸引专家共识(草案)包括以下内容。

(1) 不宜定时吸痰，应实施按需吸痰。

(2) 吸痰时负压控制在－80～－120 mmHg，痰液黏稠者可适当增加负压。

(3) 吸痰前后应提高氧流量。

(4) 吸痰时，一次吸引时间控制在 15 秒以内。

(5) 未建立人工气道的患者，经鼻气管吸痰可降低插管率。

(6) 支气管镜不宜常规应用于气道分泌物的清除，可用于常规吸痰效果不佳的患者。

(八) 操作评价

(1) 无菌概念强，遵守无菌操作原则。

(2) 操作规范、安全，无操作并发症。

(3) 判断准确，吸痰时机合适。

(4) 关键步骤全部完成，无错漏。

(5) 注意人文关怀，与患者沟通良好。

(6) 动作轻巧、熟练，注意节力原则。

二、气管插管/气管切开患者吸痰

(一) 概述

气管插管/气管切开患者吸痰是指利用负压吸引原理，用导管经人工气道（气管插管/气管切开），将呼吸道内的分泌物清除以保持呼吸道通畅的一种方法。根据操作方法，可分为密闭式吸痰及开放式吸痰。

(二) 目的

(1) 清除呼吸道分泌物，保持呼吸道通畅。

(2) 促进呼吸功能的恢复，改善肺通气。

(3) 预防吸入性肺炎、肺不张、肺部感染、窒息等并发症。

(4) 采集痰液标本进行检验。

(三) 密闭式及开放式吸痰操作流程

如表 4-10、4-11 所示。

表 4-10　密闭式吸痰操作流程

操作步骤	动作要点	备注
核对医嘱	接到医嘱后，双人核对	
评估解释	核对：采用两种以上方式核对患者身份	
	评估： ① 患者的病情、年龄、生命体征、氧合情况及治疗情况； ② 意识状态及合作程度； ③ 痰液情况，吸痰指征	★
	解释：向清醒患者及家属解释吸痰的目的、注意事项及配合要点	

（续　表）

操作步骤	动作要点	备注
准备和检查用物	素质要求：服装整洁，仪表端庄； 环境准备：安静、整洁、明亮、温湿度适宜； 擦拭台、盘、车	
	护士准备：洗手、戴口罩	
	备妥用物：吸痰盘（生理盐水、灭菌注射用水、无菌手套、一次性换药碗、10 mL 注射器 2 副（1 副按需冲放气囊气体用；1 副抽吸生理盐水用））、一次性使用密封式吸痰管 1 根（吸痰管外径＜人工气道内径一半）、吸痰管数根、电动吸引器/负压吸引装置（负压表、一次性使用吸引连接管、一次性使用负压引流器及外壳、玻璃接头）、手消毒液； 将一次性使用密封式吸痰管安装于气管插管/气管切开导管与呼吸机之间	
核对解释	核对：采用两种以上方式核对患者身份 解释：吸痰的目的、方法、注意事项及配合要点	
协助安置体位	安置患者体位（半卧位或床头抬高 30°）	
吸痰前	检查电动吸引器/负压吸引装置处于正常运作状态，调节合适负压	★
	提高氧浓度或将呼吸机调试为智能吸痰模式	★
	洗手； 在一次性换药碗内加入适量灭菌注射用水试吸； 准备适量生理盐水用以冲洗密封式吸痰管	
吸痰中	按需吸引口咽部或鼻腔分泌物（插入吸痰管时阻断负压；口咽部、鼻腔分布不同致病菌，需更换吸痰管，防止交叉感染）	
	将密封式吸痰管与负压管连接	
	一手拇指与示指控制吸引阀，另一手将吸痰管沿气管插管/气管切开套管轻柔插入（吸痰管薄膜保护套随吸痰管的插入自行皱缩），遇阻力后略上提至所需深度	★
	一手按压吸引阀开关，同时轻扶密封式吸痰管与气管插管/气管切开导管连接处； 另一手拇指和示指旋转上提吸痰管吸引痰液（避免在气管内上下提、插，一次吸痰时间不得超过 15 秒）	★
	同时密切观察患者生命体征、氧饱和度、面色、痰液情况等	★
	吸痰后，将吸痰管回抽至原有位置	
	一手按压吸引阀开关； 另一手将生理盐水经密封式吸痰管的冲洗液口注入冲洗吸痰管，冲净后备用	★
	将密封式吸痰管与负压管断开	
	条件许可予声门下吸引	

（续　表）

操作步骤	动作要点	备注
吸痰后	待血氧饱和度升至正常水平，再将氧浓度调至原水平； 脱手套，冲洗吸引装置管路	
再次核对	再次核对，清醒患者指导注意事项	
操作后处理	协助取舒适卧位，整理床单位； 清理用物，正确处理； 洗手，脱口罩； 准确记录：记录吸痰时间，痰液的色、质、量情况及患者生命体征	

注：★表示关键步骤。

表 4－11　开放式吸痰操作流程

操作步骤	动作要点	备注
核对医嘱	接到医嘱后，双人核对	
评估解释	核对：采用两种以上方式核对患者身份	
	评估： ① 患者的病情、年龄、生命体征、氧合情况及治疗情况； ② 意识状态及合作程度； ③ 痰液情况，吸痰指征	★
	解释：向清醒患者及家属解释吸痰的目的、注意事项及配合要点	
准备和检查用物	素质要求：服装整洁，仪表端庄； 环境准备：安静、整洁、明亮、温湿度适宜； 擦拭台、盘、车	
	护士准备：洗手、戴口罩	
	备妥用物、放置合理：吸痰盘（灭菌注射用水、无菌手套、一次性换药碗、无菌纱布、10 mL 注射器 1 副）、一次性使用吸痰管数根（吸痰管外径＜人工气道内径一半）、电动吸引器/负压吸引装置（负压表、一次性使用吸引连接管、一次性使用负压引流器及外壳、玻璃接头）、手消毒液	
核对解释	核对：采用两种以上方式核对患者身份 解释：吸痰的目的、方法、注意事项及配合要点	
协助安置体位	安置患者体位（半卧位或床头抬高 30°）	
吸痰前	检查电动吸引器/负压吸引装置处于正常运作状态，调节合适负压	★
	提高氧浓度或将呼吸机调试为智能吸痰模式	★

（续 表）

操作步骤	动作要点	备注
	洗手； 在一次性换药碗内加入适量灭菌注射用水试吸； 准备无菌纱布	
吸痰中	按需吸引口咽部或鼻腔分泌物（插入吸痰管时阻断负压；口咽部、鼻腔分布不同致病菌，需更换吸痰管，防止交叉感染）	★
	撕开吸痰管外包装前端，一手戴无菌手套，将吸痰管抽出，并盘绕在手中	
	非无菌手持负压管，将吸痰管根部与负压管连接； 断开呼吸机与气管插管/气切套管连接； 将呼吸机管道接头妥善放置于无菌纱布上，避免污染	
	阻断负压，戴无菌手套的手迅速并轻柔经气管插管/气切套管插入吸痰管； 置入过程中感觉有阻力，或患者出现刺激性咳嗽时，将吸痰管退出 1～2 cm； 打开负压，拇指和示指轻柔旋转上提吸痰管吸引痰液（避免在气管内上下提、插，一次吸痰时间不得超过 15 秒）	
	同时密切观察患者生命体征、氧饱和度、面色、痰液情况等	
	吸痰结束，立即连接呼吸机	
	条件许可予声门下吸引	
吸痰后	待血氧饱和度升至正常水平，再将氧浓度调至原水平； 脱手套，冲洗吸引装置管路	
再次核对	再次核对，清醒患者指导注意事项	
	协助取舒适卧位，整理床单位； 清理用物，正确处理； 洗手，脱口罩； 准确记录：记录吸痰时间，痰液的色、质、量情况，患者生命体征	

注：★表示关键步骤。

（四）注意事项

（1）操作动作应轻柔、准确、快速，每次吸痰时间不超过 15 秒，连续吸引不得超过 3 次，必要时吸痰间歇予以纯氧吸入。

（2）注意吸痰管插入是否顺利，遇到阻力时应分析原因，不可粗暴盲目插入。

（3）吸痰管最大外径不能超过气管导管内径的 1/2，负压不可过大，进吸痰管时应阻断负压，以免损伤患者气道黏膜。

（4）注意无菌操作，戴无菌手套持吸痰管的手不被污染。一根吸痰管只能使用一次。定时更换密封式吸痰管；吸痰盘每 24 小时更换。

(5) 吸痰过程中,应当密切观察患者的病情变化,尤其应观察血氧饱和度的变化。如有血氧饱和度、心率、血压、呼吸的明显改变时,应当停止吸痰,并给予纯氧吸入。

(6) 气管插管的患者吸痰管插入深度在 20～25 cm。

(7) 单纯气管切开不用呼吸机的患者吸痰时,吸痰管插入深度在 15 cm 左右。

(8) 清醒患者如身体情况允许,应鼓励其咳嗽,尽量减少吸痰次数。

(9) 注意气道湿化:呼吸机使用时,湿化装置呈开启状态,及时添加湿化水,水量适宜,并可依据痰液的性状调整湿化程度。

(10) 吸痰应遵循按需吸痰的原则,根据对患者肺部的听诊、喉部有无痰鸣音、呼吸频率、呼吸机波形及血氧饱和度的情况确定患者是否需要吸痰。吸痰前可结合翻身、拍背等措施使痰液便于吸出。

(11) 采集痰标本时使用带吸痰管的无菌集痰容器。

(五) 操作并发症及处理

1. 低氧血症

(1) 预防:

1) 吸痰时如有咳嗽等不适,应暂停吸痰,待症状缓解后再继续。

2) 使用呼吸机者,吸痰前应予高浓度氧,吸痰时不宜脱机时间过长,一般应小于 15 秒。

3) 吸痰时密切观察患者生命体征及血氧饱和度变化。

4) 定时做好湿化吸痰,避免引起气道堵塞。

(2) 处理:

1) 停止吸痰。

2) 提高氧浓度,通知医师。

2. 呼吸道黏膜损伤

(1) 预防:

1) 选择合适的吸痰管,如质地柔软、可防静电等,使用呼吸机者,吸痰管最大外径不能超过气管导管内径的 1/2。

2) 湿润吸痰管,操作动作轻柔、准确、快速,每次吸痰时间不超过 15 秒,连续吸痰不得超过 3 次。

3) 注意吸痰管插入是否顺利,遇到阻力时应分析原因,不可盲目插入。

4) 吸痰时负压不可过大,进吸痰管时不可给予负压,以免损伤患者气道黏膜。

5) 做好口鼻腔护理。

(2) 处理:

1) 口腔黏膜有损伤时可根据病情给予口泰、过氧化氢、碳酸氢钠溶液等进行口腔护理。

2) 气道黏膜损伤时,可遵医嘱使用相应药物进行雾化吸入治疗。

3. 心律失常

(1) 预防:

1) 避免任何可能导致低氧血症的因素。

2）可使用心电监护，做好生命体征的监测。

（2）处理：

1）如发生心律失常，应立即停止吸引，提高氧浓度。

2）一旦出现心搏骤停，应通知医师进行抢救。

4. 感染

（1）预防：

1）吸痰时严格执行无菌操作原则，每次吸痰后重新更换吸痰管，一人一次一管。

2）冲洗吸痰管使用灭菌注射用水或生理盐水，注明口/鼻腔用或气道用，吸痰瓶内液体不得超过 2/3 并及时更换。

3）吸痰时吸痰管应从深部旋转向上提拉，不可上下反复提拉造成感染。

（2）处理：

1）吸痰所致的感染几乎都发生在呼吸道黏膜损伤的基础上，所有防止呼吸道黏膜损伤的措施均适合于防止感染。

2）发生局部感染予以对症处理，出现全身感染时行血培养做药物敏感试验，根据药敏试验选择抗生素用药。

（六）健康教育

（1）告知患者吸痰的目的、注意事项。

（2）指导患者在吸痰过程中，配合医务人员有效咳嗽，有利于痰液的吸引和排出。

（七）知识链接

成人气道分泌物的吸引专家共识（草案）包括以下内容。

（1）不宜定时吸痰，应实施按需吸痰。

（2）吸痰前注入生理盐水可使患者的氧合降低，不宜常规使用。

（3）选择吸痰管时，其管径不宜超过人工气道内径的 50％，有侧孔的吸痰管吸痰效果优于无侧孔的。

（4）吸痰时负压控制在－80～－120 mmHg，痰液黏稠者可适当增加负压。

（5）吸痰前后应常规给予纯氧吸入 30～60 秒。

（6）采用简易呼吸器做肺复张操作不良反应较多，不宜使用。对于急性呼吸窘迫综合征/急性肺损伤患者，吸痰前后采用呼吸机做肺复张操作，可减少吸痰过程中氧合降低的程度和肺塌陷的发生。

（7）吸痰过程中，封闭式吸痰可降低肺塌陷和低氧的程度，降低吸痰所致心律失常的发生率。封闭式吸痰可缩短机械通气时间，但对 VAP 的发生率无影响。封闭式吸痰管无须每天更换，当出现可见污染时应及时更换（推荐级别：B 级）。封闭式吸痰管每次使用后应及时冲洗，最长可 7 天更换。

（8）吸痰时，吸引时间控制在 15 秒以内。

（9）声门下吸引可减少 VAP 的发生率，缩短机械通气时间。

（10）持续口腔吸引可减少 VAP 的发生率和延长 VAP 的发生时间。翻身前口腔吸引，可减少 VAP 的发生率。

(11) 支气管镜不宜常规应用于气道分泌物的清除，可用于常规吸痰效果不佳的患者。

(八) 操作评价

(1) 无菌概念强，不违反无菌操作原则。

(2) 操作规范、安全，无操作并发症。

(3) 判断准确，吸痰时机合适。

(4) 关键步骤全部完成，无错漏。

(5) 注意人文关怀，与患者沟通良好。

(6) 动作轻巧、熟练，注意节力原则。

（李静怡）

第九节　气管插管的配合

(一) 概述

气管插管是指将特制的气管导管经口腔或鼻腔插入气管内，建立人工气道，进行人工通气的一种方法。根据插管途径分为经鼻气管插管和经口气管插管 2 种，根据插管时是否利用喉镜暴露声门分为明视插管和盲探插管。医护人员间的有效配合是保证插管成功的前提条件。

(二) 目的

(1) 维持呼吸道畅通。

(2) 利于清除气道分泌物。

(3) 利于给氧、辅助机械通气及治疗肺部疾病。

(4) 减少气道阻力，减少死腔量，改善呼吸功能。

(5) 为临床麻醉的重要组成部分。

(三) 操作流程

如表 4 - 12 所示。

表 4 - 12　气管插管的配合操作流程

操作步骤	动作要点	备注
核对医嘱	接到口头医嘱，复述医嘱内容	
	与医师双人核对患者身份	★
评估解释	快速评估： (1) 评估患者意识、生命体征、呼吸道和氧合情况； (2) 经口气管插管：评估患者牙齿情况； 经鼻气管插管：评估患者鼻孔通畅情况 (3) 所需气管导管的型号； (4) 是否需要机械通气	★

（续　表）

操作步骤	动作要点	备注
	解释：气管插管目的、方法、注意事项及配合要点	
用物准备	环境准备：安静、整洁、明亮、温湿度适宜； 隔帘遮挡，保护患者隐私	
	护士准备：洗手、戴口罩	
	备妥用物：根据患者年龄、性别及体型备气管导管 2 根（图 4－25）、导引钢丝、无菌石蜡油、可视喉镜及镜片、10 mL 注射器、听诊器、无菌手套、手消毒液、吸痰管、负压吸引装置、吸痰盘、约束带、导管固定装置或胶布、简易呼吸器、备用状态呼吸机	★
药品准备	镇静药、肌松药、升压药	★
	经鼻气管插管：滴鼻用 1%麻黄碱溶液	
操作前准备	核对：采用两种方式核对患者信息	
	清醒患者解释，以取得合作	
	放下床挡，取下床头挡板	
	去枕仰卧，肩下垫一小枕，头略后仰，使呼吸道三轴线（口轴、咽轴、喉轴）重叠	★
	如怀疑有颈椎损伤，应仔细检查排除	
操作中配合	开放气道： 用吸引器及时吸净口腔、鼻腔分泌物； 有活动性义齿需取下义齿	★
	经鼻气管插管者：用 1%麻黄碱溶液滴鼻，以收缩鼻黏膜血管	
	医师站患者头顶侧，给患者使用纯氧面罩	★
	可视喉镜装上镜片	★
	检查气管导管气囊是否漏气：气囊注气并回抽	★
	润滑气管导管：气管导管远端 1/3 表面涂上石蜡油	★
	将导引钢丝插入导管中	★
	一般将导管弯成 J 形，注意导丝不能超过导管远端，以免造成损伤	
	遵医嘱使用镇静药、肌松药，血压低时使用升压药	★
	将无菌手套、可视喉镜、气管导管递给医师，协助医师完成气管插管	★
	医师插管期间，密切监测患者的呼吸频率、呼吸幅度、氧饱和度、心率及血压等生命体征的变化	★

（续　表）

操作步骤	动作要点	备注
	医师插管完成后，协助拔出导引钢丝	
	连接并辅助挤压简易呼吸器	★
	将听诊器递给医师，确定导管位于气管内	
	用注射器向气囊内注气 8～10 mL	
	将气管导管与呼吸机连接进行机械通气	
	妥善固定导管： 询问医师插管深度（经口气管插管：男性距门齿 22～24 cm，女性距门齿 21～23 cm；经鼻气管插管：男性 28 cm，女性 26 cm）； 固定前再次检查牙齿情况	
	及时吸痰	
	观察生命体征、通气有无改善及血气分析等情况	
操作后处理	协助患者舒适体位	
	适当约束保护，整理床单位，撤除隔帘遮挡	
	拉起床挡，放回床头板	
	清理用物，正确处理	
	洗手，脱口罩	
	准确记录	
	用物终末消毒，归还原位	

注：★表示关键步骤。

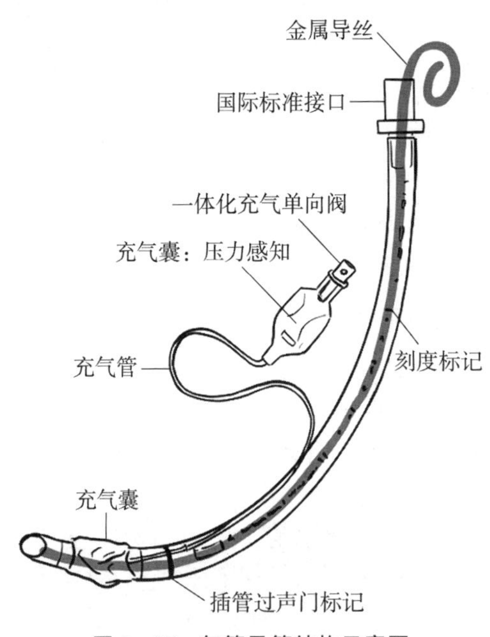

图 4-25　气管导管结构示意图

（四）注意事项

（1）患者取仰卧位，肩和颈抬高，头后仰。

（2）气管插管前取下活动义齿，检查牙齿有无松动，并采取必要措施。如果选择经鼻插管，则还需检查鼻腔是否阻塞、感染、出血、有无鼻骨骨折。

（3）尽可能在血氧饱和度 94%以上时开始气管插管。如插管不顺利或血氧饱和度低于 90%（尤其是低于 85%），应立即停止操作，重新辅助呼吸，直到血氧饱和度恢复后再重新开始插管。

（4）气管插管气囊的管理：一般将气囊压力维持在 25～30 cmH_2O。气囊充气过多，压力过高，会引起黏膜损伤；压力过低，则不能有效地封闭气囊与气管间的间隙。

（5）每天进行导管及口腔护理，协助患者翻身拍背，以利于痰液排出。

（6）注意观察气管插管并发症。

（7）气管插管可能对患者造成的不良影响：呼吸道的正常防御机制被破坏、抑制正常咳嗽反射、影响患者的语言交流、患者的自尊受到影响。

（8）气管插管位置的确认与调整：拍摄 X 线胸片，进一步调整导管位置。气管导管远端与隆突的距离应当为 2～3 cm。同时观察患者肺部情况及有无并发气胸。

（五）健康教育

（1）告知清醒患者气管插管的目的及方法、注意配合事项。

（2）气管插管后须指导患者保持合适体位。

（3）气管插管后鼓励患者咳嗽、咳痰。

（六）知识链接

1. 气管插管的适应证

（1）上呼吸道梗阻：口鼻腔及喉部软组织水肿、异物或分泌物潴留均可引起上呼吸道梗阻，威胁患者生命。

（2）气道保护性机制受损：患者意识改变（特别是昏迷）及麻醉时，正常的生理反射受到抑制，导致气道保护性机制受损。

（3）气道分泌物潴留：正常的咳嗽反射受损时，分泌物潴留于大气道，易导致肺部感染及下呼吸道梗阻。

（4）实施机械通气：需要接受有创机械通气的患者，首先应建立人工气道，提供与呼吸机连接的通道。

（5）经鼻气管插管适用于张口度小、颜面骨折等无法经口气管插管者；口腔外伤、口腔肿瘤、鼾症等经口插管困难者或需经口腔手术者。

2. 气管插管过程中应避免以下情况发生

（1）缺氧：一般每次操作时间不超过 30～40 秒。监测血氧饱和度，一旦低于 90%，应立即停止插管，保证氧供。

（2）损伤：如插管有阻力，不可用暴力猛插，以免损伤声门或喉头等部位，造成水肿和出血，严重时将导管插入黏膜下组织，造成出血不止。

（3）误吸：插管时可引起呕吐和胃内容物误吸，导致严重的肺部感染和呼吸衰竭。

必要时在插管前应放置胃管，尽可能吸尽胃内容物，避免误吸。

3. 气管插管留置期间并发症

(1) 肺部感染：气管插管时间超过 48 小时易发生呼吸机相关性肺炎，肺炎的发生可能是由于口咽部定植菌附着在口咽分泌物中，沿气管导管外壁移行进入肺部造成。

(2) 气管食管瘘：气管导管套囊长时间压迫、摩擦气管壁，使内膜发生局部缺血、溃疡、坏死，最终穿透毗邻的食管壁，形成气管食管瘘。临床表现为机械通气中有效通气量不足，持续漏气且出现腹部胀气；进食或饮水后出现呛咳，反复肺部感染。通过 CT 检查、气管食管造影及纤维支气管镜检查可诊断。

(3) 其他：口腔黏膜、鼻腔黏膜及气管黏膜损伤、舌损伤、中耳炎及鼻窦炎、肉芽形成。

4. 气管导管脱出的预防及处理

(1) 预防：①在为带气管导管的患者进行操作护理时，应谨慎避免将导管带出；②躁动不配合的患者，应给予适当有效的约束；③约束失败或者不便约束的患者，遵医嘱给予镇静剂。

(2) 处理：①气管导管脱出后，应评估患者是否有需要再次插管，如导管部分脱出或移位，应立即拔出原气管导管，使气道通畅；②当气管导管完全脱出时，应立即保持气道通畅，充分给氧后重新置入气管导管。

5. 气管导管阻塞的原因及处理

(1) 原因：①导管扭曲：多见于头颈部过度活动、经鼻插管、呼吸机管道牵拉等情况；②痰栓或异物阻塞管道；③管道塌陷：多见于经鼻插管，特别是鼻中隔偏曲压迫管道。

(2) 处理：调整人工气道位置；抽出气囊气体；试验性插入吸痰管吸痰。如气道梗阻仍不缓解，则应立即拔除气管插管，然后重新建立人工气道。若重新建立人工气道后，气道压力仍然很高，呼吸机不能有效进行机械通气，则应当考虑有张力性气胸。

6. 困难气道的风险预测

(1) 张口度<3 cm：张口度指最大张口时上下门齿之间的距离（图 4－26），正常值≥3 cm，若患者最大张口度<3 cm，提示可能存在插管困难。

(2) 甲颏间距<6 cm：甲颏间距指颈部完全伸展时甲状腺切迹至颏突的距离（图 4－27），若为 6～6.5 cm，仍然可考虑在喉镜下插管；若<6 cm，则用喉镜插管存在困难，应考虑其他方法。

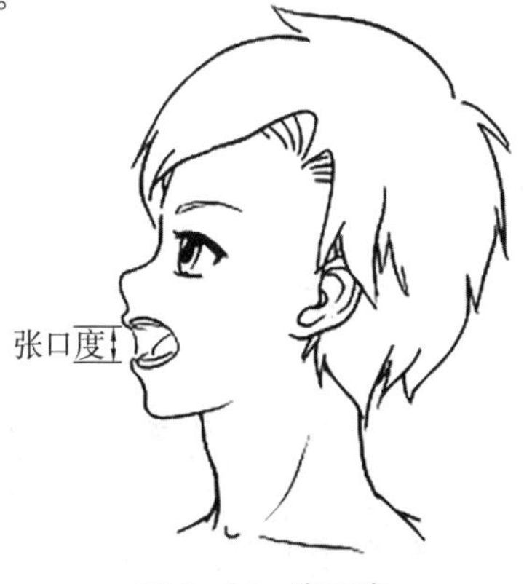

图 4－26 张口度

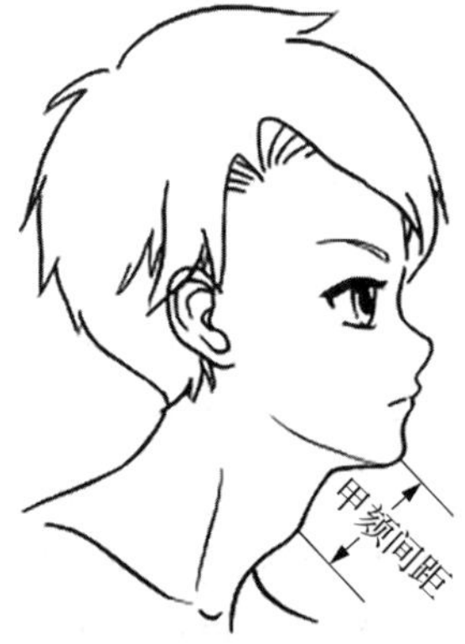

图 4－27 甲颏间距

(3) Mallampati 分级Ⅳ级(发生时)：患者端坐位，舌尽力前伸，根据检查者所见，患者软腭、悬雍垂、咽侧壁的可见度分为 4 个等级(图 4－28)，由此来判断插管困难程度。如表 4－13 所示。

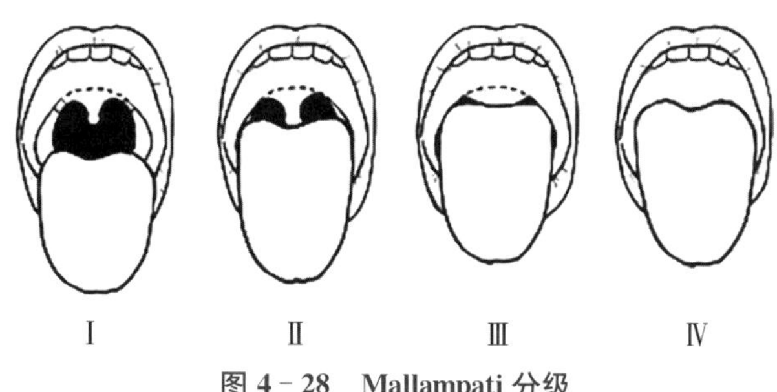

图 4－28　Mallampati 分级

表 4－13　Mallampati 分级

分级	解剖特点	插管困难程度
Ⅰ级	可见软腭、咽峡弓、悬雍垂、扁桃腺窝、咽后壁	插管不应存在困难(除非头后仰受限)
Ⅱ级	仅见软腭、咽峡弓、悬雍垂	插管不应存在很大困难(除非头后仰受限)
Ⅲ级	仅见软腭、悬雍垂根部	插管可能会遇到困难
Ⅳ级	仅见软腭	插管会有困难

(4) 上颌前突畸形(小颏症)。

(5) 颈项强直，下颌尖不能触及前胸或不能后伸。

(七) 操作评价

(1) 反应敏捷，抢救意识强。

(2) 动作熟练，与医师配合默契。

(3) 关键步骤全部完成，无错漏。

(4) 注意人文关怀，与患者沟通良好。

(5) 操作规范、安全，动作迅速、轻巧，注意节力原则。

(唐颖嘉)

第十节　气管切开的配合

(一) 概述

气管切开术(tracheotomy)系切开颈段气管，放入气管导管，以解除患者喉源性呼吸困难、呼吸机功能失常或下呼吸道分泌物潴留所致呼吸困难的一种常见手术。该方法操作简便、创伤小，是急救的重要手段之一。

（二）目的

(1) 预防和解除呼吸道梗阻，保证呼吸道畅通。

(2) 对意识不清和各种原因引起的下呼吸道分泌物潴留者，有利于清除气道分泌物，预防肺部感染。

(3) 降低气道阻力，减少呼吸道死腔量，减少耗氧量而改善呼吸功能。

(4) 利于给氧、辅助机械通气。

(5) 咽喉部手术时为保持呼吸道通畅，也常行预防性气管切开。

（三）操作流程

如表 4-14 所示。

表 4-14　气管切开的配合操作流程

操作步骤	动作要点	备注
核对医嘱	接到口头医嘱后，复述医嘱内容	★
	与医师双人核对，做好抢救准备	
评估解释	快速评估： ① 患者的病情、意识状态、生命体征、氧合情况； ② 听诊双肺呼吸音； ③ 是否需要呼吸机	★
	解释：向患者（清醒者）及家属解释操作目的、注意事项及配合要求	
用物准备	环境准备：安静、整洁、明亮、温湿度适宜	
	护士准备：洗手、戴口罩	
	备妥用物：气管切开包、无菌手套、皮肤消毒液、手消毒液、合适的气管切开导管、局麻药、镇静药、消毒润滑剂、注射器、照明装置、负压吸引装置、纱布、导管固定物品、简易呼吸器、备用状态呼吸机	★
操作前准备	核对：采用两种以上方式核对患者信息	
	气管切开前充分给氧，连接监护设备	★
	去除患者口腔异物	★
	向清醒患者解释操作目的、方法、注意事项及配合要点	
	无法配合者适当约束	
	隔帘遮挡，保护隐私	
	放下床挡，取下床头板	
	给予患者去枕仰卧位，肩下垫软枕，头后仰，充分暴露颈部	★
	按医嘱使用镇静药	

（续　表）

操作步骤	动作要点	备注
操作中配合	协助医师气管切开： ① 常规消毒铺巾、局麻、戴手套； ② 准备吸痰管； ③ 如有气管插管者，退出导管至环状软骨上方； ④ 待暴露气管解剖位置后，放入气切套管； ⑤ 吸除下呼吸道及口鼻腔内分泌物； ⑥ 确认气切导管位置正确后，气囊注气 8～10 mL； ⑦ 按医嘱连接呼吸机或简易呼吸器加压给氧； ⑧ 妥善固定气切导管，充分吸痰	★
操作后处理	撤离用物，清洁患者面部	
	协助患者取舒适体位	
	拉起床挡，放回床头板	
	整理床单位，撤除隔帘遮挡	
	再次核对，指导注意事项	
	观察患者生命体征、通气情况、血气分析等情况	★
	清理用物，正确处理	
	洗手，脱口罩	
	准确记录患者生命体征和痰液的颜色、性质和量	

注：★表示关键步骤。

（四）注意事项

（1）给患者取正确体位，一般给予仰卧位，头向后仰，使颏、喉结和胸骨上切迹成一直线。

（2）操作中严格遵守无菌原则。

（3）正确固定气管切开导管，嘱清醒患者不能自行拔管，对不能合作或意识障碍的患者适当约束肢体。

（4）监测通气及血气分析等情况。

（5）密切观察患者是否有皮下气肿、血肿、肺部感染发生，有异常及时报告医师并配合处理。

（6）每天重视导管及口腔护理。

（7）协助患者进行湿化、翻身、拍背，有利于痰液排出。对于不能自行排痰的患者，适当给予吸痰。

（五）健康教育

（1）须告知清醒患者气管切开的目的及方法，注意配合事项。

（2）指导患者保持合适的体位。

(3) 鼓励患者咳嗽、咳痰,勿拔管。

(六) 知识链接

1. 适应证

(1) 喉阻塞:喉部炎症、肿瘤、外伤、异物等引起的严重喉阻塞。

(2) 下呼吸道分泌物潴留:各种原因(颅脑外伤、胸腹外伤及脊髓灰质炎等)所致下呼吸道分泌物潴留,为了吸痰和保持气道通畅。

(3) 预防性气管切开:咽部肿瘤、脓肿伴呼吸困难;对某些口腔、鼻咽、颌面、咽、喉部大手术,为了进行全麻,防止术中及术后血液流入下呼吸道,保持术后呼吸道通畅;防止术后术区出血或局部组织肿胀阻碍呼吸,可施行气管切开。

(4) 取气管异物:经内镜下钳取未成功,估计再取有窒息危险或无施行气管镜检查的设备和技术,可经气管切开取出异物。

(5) 上呼吸道阻塞、狭窄、上呼吸道手术前准备,为防止术中血液及分泌物流入气道引起阻塞。

2. 经皮气管切开套管置入术　有别于传统的气管切开,通常选取第一、第二气管软骨环之间作穿刺,置入导引钢丝,并用特制的扩张钳撑开皮下到气管之间的软组织,通过导引钢丝将气管切开套管引入气管内,该方法操作相对简单,具有出血少、创口小、导管固定佳等优点。

3. 气管切开时有效避免操作并发症　行气管切开时,患者应充分镇静,放置合适体位,以便充分暴露气管所在位置,镇静药物使用有助于抑制操作过程中的咳嗽,从而避免损伤气管和周边组织,有条件者可以使用气管镜,插入已有的气管导管内,指导后续操作,可以有效避免各种操作并发症。

4. 气管切开早期妥善固定气管切开套管的重要性　气管切开早期气管切开套管滑脱极其危险,尤其是气管切开套管头端滑入颈部软组织内,因气管切开套管周围尚未形成窦道,机械通气时气体容易进入纵隔,导致严重纵隔气肿和面颈部气肿,患者多因窒息、人工气道难以再次建立而产生严重后果,因此气管切开早期,应强调可靠、妥善固定气管切开套管。

5. 判断气管切开套管是否在气管内的方法　主要以听诊、气管镜检查为主,应常规拍摄 X 线胸片,了解导管具体位置,也可通过监测呼气末二氧化碳浓度的方法来判断导管是否在气管内。

6. 气管切开的时机

(1) 在决定气管切开时,建议采用经皮气管切开术。

(2) 短期内不能撤除人工气道的患者,应尽早选择或更换为气管切开。

(3) 对于机械通气需要超过 7 天的患者,应尽早考虑气管切开。

(4) 对于严重头部损伤的患者,应尽早气管切开。

(5) 如果确认要做气管切开,应当尽快完成。

(七) 操作评价

(1) 反应敏捷,抢救意识强。

(2) 严格执行查对制度和无菌操作原则。

(3) 动作熟练,与医师配合默契。

(4) 关键步骤全部完成,无错漏。

(5) 注意人文关怀,与患者沟通良好。

(6) 操作规范、安全,动作迅速、轻巧,注意节力原则。

(唐颖嘉)

第十一节　三腔二囊管的护理配合

(一) 概述

三腔二囊管(sengstaken-blakemore tube)又称三腔管,包括三腔管、胃气囊和食管气囊,抢救时利用柔软的气囊压力,直接压迫出血的曲张静脉,以达到止血目的。用气囊压迫食管胃底静脉曲张,止血效果肯定,但患者痛苦,并发症多,早期再出血率高,故不推荐作为首选的止血措施,目前只有在药物治疗不能控制出血时暂时使用,以争取时间准备内镜止血等治疗措施。

(二) 目的

用于药物止血治疗难以控制的门脉高压引起的食管胃底静脉曲张破裂大出血局部压迫止血,也可负压吸引胃内积液(血)、积气,减轻胃扩张,为准备手术或内镜等治疗赢得时间。

(三) 适应证与禁忌证

1. 适应证

(1) 适用于一般止血措施难以控制的门静脉高压合并食管胃底静脉曲张破裂出血。

(2) 经输血、补液、药物治疗难以控制的出血。

(3) 手术后、内镜下注射硬化剂或套扎术后再出血,一般止血治疗无效者。

(4) 不具备紧急手术条件的患者。

(5) 不具备紧急内镜治疗的条件,或内镜下紧急止血操作失败的患者。

2. 禁忌证

(1) 患者神志不清,不能完全配合置管。

(2) 严重冠心病、高血压、心功能不全者慎用。

(3) 胃十二指肠溃疡患者禁用。

(四) 操作流程

如表 4-15 所示。

表 4-15　三腔二囊管的护理配合操作流程

操作步骤	动作要点	备注
核对医嘱	接到口头医嘱后，复述医嘱内容	★
评估解释	与医师双人核对患者身份	★
	快速评估： ① 患者的病情、出血量及频率、治疗情况； ② 患者的意识状态、肢体活动能力、生命体征及配合程度； ③ 患者鼻腔通气情况、鼻中隔有无弯曲、口鼻腔黏膜破损程度、异常分泌物等，协助取下义齿	
	解释：操作的目的、方法、重要性、注意事项及配合要点； 教会患者深呼吸和吞咽动作，取得患者同意及配合	
用物准备	环境准备：安静、整洁、明亮、温湿度适宜； 隔帘遮挡，保护患者隐私	
	护士准备：洗手（允许消毒凝胶洗手）、戴口罩	
	急救物品呈备用状态； 治疗盘内：三腔管、治疗包（无菌治疗碗、无菌纱布、弯盘、血管钳 2 把）、胃肠减压器（备用）、无菌治疗巾、棉签、75%乙醇棉球、液体石蜡油、50 mL 注射器、胶布； 治疗车：血压计、听诊器、温开水、牵引架、牵引绳、滑轮、牵引物（0.5 kg）、小纱绳、剪刀、绷带，网套（按需）、手消毒液 护理记录单	
	检查用物的性能，无漏气、破损（3 种方法任选一种即可）： ① 抽尽气囊内空气，注入适量空气，夹闭管口，判断有无气体溢出； ② 将注气后的气囊放入水中，观察有无气泡； ③ 回抽气体，判断是否与注入气体量一致	
核对解释	核对：采用两种以上方式核对患者身份； 解释：向患者解释，取得合作	
协助安置体位	安置患者合适体位（去枕平卧位，头偏向一侧）； 请无关人员离开	
操作中配合	颌下铺治疗巾，置弯盘，清洁患者鼻腔	
	抽尽囊内空气并夹管，消毒并润滑三腔管，置于治疗碗内，递给医师	
	嘱患者配合医师头部摆正并做吞咽或深呼吸动作，协助医师经鼻腔/咽部将三腔管缓慢插入胃内（50～65 cm），如患者有恶心，稍停片刻（图 4-29）；	★

（续　表）

操作步骤	动作要点	备注
	判断胃管是否在胃内(3 种方法任选一种即可)： ① 抽胃液见血性液体(首选)； ② 注气 10 mL 听气过水声； ③ 胃管末端置入盛水药碗中，未见气泡溢出； 确认后配合医师注入生理盐水或气：胃底气囊 200～300 mL，食管气囊 100～150 mL，夹闭管口，缓慢向外提拉三腔管	
	有效牵引：牵引重物 0.5 kg，离地面 30 cm，牵引角度 40°，躯干与牵引绳、牵引物呈一直线(图 4-30)	★
	妥善固定三腔管，做好标记； 床旁备剪刀，做好安全宣教； 按医嘱胃管内注药或抽液，必要时接胃肠减压器； 操作时观察患者生命体征，有无胸闷、呼吸困难、恶心、疼痛等不适主诉	★
操作后处理	协助患者取平卧位，整理床单位； 再次核对患者信息，指导注意事项； 嘱医师补全抢救医嘱； 清理用物，正确处理； 洗手，脱口罩； 准确记录：记录胃内容物色、质、量，患者反应，止血效果	

注：★表示关键步骤。

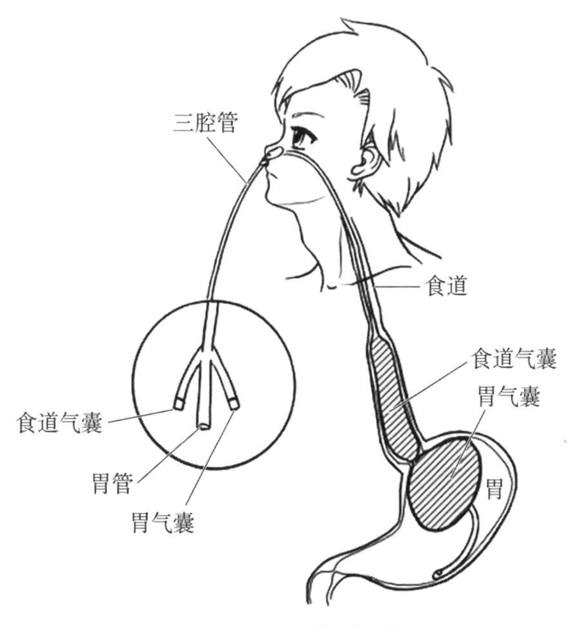

图 4-29　三腔二囊管

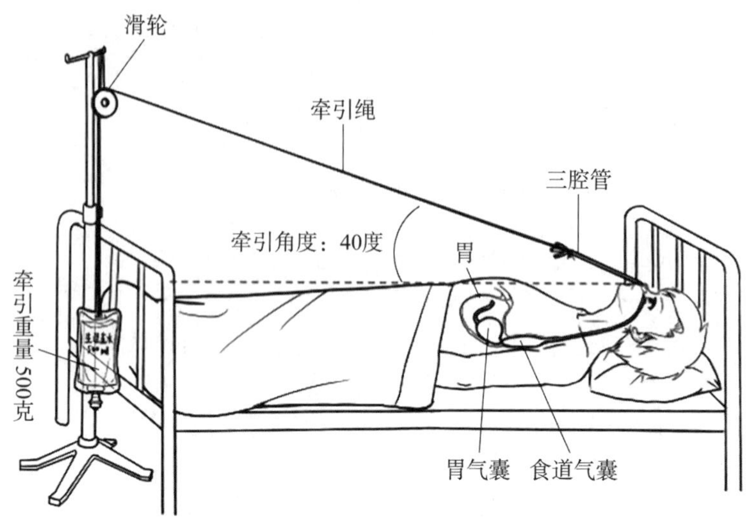

图 4－30　有效牵引

（五）注意事项

（1）做好口鼻腔护理，每天 2 次鼻腔内滴入石蜡油，防止粘连。

（2）密切观察有无三腔管滑出，如有滑出，则重新做好标记，并通知医师。

（3）当气囊充气不足或漏气时，气囊可向上移动，压迫患者喉咙，导致患者出现气道阻塞和窒息表现。压迫期间密切观察患者有无面色青紫，呼吸困难，如发生上述情况，应立即剪断三腔管，拔管。

（4）三腔管插管期间，第一个 24 小时不放松牵引，24 小时后，每 12～24 小时应放松牵引，放气 15～30 分钟或遵医嘱。

（5）三腔管放置时间应小于 72 小时，以防气囊压迫过久而导致黏膜糜烂。

（6）拔管前，先放松牵引物，后放松气囊。观察 24 小时，如 24 小时无再次出血，可服用石蜡油 50～100 mL 后缓慢拔管。拔管后检查三腔管气囊壁有无破损。

（六）操作并发症的预防及处理

1．食管黏膜溃疡、出血及穿孔

（1）预防：

1）置管前做好解释，取得患者配合。

2）置管前使用液体石蜡油润滑三腔管，插入时动作轻柔，避免过度刺激及反复插管。

3）做好鼻腔护理，每天 2 次向鼻腔内滴入少量石蜡油。

4）置管时间不宜超过 72 小时，出血停止后定时放松牵引。

5）牵引重物为 0.5 kg，严格控制气囊注水量，食管气囊注水不超过 150 mL。

6）拔管前口服液体石蜡油。

（2）处理：

1）及时查找出血原因，必要时请会诊。

2）已有食管黏膜损伤者，应予以禁食，使用抑酸药物。

3）对已出血者，立即予以止血处理。

4）食管穿孔者，立即送外科手术。

2. 呼吸困难或窒息

(1) 预防：

1）置管时注意观察患者有无恶心、呛咳、发绀等不适。

2）正确测量长度，保证胃管通过贲门处。

3）置管后及时清除口鼻腔分泌物。

4）置管后在导管出鼻腔处做好标记，以便观察导管是否有滑出。

5）置管期间加强观察，注意患者有无呼吸困难等表现。

(2) 处理：一旦出现，立即通知医师，迅速剪断导管放水，并予对症处理。

3. 气囊漏气、破裂

(1) 预防：

1）置管前认真检查三腔二囊管气囊有无破损、粘连、漏气及管腔堵塞。

2）掌握胃底气囊、食管气囊达到适宜压力所需的注水量。

3）注水后用细绳将注水口反折后夹紧，防止漏水。

(2) 处理：

1）确定气囊破裂，不宜立即拔管，根据患者出血情况，采取不同处理方法，并做好解释工作。

2）出血已控制者，可予拔管。

3）出血基本控制或出血量明显减少者，可直接从胃管内注入止血药，待出血控制后再拔管。

4）出血未控制者，需立即拔管重新置管或者改用其他抢救方法。

4. 拔管困难

(1) 预防：

1）拔管前口服液体石蜡油，使黏膜与管腔松解后再拔管。

2）置管时间不超过 72 小时，无出血后应定时放松牵引，避免牵引时间过长。

(2) 处理：

1）遇拔管困难不可强行拔管，应分次少量口服石蜡油 10～20 mL，再拔管。

2）如遇无法抽出囊内气体或液体导致拔管困难，联系医师，经摄片确认后，可剪去三腔管三叉端或行内镜下气囊穿破术等进行处理后拔管。

3）拔管后需密切观察有无再次出血。

(七) 健康教育

(1) 置管前告知患者及家属放置三腔二囊管的目的、方法、不适感觉、注意事项及配合要点，教会患者深呼吸和吞咽动作。

(2) 定时回抽胃液，压迫止血期间需禁食、禁水。

（3）置管后妥善固定导管，观察三腔二囊管的固定标记，防止导管移位，不可擅自拔除三腔管。如有异常情况，及时告知医护人员。

（4）床旁备剪刀及必需急救物品，发生窒息、误吸或紧急换管时可使用。

（八）知识链接

1. *出血量的估计*　详细询问呕血和（或）黑便的发生时间、次数、量及性状，以便估计出血量和速度。

（1）大便隐血试验阳性提示每天出血量超过 5～10 mL。

（2）出现黑便表明每天出血量在 50～100 mL 以上，一次出血后黑便持续时间取决于患者排便次数，如每天排便 1 次，粪便色泽约在 3 天后恢复正常。

（3）胃内积血量达 250～300 mL 时可引起呕血。

（4）一次出血量在 400 mL 以下时，可因组织液与脾脏贮血补充血容量而不出现全身症状。

（5）出血量超过 400～500 mL，可出现头晕、心悸、乏力等症状。

（6）出血量超过 1 000 mL，临床即出现急性周围循环衰竭的表现，严重者引起失血性休克。

2. *继续或再次出血的判断*　出现下列迹象，提示有活动性出血或再次出血。

（1）反复呕血，甚至呕吐物由咖啡色转为鲜红色。

（2）黑便次数增多且粪质稀薄，色泽转为暗红色，伴肠鸣音亢进。

（3）周围循环衰竭的表现经充分补液、输血而改善不明显，或好转后又恶化，血压波动，CVP 不稳定。

（4）红细胞计数、血红蛋白计数、血细胞比容持续下降，网织红细胞计数持续增高。

（5）在补液足够、尿量正常的情况下，血尿素氮持续或再次增高。

（6）门静脉高压的患者原有脾大，在出血后常暂时缩小，如不见脾恢复肿大也提示出血未止。

3. *食管胃底静脉曲张破裂出血时的止血措施*

（1）药物止血：血管升压素及其类似物，生长抑素及其拟似物。

（2）三腔二囊管压迫止血。

（3）内镜直视下止血：在用药物治疗和气囊压迫基本控制出血，病情基本稳定后，进行急诊内镜检查和止血治疗；常用方法有硬化剂注射止血术，食管曲张静脉套扎术，组织黏合剂注射法等。

（4）手术治疗，内科治疗无效时，应考虑外科手术或经颈静脉肝内门体静脉分流术。

4. *上消化道出血预后的评估*　除了依据内镜检查外，可通过评估患者的年龄（高龄）、有无休克、有无并存疾病（合并症/并发症）等临床危险因素来预测上消化道再出血风险和死亡率。该评分体系的总分为 0～7 分，总分≤3 分为临床风险低（死亡率≤12%），总分≥4 分为临床风险高（死亡率≥20%）。详见表 4－16。

表 4-16　上消化道再出血风险评估

项目	评分			
	0	1	2	3
年龄	<60 岁	60～79 岁	≥80 岁	—
休克	无休克 心率<100 次/分， 收缩压≥100 mmHg	心率≥100 次/分， 收缩压≥100 mmHg	收缩压<100 mmHg	—
并存疾病	无	无	心力衰竭/心肌缺血/其他并存疾病	肾衰竭/肝衰竭/癌症(扩散)

（九）操作评价

（1）反应敏捷，抢救意识强。

（2）动作熟练，与医师配合默契。

（3）关键步骤全部完成，无错漏。

（4）注意人文关怀，与患者沟通得当。

（5）操作规范、安全，动作迅速、轻巧，注意节力原则。

（周云峰）

参考文献

[1] 王耀军，任忠亮，薛佳杰，等. 负压伤口疗法在肢体毁损伤急诊保肢手术中的临床作用[J]. 中华烧伤杂志，2019，35(7)：532-536.

[2] 金静芬，刘颖青. 急诊专科护理[M]. 北京：人民卫生出版社，2018.

[3] 周明，何小军，郭伟，等. 2017 年美国心脏协会关于成人基本生命支持和心肺复苏质量的重点更新——美国心脏协会心肺复苏和心血管急救指南更新[J]. 中华急诊医学杂志，2017，26(12)：1371-1373.

[4] 中国研究型医院学会心肺复苏学专业委员会.《中国心肺复苏专家共识》之腹部提压心肺复苏临床操作指南[J]. 中华危重病急救医学，2019，31(4)：385-389.

[5] 成人院内心肺复苏质量控制临床实践专家组. 成人院内心肺复苏质量控制临床实践专家共识[J]. 中华急诊医学杂志，2018，27(8)：850-853.

[6] 邵小平，杨丽娟，叶向红，等. 实用急危重症护理技术规范[M]. 上海：上海科学技术出版社，2019：458-463.

[7] 王颖，王爱红，尤占彪，等. 不同手型与不同方式挤压简易呼吸器气囊产生有效气量的比较[J]. 中国中西医结合急救杂志，2017，24(3)：287-289.

[8] 王为民. 急救护理技术[M]. 北京：人民卫生出版社，2015.

[9] 华伟，牛红霞.《2015 年 ESC 室性心律失常处理和心脏性猝死预防指南》解读[J]. 浙江医学，2016，38(22)：1785-1786，1803.

[10] 赵毅，陈冬梅. 急诊科护士操作规范指南[M]. 北京：中国医药科技出版社，2016.

[11] 黎敏，李超乾，卢中秋，等. 急性中毒的诊断与治疗专家共识[J]. 中华卫生应急电子杂志，2016，2(06)：333－347.

[12] 陈彦青，高瑞丽，孙玉蓉. 测定患者中心静脉压影响因素的研究进展[J]. 中国急救复苏与灾害医学杂志，2018，13(5)：484－487.

[13] 周晨亮，魏捷. 中心静脉压监测的临床意义再评价[J]. 中国急救医学，2017，37(4)：310－311.

[14] 吴海波，方珍. 腹内压及其监测技术的护理进展[J]. 中国实用护理杂志，2015，31(5)：382－384.

[15] 伊敏，么改琦，白宇. 腹腔内压监测在危重患者中的临床应用[J]. 中华危重病急救医学，2014，26(3)：175－178.

[16] 钱晓璐，桑未心. 临床护理技术操作规程上册[M]. 北京：人民卫生出版社，2013.

[17] 吴欣娟，张晓静. 实用临床护理操作手册[M]. 北京：中国协和医科大学出版社，2018：350－352.

[18] 中华医学会呼吸病学分会呼吸治疗学组. 成人气道分泌物的吸引专家共识(草案)[J]. 中华结核和呼吸杂志，2014，11，37(11)：809－810.

[19] 陈红，朱正纲，肖海鹏，等. 中国医学生临床技能操作指南[M]. 2 版. 北京：人民卫生出版社，2014：26－31.

[20] 尤黎明，吴瑛. 内科护理学[M]. 北京：人民卫生出版社，2017：353，356.

[21] 陈姣，吴安文，杨大明，等. 神经外科病人气管切开术后肺部护理[J]. 中国临床神经外科杂志，2018，23(8)：562－563.

[22] 熊学辉，魏小川，罗杰，等. 经皮气管切开术在神经外科急危重症患者中的应用体会[J]. 中国临床神经外科杂志，2019，24(5)：312－313.

[23] 邱海波，黄英姿. ICU 监测与治疗技术[M]. 上海：上海科学技术出版社，2009：7－17.

[24] 刘大为. 实用重症医学[M]. 北京：人民卫生出版社，2017：47－54.

[25] 方芳. 危重症监护[M]. 北京：人民卫生出版社，2012：198－201.

[26] 张晓静，吴欣娟. 临床护理情景模拟案例与标准化患者应用[M]. 北京：科学出版社，2017：255.

[27] 林应川，马雪松，于瀛，等. 气管插管相关并发症及气管内局部用药的研究进展[J]. 中国急救医学，2019，39(5)：497－500.

[28] TAKESHI N, KATSUTOSHI M, YOICHIRO H, et al. Comparison between negative-pressure fixation and film dressing in wound management after tissue expansion [J]. Plast Reconstr Surg, 2018，142(1)：37－41.

[29] SINGH DP, GABRIEL A, PARVIZI J, et al. Meta-analysis of comparative trials evaluating a single-use closed-incision negative-pressure therapy system [J]. Plast Reconstr Surg, 2019，143：S41－46.

[30] LINK MS, BERKOW LC, KUDENCHUK PJ, et al. Part 7: Adult advanced

cardiovascular life support: 2015 American Heart Association guidelines update for cardiopulmonary resuscitation and emergency cardiovascular Care [J]. Circulation, 2015,132(18 Suppl 2):S444－464.

[31] BENSON BE, HOPPU K, TROUTMAN WG, et al. Position paper update: gastric lavage for gastrointestinal decontamination [J]. Clin Toxicol, 2013,51(3):140－146.

[32] BRONSTEIN AC, SPYKER DA, CANTILENA LR JR, et al. 2009 annual report of the American Association of Poison Control Centers' National Poison Data System (NPDS): 27th annual report [J]. Clin Toxicol, 2010, 48(10):979－1178.

[33] MONNET X, MARIK PE, TEBOUL JL. Prediction of fluid responsiveness: an update [J]. Ann Intensive Care, 2016,6(1):111.

[34] KIRKPATRICK AW, ROBERTS DJ, DE WAELE JJ, et al. Intra-abdominal hypertension and the abdominal compartment syndrome: updated consensus definitions and clinical practice guidelines from the World Society of the Abdominal Compartment Syndrome [J]. Intensive Care Med, 2013, 39(7): 1190－1206.

[35] MEHTA C, MEHTA Y. Percutaneous tracheostomy [J]. Ann Card Anaesth, 2017,20(Special Issue 1):S19－25.

第五章　妇产科护理操作技术

第一节　会阴擦洗

(一) 概述

会阴擦洗(perineal scrub)是指用温水或低浓度消毒液清洁会阴及其周围皮肤,清除外阴分泌物,去除异味,保持外阴干净、舒适,预防感染。

(二) 目的

(1) 清洁会阴,保持局部干净、舒适。

(2) 观察伤口愈合情况。

(3) 预防或减少感染的发生。

(三) 适应证

(1) 用于长期卧床、生活不能自理的患者。

(2) 产后或术后留置导尿管者。

(3) 会阴有伤口或患有急慢性外阴炎者。

(四) 操作流程

如表 5-1 所示。

表 5-1　会阴擦洗操作流程

操作步骤	动作要点	备注
核对医嘱	接到医嘱后,双人核对	★
评估解释	核对:采用两种以上方式核对患者身份	
	评估:① 产妇的活动度、配合能力; ② 会阴部有无伤口、分泌物、异味,皮肤黏膜有无破损、炎症,有无会阴肿胀、尿失禁、留置导尿管等	★
	解释:会阴擦洗的目的、方法、注意事项及配合要点; 嘱产妇排空膀胱	
准备和检查用物	素质要求:服装整洁,仪表端庄	
	环境准备:关门窗、屏风遮挡,安静、整洁、明亮、温湿度适宜; 擦拭盘、台、车	

（续　表）

操作步骤	动作要点	备注
	护士准备：洗手、戴口罩	
	备妥用物：无菌卵圆钳、持物钳、碘消毒液、无菌干纱球，治疗巾，一次性药碗、弯盘、一次性尿垫、便盆、集尿袋(必要时)、医嘱执行单、手消毒液	★
	配置碘消毒液纱球	
	正确处理用物，洗手	
核对解释	核对：采用两种以上方式核对产妇身份 解释：会阴擦洗的目的、方法、注意事项及配合要点	
协助安置体位	协助产妇取屈膝仰卧位	
	脱去对侧裤脚盖于同侧大腿，被单遮盖身体及对侧大腿	
	两腿分开，暴露外阴	
	臀下垫治疗巾	
	注意保护隐私、保暖	
观察	按压子宫底，观察宫底高度、子宫收缩情况及膀胱充盈情况	★
	观察恶露的色、质、量	
	闻恶露气味	
擦洗	持钳夹取碘消毒液纱球分别擦洗会阴、伤口、臀部及两侧大腿内上 1/3： ① 前庭：正中，分开小阴唇，在尿道口停留 20 秒后，用纱球另一面擦至阴道口，留置导尿管则翻转纱球擦净导尿管前端 5 cm 处； ② 对侧小阴唇、唇沟、大阴唇至会阴体； ③ 近侧小阴唇、唇沟、大阴唇至会阴体； ④ 会阴切口：由里向外擦拭伤口、外缝者翻转纱球沿缝线依次擦净针脚； ⑤ 两侧大腿内上 1/3(先对侧再近侧)、两侧臀部、臀裂沟、肛门(图 5－1)	★
	擦毕，弃钳	
	留置导尿管者需换钳	
	用碘消毒液纱球擦净导尿管 5 cm 以下至末端	
操作后处理	协助产妇更换卫生巾，穿裤	
	取舒适卧位，整理床单位	
	指导注意事项	
	清理用物，正确处理	
	洗手，脱口罩	
	准确记录	

注：★表示关键步骤。

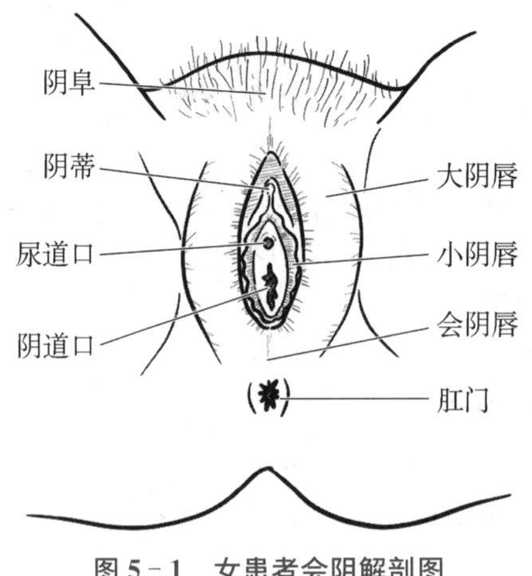

图 5-1　女患者会阴解剖图

（五）注意事项

（1）严格执行查对制度和无菌操作原则。

（2）擦洗时应由上而下，由里向外，不可颠倒或反复擦洗。

（3）每个纱球只能擦洗一个部位，如擦洗不干净，则更换纱球，直至擦洗干净为止。

（4）擦洗过肛门的纱球及卵圆钳应弃去，不可再用。

（5）消毒液纱球温度适宜，注意保暖及隐私保护。

（六）健康教育

（1）告知产妇会阴擦洗的目的、方法、注意事项及配合要点。

（2）会阴有伤口者应嘱其取伤口对侧卧位，以免恶露污染。

（3）勤换卫生巾，预防感染。

（七）知识链接

会阴湿热敷：利用湿热作用，促进会阴部血液循环，改善会阴组织营养，加强组织再生和白细胞的吞噬作用，达到消炎、消肿的目的。常用于会阴水肿。

一般用 41～48℃热水或热药液浸湿的纱布，敷在外阴处。每 3～5 分钟更换敷料，保持温度，每次 15～20 分钟。期间观察皮肤，注意询问患者感受，以防烫伤。

（八）操作评价

（1）严格执行查对制度。

（2）操作规范、安全，无操作不良反应。

（3）关键步骤全部完成，无错漏。

（4）动作轻巧、熟练，注意节力原则。

（5）注意人文关怀，保护患者隐私。

（6）关注患者主诉，沟通良好。

（7）操作时间不超过 15 分钟。

（丁　娟）

第二节　会阴冲洗

（一）概述

会阴冲洗(perineal washing)是产前必要的准备步骤，用于实施接生和人工破膜等操作前。

（二）目的

(1) 清洁会阴，保持局部干净、舒适。

(2) 预防感染。

（三）适应证

(1) 需要进行阴道操作的患者。

(2) 需进行自然分娩的患者。

（四）操作流程

如表5-2所示。

表5-2　会阴冲洗操作流程

操作步骤	动作要点	备注
评估解释	核对：采用两种以上方式核对患者身份	★
	评估：① 孕妇的活动度、配合能力，孕周及产程情况； ② 会阴部有无伤口、分泌物、异味，皮肤黏膜有无破损、炎症，有无会阴肿胀等	★
	解释：会阴冲洗的目的、方法、注意事项及配合要点，嘱其排空膀胱	
准备和检查用物	素质要求：服装整洁，仪表端庄	
	环境准备：关门窗、屏风遮挡； 安静、整洁、明亮、温湿度适宜； 擦拭盘、台、车	
	护士准备：洗手、戴口罩	
	备妥用物：无菌卵圆钳2把、持物钳、皂球、1000 mL温生理盐水(38～42℃)、碘消毒液、无菌干纱球、无菌巾、一次性药碗、一次性冲洗垫、医嘱执行单、手消毒液	★
	配置碘消毒液纱球	
	正确处理用物，洗手	
核对解释	核对：采用两种以上方式核对孕妇身份	★
	解释：会阴冲洗的目的、注意事项及配合要点	

（续　表）

<table>
<tr><th>操作步骤</th><th>动作要点</th><th>备注</th></tr>
<tr><td rowspan="3">协助安置体位</td><td>协助孕妇取膀胱截石位，暴露外阴</td><td></td></tr>
<tr><td>臀下铺一次性冲洗垫</td><td></td></tr>
<tr><td>注意隐私保护</td><td></td></tr>
<tr><td rowspan="2">皂球擦洗</td><td>卵圆钳夹取皂球，从上至下，从左至右，由内向外擦洗
① 第一个皂球：擦左侧小阴唇、大阴唇、右侧小阴唇、大阴唇；
② 第二个皂球：擦洗阴阜、左右腹股沟、左右大腿内上 1/3、会阴体及臀部（由臀部向肛门口擦拭，不可触及肛门）；
③ 第三个皂球：依次擦小、大阴唇、阴阜、腹股沟、大腿内上 1/3、会阴体、臀部、肛门（向后转一圈）（见图 5－1）</td><td>★</td></tr>
<tr><td>弃皂球及卵圆钳</td><td></td></tr>
<tr><td rowspan="3">冲洗</td><td>夹取无菌干纱球堵住阴道口</td><td></td></tr>
<tr><td>用 1 000 mL 温生理盐水冲洗皂沫（冲洗顺序为中、左、右、中）</td><td></td></tr>
<tr><td>弃纱球后再次用温生理盐水冲净皂沫</td><td></td></tr>
<tr><td rowspan="2">擦干</td><td>卵圆钳夹取无菌干纱球</td><td></td></tr>
<tr><td>按小阴唇、大阴唇、阴阜、腹股沟、大腿内上 1/3、会阴体、臀部的顺序擦干</td><td></td></tr>
<tr><td rowspan="3">碘球擦洗</td><td>夹取碘消毒液纱球，从上至下，从左至右，由内向外擦洗</td><td rowspan="3">★</td></tr>
<tr><td>按小阴唇、大阴唇、阴阜、腹股沟、大腿内上 1/3、会阴体及臀部的顺序消毒 2 遍</td></tr>
<tr><td>第 2 遍后消毒肛门，丢弃卵圆钳</td></tr>
<tr><td rowspan="4">操作后处理</td><td>撤一次性冲洗垫、铺无菌巾</td><td></td></tr>
<tr><td>指导注意事项</td><td></td></tr>
<tr><td>清理用物，正确处理</td><td></td></tr>
<tr><td>洗手，准备后续操作</td><td></td></tr>
</table>

注：★表示关键步骤。

（五）注意事项

（1）所有冲洗用品均为灭菌消毒物品，严格无菌操作。

（2）注意为产妇保暖和遮挡。

（3）第 2 遍擦洗的范围要小于第 1 遍擦洗范围，碘球擦洗范围要小于皂球擦洗范围。

（4）冲洗过程中要注意观察产程进展，发现异常，及时汇报医师，遵医嘱给予相应处理。

(5) 如为接产前会阴冲洗，应预留出足够的时间，避免清洁、消毒不充分，造成感染。

(六) 操作并发症(感染)及处理

1. 预防　①充分暴露消毒部位；②操作中严格无菌原则；③消毒原则：由内向外，自上而下；④进行第 2 遍消毒时，消毒范围不能超过第 1 遍；⑤告知孕妇操作过程中臀部不要抬起，以免冲洗水流入后背；⑥嘱孕妇若有宫缩时身体不要左右翻动，以免影响消毒效果；⑦告知孕妇双手不能触碰消毒区域。

2. 处理　①如操作过程中，擦洗部位有污染风险，则重新消毒；②必要时，遵医嘱抗感染治疗。

(七) 健康教育

(1) 告知孕妇会阴冲洗的目的、方法、注意事项及配合要点。

(2) 冲洗过程中，如有不适，立即告知护士。

(八) 操作评价

(1) 严格执行查对制度。

(2) 操作规范、安全，无操作不良反应。

(3) 关键步骤全部完成，无错漏。

(4) 动作轻巧、熟练，注意节力原则。

(5) 注意人文关怀，保护患者隐私。

(6) 关注患者主诉，沟通良好。

(7) 操作时间不超过 15 分钟。

(丁　娟)

第三节　阴道擦洗

(一) 概述

阴道擦洗(vaginal care)是用生理盐水或消毒液清洁阴道及其周围皮肤，达到清洁、消炎、收敛的作用。

(二) 目的

(1) 清除阴道内坏死组织和分泌物，减轻局部炎症反应。

(2) 妇科肿瘤手术前清洁阴道，预防术中及术后感染。

(3) 阴道给药前的清洁。

(三) 适应证

子宫颈癌、全子宫切除术或阴道手术前伴有阴道出血及阴道炎等患者。

(四) 操作流程

如表 5-3 所示。

表 5-3 阴道擦洗操作流程

操作步骤	动作要点	备注
核对医嘱	接到医嘱后，双人核对	★
评估解释	核对：采用两种以上方式核对患者身份	★
	评估：① 患者的病情、活动度、配合程度、有无性生活史等； ② 阴道分泌物的量、性状、气味及出血情况等	★
	解释：阴道擦洗的目的、方法、注意事项及配合要点，排空膀胱	
准备和检查用物	素质要求：服装整洁，仪表端庄	
	环境准备：关门窗、屏风遮挡； 安静、整洁、明亮、温湿度适宜； 擦拭盘、台、车	
	护士准备：洗手、戴口罩	
	备妥用物：窥阴器、一次性妇科棉签、擦洗液、手套、一次性冲洗垫、纱布、一次性药碗、消毒石蜡油、手消毒液、医嘱执行单	★
	正确处理用物，洗手	
核对解释	核对：采用两种以上方式核对患者身份	★
	解释：阴道擦洗的目的、方法、注意事项及配合要点	
协助安置体位	铺冲洗垫	
	协助患者取膀胱截石位	
	脱去对侧裤脚盖于同侧大腿，被单遮盖身体及对侧大腿	
	两腿分开，暴露外阴	
	注意保护隐私、保暖	
阴道擦洗	将擦洗液倒入一次性药碗内	
	戴手套	
	一次性妇科棉签蘸取擦洗液清洁外阴部	
	石蜡油润滑窥阴器	
	一手分开小阴唇显露阴道口，另一手持窥阴器，将窥阴器闭合后沿阴道后壁 45°缓慢送入阴道，边推边将窥阴器逐渐放平、打开，充分暴露子宫颈、阴道后壁及后穹窿	★
	观察阴道四壁及子宫颈穹窿(图 5-2)	
	用一次性妇科棉签擦洗子宫颈、阴道穹窿	★
	按顺时针方向，边转动窥阴器边擦洗阴道四壁	
	每个部位更换一根棉签	
	将窥阴器稍后退，闭合后旋转取出	
	用纱布擦干外阴部	

（续　表）

操作步骤	动作要点	备注
操作后处理	协助患者穿裤	
	扶下检查床，注意安全	
	清理用物，正确处理	
	脱手套、洗手，脱口罩	
	记录	

注：★表示关键步骤。

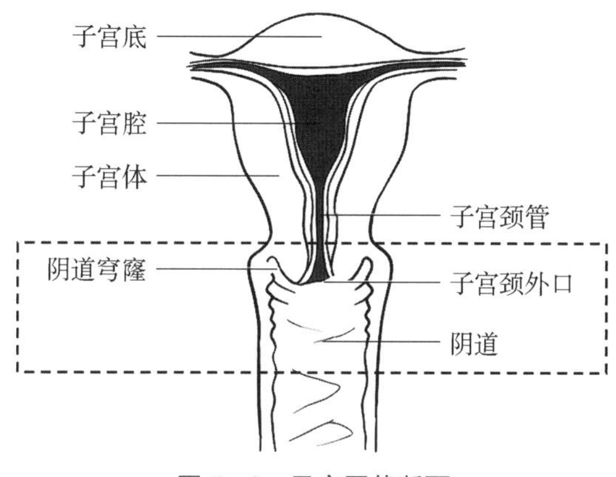

图 5－2　子宫冠状断面

（五）注意事项

（1）注意保暖，动作要轻柔

（2）充分暴露子宫颈，擦洗要彻底。

（3）注意窥阴器使用方法，减轻患者痛苦。无性生活女性阴道擦洗时禁用窥阴器，老年女性及腔内放疗患者避免使用窥阴器。

（六）健康教育

（1）告知患者阴道擦洗的目的、方法、注意事项及配合要点。

（2）擦洗过程中如有不适，应立即告知护士。

（七）操作评价

（1）严格执行查对制度。

（2）关键步骤全部完成，无错漏。

（3）操作规范、安全，动作轻巧、熟练，注意节力原则。

（4）注意人文关怀，保护患者隐私。

（5）关注患者主诉，沟通良好。

（6）操作时间不超过 15 分钟。

（丁　娟）

第四节　阴道冲洗

(一) 概述

阴道冲洗(vaginal irrigation)是用冲洗液对阴道、子宫颈进行冲洗,达到清洁、消炎、收敛的作用。

(二) 目的

(1) 清除阴道内坏死组织和分泌物,减轻局部炎症反应。

(2) 妇科肿瘤手术前清洁阴道,预防术中及术后感染。

(3) 阴道给药前的清洁。

(三) 适应证

阴道炎、子宫颈癌、全子宫切除术或阴道手术前、腔内放疗期间等。

(四) 操作流程

如表 5－4 所示。

表 5－4　阴道冲洗操作流程

操作步骤	动作要点	备注
核对医嘱	接到医嘱后,双人核对	★
评估解释	核对:采用两种以上方式核对患者身份	★
	评估:① 患者的病情、活动度、配合程度、有无性生活史等; ② 阴道分泌物的量、性状、气味及出血情况等	★
	解释:阴道冲洗的目的、方法、注意事项及配合要点,排空膀胱	
准备和检查用物	素质要求:服装整洁,仪表端庄	
	环境准备:关门窗、屏风遮挡; 安静、整洁、明亮、温湿度适宜; 擦拭盘、台、车	
	护士准备:洗手、戴口罩	
	备妥用物:窥阴器、冲洗袋、1 000 mL 冲洗液、手套、一次性冲洗垫、长棉签、纱布、一次性药碗、消毒石蜡油、温度计、医嘱执行单、手消毒液	★
	正确处理用物,洗手	
核对解释	核对:采用两种以上方式核对患者身份	★
	解释:阴道冲洗的目的、方法、注意事项及配合要点	

（续　表）

操作步骤	动作要点	备注
协助安置体位	铺冲洗垫	
	协助患者取膀胱截石位	
	脱去对侧裤脚盖于同侧大腿，被单遮盖身体及对侧大腿	
	两腿分开，暴露外阴	
	注意保护隐私、保暖	
阴道冲洗	将冲洗液倒入冲洗袋，测试冲洗液温度 39～41℃	
	将冲洗袋挂于输液架，冲洗袋高于检查床 1 m 左右	
	戴手套	
	冲洗液冲洗外阴部	
	石蜡油润滑窥阴器	
	一手分开小阴唇显露阴道口，另一手持窥阴器，将窥阴器闭合后沿阴道后壁 45°缓慢送入阴道，边推边将窥阴器逐渐放平、打开，充分暴露子宫颈、阴道后壁及后穹窿	★
	观察阴道四壁及子宫颈穹窿（见图 5－2）	
	边转动窥阴器边冲洗阴道四壁、子宫颈、阴道穹窿	
	下压窥阴器，流出阴道积液	
	用长棉签擦干	
	将窥阴器稍后退，闭合后旋转取出	
	用纱布擦干外阴部	
操作后处理	协助患者穿裤	
	扶下检查床，注意安全	
	清理用物，正确处理	
	脱手套、洗手，脱口罩	
	记录	

注：★表示关键步骤。

（五）注意事项

（1）注意保暖，防止感冒，操作时动作轻柔，避免患者疼痛及擦伤阴道黏膜。

（2）注意水温及溶液配制方法（0.01％新洁尔灭溶液：998 mL 0.9％氯化钠溶液＋2 mL 新洁尔灭原液；水温：39～41℃）。

（3）经期、孕期、产褥期、阴道出血者禁阴道冲洗。

（4）无性生活女性阴道冲洗时禁用窥阴器，老年女性及腔内放疗患者避免使用窥阴器。

(5) 产后 10 天或妇科手术 2 周后合并阴道分泌物混浊、有臭味、阴道伤口愈合不良、黏膜坏死等情况的患者,可行低位阴道冲洗,冲洗袋的高度一般不高于检查床 30 cm,以免污物进入子宫腔或损伤阴道残端伤口。

(6) 根据患者病情需要选择合适的冲洗液。滴虫性阴道炎患者使用酸性溶液(常用 0.5%醋酸溶液)冲洗,外阴阴道假丝酵母菌病患者使用碱性溶液(2%～4%碳酸氢钠溶液)冲洗,非特异性阴道炎患者常用生理盐水冲洗,妇科手术前常用 250 mg/L 碘伏溶液、0.01%苯扎溴铵溶液或生理盐水冲洗。

(六) 健康教育

(1) 告知患者阴道冲洗的目的、方法、注意事项及配合要点。

(2) 告知患者如有阴道出血或其他不适,立即告知护士。

(3) 指导患者进行居家阴道冲洗。

(七) 知识链接

对于顽固性阴道炎等,可使用臭氧液进行阴道冲洗。臭氧液是高浓度的臭氧与过滤的自来水混合后形成的一种广谱、高效、快速消毒液,其强氧化作用能快速破坏致病菌的生物结构,使之灭活,而本身则还原成氧气,在杀菌的同时改善阴道内无氧环境,不利于厌氧菌的产生。臭氧液治疗有利于阴道内环境微生态的重建,使各菌群之间产生新的动态菌群平衡,增强疗效及有效预防复发。

(八) 操作评价

(1) 严格执行查对制度。

(2) 关键步骤全部完成,无错漏。

(3) 操作规范、安全,动作轻巧、熟练,注意节力原则。

(4) 注意人文关怀,保护患者隐私。

(5) 关注患者主诉,沟通良好。

(6) 操作时间不超过 15 分钟。

(丁　娟)

第五节　胎心音听诊

(一) 概述

胎心音听诊是指临床上用多普勒胎心仪经孕妇腹部听诊胎儿的胎心音,是了解胎儿宫内情况最常用的手段之一。

(二) 目的

(1) 检测胎心率。

(2) 了解胎儿在子宫内的情况。

(三) 适应证

孕妇

（四）操作流程

如表 5－5 所示。

表 5－5　胎心音听诊操作流程

<table>
<tr><th>操作步骤</th><th>动作要点</th><th>备注</th></tr>
<tr><td>核对医嘱</td><td>接到医嘱后，双人核对</td><td>★</td></tr>
<tr><td rowspan="3">评估解释</td><td>核对：采用两种以上方式核对孕妇身份</td><td rowspan="2">★</td></tr>
<tr><td>评估：① 孕妇的孕周、胎位、腹部形状；
② 孕妇本次妊娠情况</td></tr>
<tr><td>解释：胎心音听诊的目的、方法、注意事项及配合要点；
嘱孕妇排空膀胱</td><td></td></tr>
<tr><td rowspan="4">准备和检查用物</td><td>素质要求：服装整洁，仪表端庄</td><td></td></tr>
<tr><td>环境准备：关门窗、屏风遮挡；
安静、整洁、明亮、温湿度适宜；
擦拭盘、台、车</td><td></td></tr>
<tr><td>洗手、戴口罩</td><td></td></tr>
<tr><td>备妥用物：多普勒胎心仪、耦合剂、卫生纸、手消毒液</td><td></td></tr>
<tr><td rowspan="2">核对解释</td><td>核对：采用两种以上方式核对孕妇身份</td><td></td></tr>
<tr><td>解释：胎心音听诊的目的、方法、注意事项及配合要点</td><td></td></tr>
<tr><td rowspan="3">协助安置体位</td><td>协助取仰卧屈膝位，头部稍垫高</td><td></td></tr>
<tr><td>暴露腹部</td><td></td></tr>
<tr><td>双腿放平，腹肌放松</td><td></td></tr>
<tr><td>四步触诊</td><td>腹部四步触诊法确定胎位，靠近胎背上方的腹壁处听诊（图 5－3）：
第一步：检查者站于孕妇右侧，两手置于子宫底部，手摸子宫底高度，了解子宫外形，估计胎儿大小与孕周是否相符，以两手指腹在宫底部交替轻推，判断子宫底部的胎儿部分，有浮球感为胎头；柔软且形态不规则为胎臀；
第二步：检查者两手分别置于腹部两侧，一手固定，一手轻轻深按检查，交替进行，若平坦而饱满的部分为胎背，若凹凸不平的部分为胎儿肢体，有时可感觉到胎儿肢体活动；
第三步：检查者右手拇指与其余四指分开，置于耻骨联合上方，握住先露部，进一步查清胎先露，然后左右推动以确定是否衔接。若先露部仍浮动，则表示尚未衔接入盆，若先露部不能被推动，则表示已衔接；
第四步：检查者面向孕妇足端，两手分别置于胎先露部的两侧，向骨盆入口方向，向下深按，进一步确认胎先露及胎先露入盆的程度</td><td>★</td></tr>
</table>

（续　表）

操作步骤	动作要点	备注
听诊	探头涂耦合剂	
	在胎背处听诊 1 分钟	★
操作后处理	正确判断胎心率，如有异常，立即汇报医师	
	卫生纸擦净孕妇腹部的耦合剂，协助孕妇整理衣物	
	协助取舒适体位	
	整理床单位	
	指导孕妇自测胎动	
	清理用物，正确处理	
	洗手，脱口罩	
	准确及时记录	

注：★表示关键步骤。

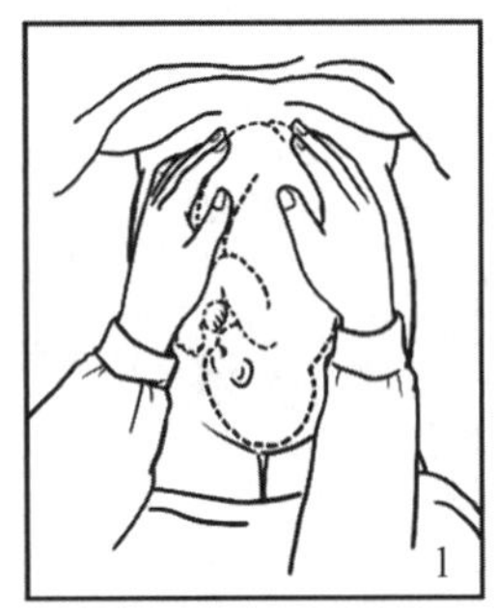

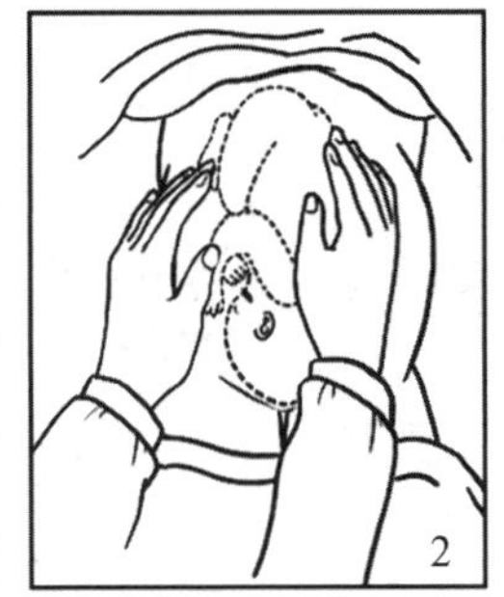

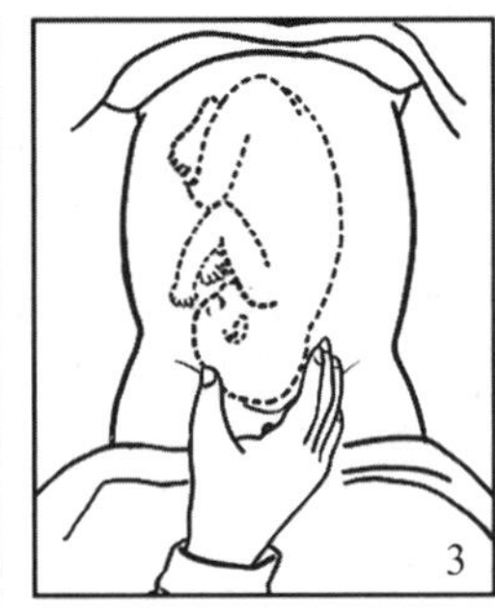

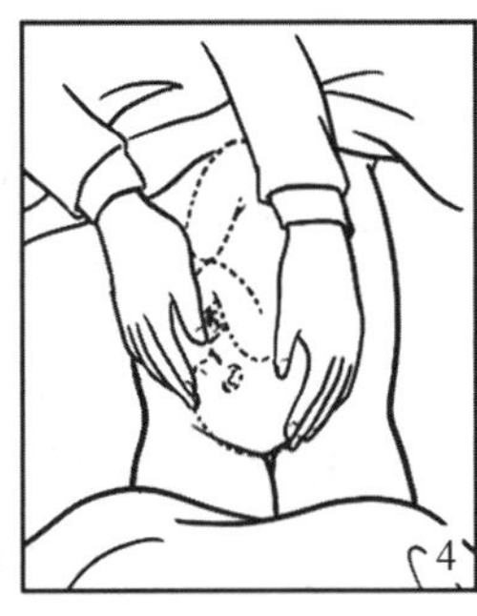

图 5－3　四步触诊法

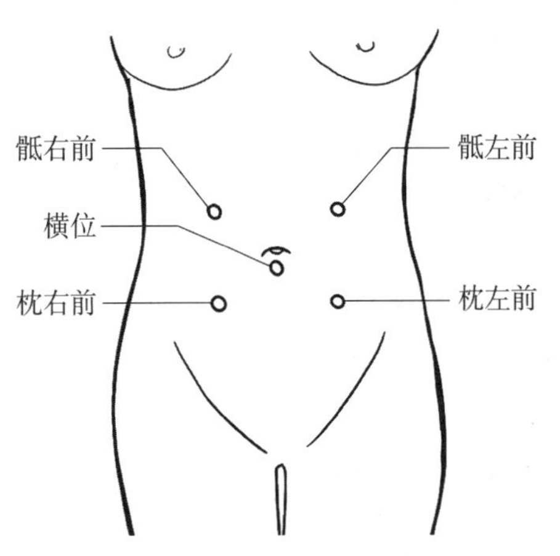

图 5－4　胎心听诊部位

（五）注意事项

（1）保持环境安静，注意保护隐私，冬季注意保暖。

（2）准确选择听诊部位：妊娠 24 周前，多在脐下正中或稍偏左、右；妊娠 24 周后，枕先露在脐左（右）下方；臀先露在脐左（右）上方；肩先露在脐周围（图 5－4）。

（3）听诊时应注意胎心音的节律及频率，应与子宫杂音、腹主动脉音及脐带杂音相鉴别。

（4）若有宫缩，应在宫缩间歇时听诊。

（5）告知孕妇胎心音的正常范围为 110～160 次/分，测得胎心＞160 次/分或＜110 次/分，应立即汇报医师。

（六）健康教育

(1) 告知孕妇胎心音听诊的目的、方法、注意事项及配合要点。

(2) 听诊过程中，如有不适，立即告知护士。

(3) 指导孕妇自测胎动，告知其重要性。

（七）知识链接

孕妇自测胎动是孕妇自我监护胎儿情况的一种简易有效的方法。正常胎动为3～5次/小时，需在平静的情况下自测胎动。

每天数3次胎动，早、中、晚固定时间，每次数1小时，每小时3～5次(5分钟内连续动算1次)说明胎儿情况良好。也可以将早、中、晚三次胎动次数的和乘4，即12小时胎动计数。12小时胎动计数应在30次以上，或平均胎动次数≥10次/2小时，说明胎儿正常；平均胎动次数<10次/2小时或减少50%者提示胎儿缺氧可能。

缺氧早期胎儿烦躁不安，表现为胎动明显增多，当缺氧严重时，胎动减少、减弱或消失，胎动消失后，胎心一般在24～48小时内消失，胎死宫内。

（八）操作评价

(1) 严格执行查对制度。

(2) 操作规范、安全。

(3) 关键步骤全部完成，无错漏。

(4) 动作轻巧、熟练，注意节力原则。

(5) 注意人文关怀，保护孕妇隐私。

(6) 关注孕妇主诉，沟通良好。

（丁 娟）

第六节 胎心监护

（一）概述

胎心监护(fetal heart rate monitoring)即用胎心监护仪监测胎儿的胎心音及其基线，便于监测胎儿在子宫腔内的情况。

（二）目的

(1) 了解胎心率及其基线。

(2) 通过胎心基线率水平、胎心基线变异、周期性胎心改变来综合判断胎儿储备能力，评估胎儿宫内情况。

（三）适应证

(1) 32周后常规产前监测。

(2) 高危妊娠。

(3) 怀疑胎盘功能低下者。

(4) 其他相关检查提示胎儿宫内可能缺氧者。

（四）操作流程

如表 5－6 所示。

表 5－6　胎心监护操作流程

操作步骤	动作要点	备注
核对医嘱	接到医嘱后，双人核对	★
评估解释	核对：采用两种以上方式核对孕妇身份	★
	评估：① 孕妇的孕周、胎位、腹部形状； ② 孕妇本次妊娠情况	
	解释：胎心音听诊的目的、方法、注意事项及配合要点 嘱孕妇排空膀胱	
准备和检查用物	素质要求：服装整洁，仪表端庄	
	环境准备：关门窗、屏风遮挡； 安静、整洁、明亮、温湿度适宜； 擦拭盘、台、车	
	护士准备：洗手、戴口罩	
	备妥用物：胎心监护仪、耦合剂、卫生纸、手消毒液	
核对解释	核对：采用两种以上方式核对孕妇身份	★
	解释：胎心监护的目的、方法、注意事项及配合要点	
协助安置体位	协助取仰卧位，头部稍垫高	
	暴露腹部	
	双腿放平，腹肌放松	
四步触诊	腹部四步触诊法确定胎位（见图 5－3）： 第一步：检查者站于孕妇右侧，两手置于子宫底部，手摸子宫底高度，了解子宫外形，估计胎儿大小与孕周是否相符，以两手指腹在子宫底部交替轻推，判断子宫底部的胎儿部分，有浮球感为胎头；柔软且形态不规则为胎臀； 第二步：检查者两手分别置于腹部两侧，一手固定，一手轻轻深按检查，交替进行，若平坦而饱满的部分为胎背，若凹凸不平的部分为胎儿肢体，有时可感觉到胎儿肢体活动； 第三步：检查者右手拇指与其余四指分开，置于耻骨联合上方，握住先露部，进一步查清胎先露，然后左右推动以确定是否衔接。若先露部仍浮动，则表示尚未衔接入盆，若先露部不能被推动，则表示已衔接； 第四步：检查者面向孕妇足端，两手分别置于胎先露部的两侧，向骨盆入口方向，向下深按，进一步确认胎先露及胎先露入盆的程度	★

（续　表）

操作步骤	动作要点	备注
	胎心监护探头涂耦合剂	
胎心监护	靠近胎背上方的孕妇腹壁处放置胎心监护探头	★
	子宫底下三指处放置宫缩探头	
	固定胎心监护带	
	监护 20 分钟，视胎心监护情况决定是否延长监测时间	★
	关闭胎心监护仪，取下探头，松解胎心监护带	
操作后处理	正确判断，如有异常，立即汇报医师	
	卫生纸擦净孕妇腹部的耦合剂	
	协助孕妇整理衣物	
	协助取舒适体位	
	整理床单位	
	指导孕妇自测胎动	
	清理用物，正确处理	
	洗手，脱口罩	
	准确及时记录	

注：★表示关键步骤。

（五）注意事项

（1）保持环境安静，注意保护隐私，冬季注意保暖。

（2）准确选择听诊部位：妊娠 24 周前，多在脐下正中或稍偏左、右；妊娠 24 周后，枕先露在脐左(右)下方；臀先露在脐左(右)上方；肩先露在脐周围。

（3）听诊时应注意胎心音的节律及频率，应与子宫杂音、腹主动脉音及脐带杂音相鉴别。

（4）告知孕妇胎心音的正常范围为 110～160 次/分，测得胎心＞160 次/分或＜110 次/分，应立即汇报医师。

（六）健康教育

（1）告知孕妇胎心监护的目的、方法、注意事项及配合要点。

（2）胎心监护中如有不适，应立即告知护士。

（七）知识链接

（1）胎心率基线：

1）胎心率基线是指 10 分钟内胎心波动范围在 5 次/分内的平均胎心率，并除外胎心加速、减速和显著变异的部分。心率水平至少保持 10 分钟大体不变才能确定是基础胎心率，若发生变化，则该变化需持续 10 分钟以上才可认为是新的胎心率基线。

2）胎心率基线水平：正常胎心率范围为 110～160 次/分，＞160 次/分为胎儿心动过速，＜110 次/分为胎儿心动过缓（图 5－5）。

3）胎心率基线变异：指每分钟胎心率自波峰到波谷的振幅改变。按振幅波动程度分为：①变异消失，振幅波动完全消失；②微小变异，振幅波动≤5 次/分；③正常变异，振幅波动 6～25 次/分；④显著变异，振幅波动≥25 次/分。

（2）胎心率加速：指胎心率突然显著增加，开始到波峰时间＜30 秒。从胎心率开始到加速至恢复到基线胎心率水平的时间为加速时间。正常胎心率加速标准：妊娠≥32 周时，胎心加速≥15 次/分，持续时间＞15 秒，但不超过 2 分钟；妊娠＜32 周时，胎心加速≥10 次/分，持续时间＞10 秒，但不超过 2 分钟。胎心加速持续 2～10 分钟时称为延长加速。胎心加速≥10 分钟则考虑胎心率基线变化。

（3）胎心率减速：指胎心率周期性的下降，根据与宫缩的关系分为早期减速、晚期减速和变异减速 3 种情况。

1）早期减速：指伴随宫缩出现的胎心率减速，通常是对称地、缓慢地下降到最低点再恢复到基线。减速的开始到胎心率最低点的时间≥30 秒，减速的最低点常与宫缩的峰值同时出现。一般来说，减速的开始、最低值及恢复与宫缩的起始、峰值及结束同步。一般提示胎头受压可能（图 5－6）。

2）晚期减速：指伴随宫缩出现的胎心率减速，通常是对称地、缓慢地下降到最低点再恢复到基线。减速的开始到胎心率最低点的时间≥30 秒，减速的最低点通常晚于宫缩的峰值。一般来说，减速的开始、最低值及恢复分别延后于宫缩的起始、峰值及结束。多提示胎盘功能障碍、胎儿宫内缺氧（图 5－7）。

3）变异减速：指突发的显著的胎心率急速下降。出现与宫缩无恒定关系，变异形态不规则，下降幅度与持续时间不定，恢复迅速。减速的开始到最低点的时间＜30 秒，胎心率下降≥15 次/分，持续时间≥15 秒，但＜2 分钟。当变异减速伴随宫缩时，减速的开始、深度和持续时间与宫缩之间无固定规律。一般提示脐带受压，兴奋迷走神经（图 5－8）。

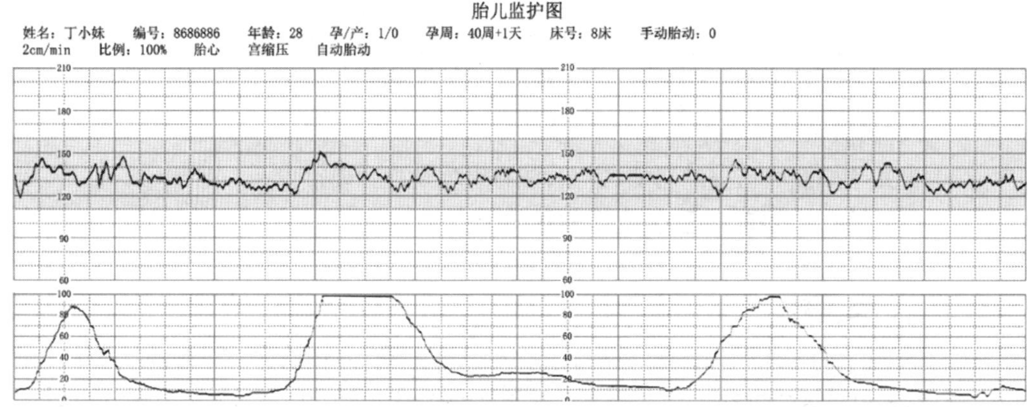

图 5－5 正常胎心监护图

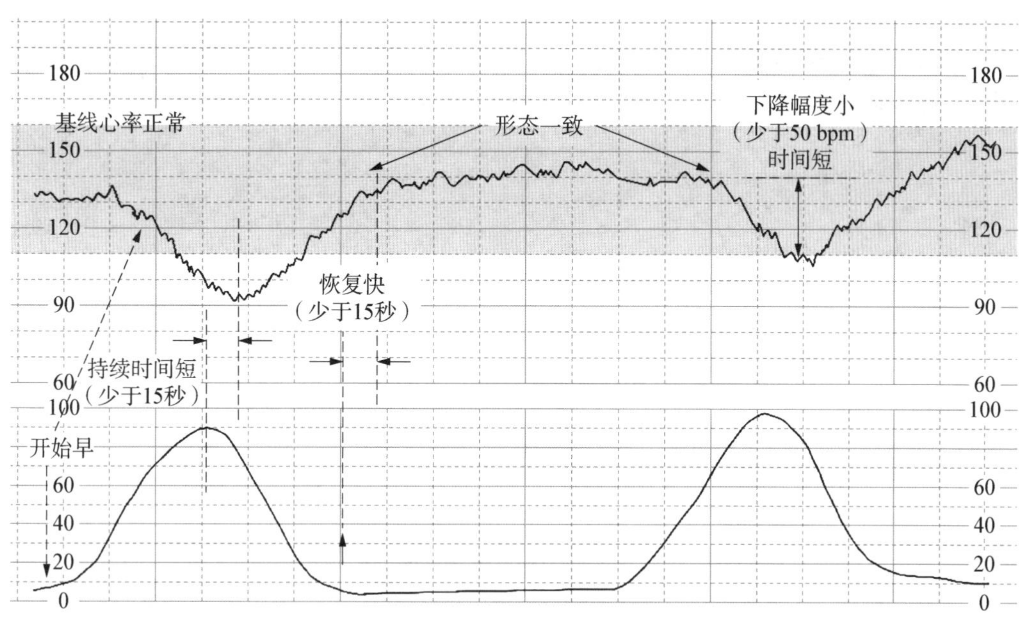

图 5－6 胎儿早期减速

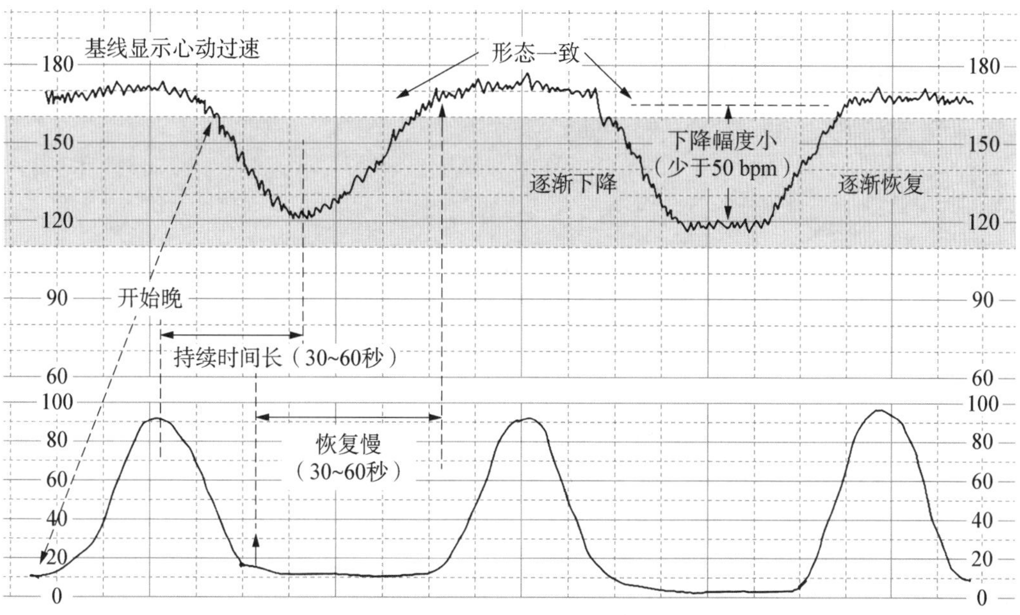

图 5－7 胎儿晚期减速

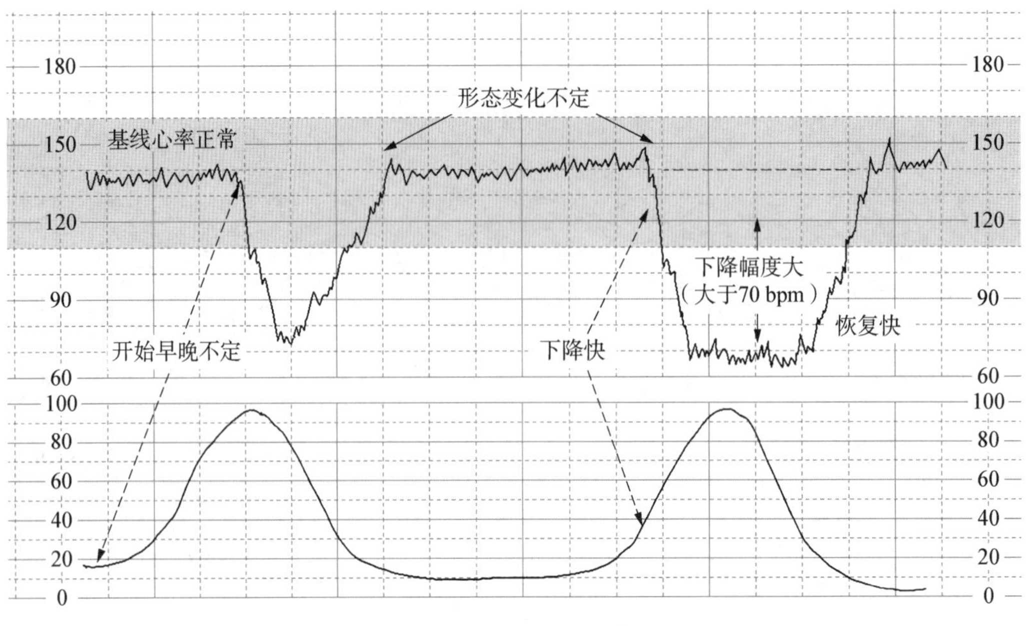

图 5－8　胎儿变异减速

（八）操作评价

（1）严格执行查对制度。

（2）操作规范、安全。

（3）关键步骤全部完成，无错漏。

（4）动作轻巧、熟练，注意节力原则。

（5）注意人文关怀，保护孕妇隐私。

（6）关注孕妇主诉，沟通良好。

（丁　娟）

第七节　新生儿沐浴

（一）概述

新生儿沐浴（newborn barth）是用清水洗去新生儿皮肤油脂及污物，保持新生儿皮肤清洁、舒适，促进血液循环，协助皮肤排泄和散热的护理操作。

通过温水对各部位皮肤进行良性刺激，经皮肤感受器传到中枢神经系统，从而有益于新生儿健康发展，加强免疫和适应能力，增加舒适感和食物的消化与吸收，减少新生儿哭闹，增加睡眠，促进新生儿生长发育。

（二）目的

（1）清洁皮肤，促进血液循环，增进身体的舒适。

（2）预防尿布疹和脐部感染。

(3) 促使新生儿四肢活动。

(4) 为新生儿做全身体格评估。

(三) 适应证

新生儿

(四) 操作流程

如表 5－7 所示。

表 5－7　新生儿沐浴操作流程

操作步骤	动作要点	备注
核对医嘱	接到医嘱后,双人核对	★
评估解释	核对:采用两种以上方式核对新生儿身份	★
	评估:① 新生儿出生时间、体重、精神状况、喂养情况等; ② 肢体活动、全身皮肤情况、有无皮肤黏膜破损及感染等; ③ 脐部有无红肿、渗血、渗液及异味等	★
	解释:向家长解释新生儿沐浴的目的、方法及注意事项	
准备和检查用物	素质要求:服装整洁,仪表端庄	
	环境准备:安静、整洁、明亮,关门窗,室温 26～28℃,恒温热水器水温 38～42℃	
	护士准备:洗手、戴口罩	
	备妥用物:婴儿体重秤、一次性塑料垫、衣物、尿布、襁褓、大毛巾、小毛巾、沐浴垫、水温计、沐浴露、润肤油、鞣酸软膏、治疗盘(75%乙醇或家尔康复合碘、棉签、弯盘)、手消毒液、医嘱执行单	★
	正确处理用物,洗手	
核对解释	产妇床边: 采用两种以上方式核对新生儿身份	
	核对新生儿胸卡、手脚腕带上的产妇姓名、床号、住院号及新生儿性别	
	解释:新生儿沐浴的目的、注意事项及配合要点	
	新生儿沐浴室: 取下新生儿胸卡; 解开新生儿襁褓、尿布; 核对新生儿胸卡、手脚腕带上的产妇姓名、床号、住院号及新生儿性别; 核对后将新生儿胸卡放在白大褂上衣口袋	
沐浴	① 称重、试水温、湿热沐浴垫; ② 洗头部:托稳头,用拇指及示指堵住新生儿双耳孔(图 5－9),取适量新生儿沐浴露,轻柔按摩头部,用清水洗净;	

（续　表）

操作步骤	动作要点	备注
	③ 洗躯干、四肢：取适量沐浴露，按颈部→对侧上肢→近侧上肢→胸腹部→背部→对侧下肢→近侧下肢→腹股沟→会阴→臀部顺序进行沐浴，用清水冲净； ④ 洗完后放置备好的大毛巾上包裹； ⑤ 小毛巾擦头面部：对侧内眦至外眦（或从眼屎少到眼屎多）→近侧内眦至外眦→鼻、口→面部→头部； ⑥ 大毛巾擦干全身，注意保暖； ⑦ 检查全身各部位情况（新生儿如有胎脂要用纱布蘸润肤油擦净）； ⑧ 脐部护理：用棉签擦干脐轮周围的水渍，再用家尔康复合碘消毒脐轮、残端、脐周（图5-10）； ⑨ 臀部涂鞣酸软膏，核对新生儿所有信息，穿尿布； ⑩ 穿衣服及襁褓，佩戴新生儿胸卡，用棉签擦净鼻孔、耳孔内积水，观察口腔有无鹅口疮； ⑪ 抱回母亲身边，再次核对新生儿所有信息	★
操作后处理	整理用物，正确处理	
	洗手，脱口罩、记录	

注：★表示关键步骤。

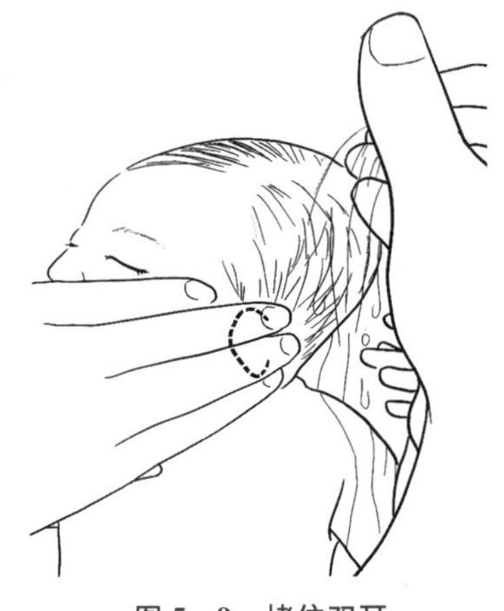

图5-9　堵住双耳

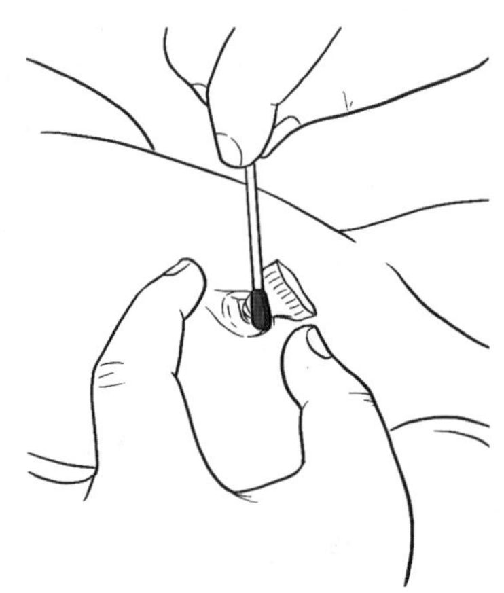

图5-10　消毒脐部

（五）注意事项

（1）操作顺序准确，动作迅速、轻柔。

（2）室温调节至26～28℃，水温38～42℃，注意保暖，防止烫伤。

（3）注意安全，操作者中途不得离开新生儿，防止跌伤。

（4）脐孔、五官不得进水，若水进入耳内，应用棉签擦干。

（5）沐浴时注意观察皮肤和全身情况，如有异常应及时处理。

（6）宜选择中性肥皂或婴儿沐浴露，清洗脸部时不能使用肥皂。

(7) 沐浴应在新生儿哺乳前或哺乳后 1 小时进行，避免呛咳窒息。

(六) 操作并发症及处理

1. 窒息

(1) 预防：

1) 喂养后 0.5～1 小时后沐浴，防止溢奶而误吸。

2) 避免沐浴时水呛入婴儿口鼻。

3) 沐浴时密切观察婴儿面色及反应。

(2) 处理：

1) 立即通知医师进行抢救。

2) 将婴儿头偏向一侧或取头低脚高位，协助拍背，擦净口鼻腔分泌物。

3) 严重者协助医师使用吸引器吸出误吸物。

2. 烫伤

(1) 预防：

1) 沐浴前检查恒温热水器温度。

2) 新生儿沐浴水温 38～42℃。

3) 新生儿放入沐浴池前用手腕测试水温。

(2) 处理：

1) 立即抱至无菌巾上。

2) 用冷水进行局部降温。

3) 头面部烫伤用冷毛巾进行局部湿敷。

4) 皮肤破损应保护创面预防感染。

3. 受凉

(1) 预防：

1) 调节合适的室温和水温。

2) 增强沐浴操作娴熟度。

(2) 处理：

1) 注意保暖。

2) 密切观察婴儿体温，如有发热应及时处理。

4. 脐部感染

(1) 预防：

1) 密切观察脐部有无红肿、分泌物及渗血。

2) 保持脐部干燥，每日护理一次。

3) 脐带未脱落前，勿强行剥落，结扎线如有脱落应重新结扎。

4) 沐浴后用婴儿专用复合碘消毒液棉签环形擦拭脐部。

(2) 处理：

1) 保持脐部清洁。

2) 通知医师，协助处理。

(七) 健康教育

(1) 告知产妇及家属新生儿沐浴的目的、方法及注意事项。

(2) 告知产妇及家属新生儿脐部的观察要点。

(3) 告知产妇及家属新生儿沐浴前哺乳要求。

(八) 知识链接

新生儿游泳:

(1) 在喂奶后 0.5～1 小时进行。

(2) 室温调节在 26～28℃,水温调节在 38～42℃,注意保暖,防止烫伤。

(3) 游泳时间宜控制在 10～15 分钟,防止疲劳。

(4) 准备好需更换的衣物。

(5) 准备婴儿专用游泳圈,医护在旁看护不得离开。

(6) 若脐部未脱落,观察脐部是否干燥适宜游泳,准备脐部防水及脐部消毒物品,以清洁脐部,防止感染。

(7) 游泳完毕后进行脐部消毒。

(九) 操作评价

(1) 严格执行查对制度。

(2) 关键步骤全部完成,无错漏。

(3) 操作熟练,动作轻巧,注意节力原则。

(4) 新生儿清洁,头部及全身无血迹、胎脂等。

(5) 操作中有爱伤观念。

(丁　娟)

第八节　母乳喂养技术

(一) 概述

母乳喂养(breast feeding)是指用母亲的乳汁喂养新生儿的方式,母乳喂养技术即帮助新生儿进行早吸吮、早接触、早开奶,促进母婴之间的感情,并且教会产妇母乳喂养的方法。

(二) 目的

(1) 帮助新生儿早吸吮、早接触、早开奶。

(2) 教会产妇母乳喂养的方法。

(3) 有利于母婴间肌肤接触,增进母子感情。

(4) 促进子宫收缩,减少产后出血。

(三) 适应证

出生后可以母乳喂养的新生儿。

(四) 操作流程

如表 5－8 所示。

表 5－8　母乳喂养操作流程

操作步骤	动作要点	备注
评估解释	核对：采用两种以上方式核对产妇和新生儿身份	★
	评估： ① 产妇评估：身体状况，乳房外观、乳头、乳汁分泌等情况； ② 新生儿评估：身体状况、吸吮能力	★
	解释：母乳喂养的目的、方法、注意事项及配合要点； 征得产妇同意	
准备和检查用物	素质要求：服装整洁，仪表端庄	
	环境准备：关门窗、屏风遮挡，安静、整洁、明亮、温湿度适宜	
	备妥用物：产妇自备清洁毛巾和靠垫	
	产妇准备：洗手，温水清洁乳房	
	护士准备：洗手、戴口罩	
协助安置体位	协助产妇取合适的体位	
	解开一侧衣服，暴露一侧乳房	
	注意保护隐私、保暖	
喂养技巧	(1) 产妇喂奶姿势： 1) "C"字型托起乳房； 2) 示指支撑着乳房基底部； 3) 靠在乳房下的胸壁上； 4) 大拇指放在乳房的上方； 5) 两个手指可以轻压乳房改善乳房形态，使婴儿容易含接； 6) 托乳房的手不要太靠近乳头处	★
	(2) 婴儿的含接姿势(图 5－11)： 1) 婴儿嘴张得很大； 2) 下唇向外翻； 3) 舌头呈勺状环绕乳晕； 4) 面颊鼓起呈圆形； 5) 婴儿口腔上方有较多的乳晕； 6) 慢而深地吸吮，有时突然暂停； 7) 能看到或听到吞咽	
喂乳后	哺乳结束时，用示指轻轻向下按压新生儿下颌，避免在口腔负压的情况下拉出乳头，引起局部疼痛或皮肤损伤	
	挤出少量乳汁，均匀地涂在乳头上，预防乳头皲裂和感染	

（续　表）

操作步骤	动作要点	备注
	将新生儿竖抱，轻拍背部，排出胃内空气，以防溢奶	
	拍背结束后将新生儿侧卧于小床上，避免溢奶引起呛咳，并在下颌处垫一口水巾	
操作后处理	观察新生儿吃奶情况并做好记录	
	洗手，脱口罩	

注：★表示关键步骤。

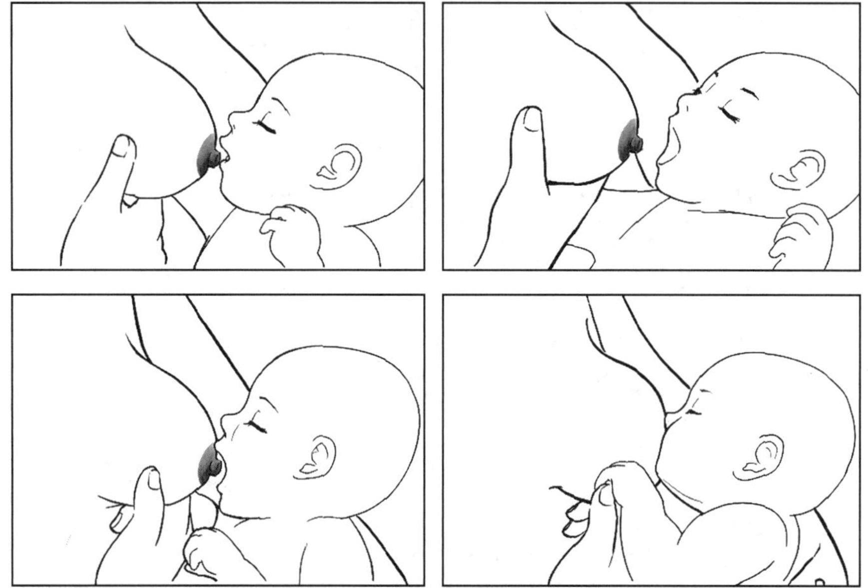

图 5－11　婴儿含接姿势

(五) 注意事项

(1) 早开奶。分娩后，在产妇身体条件允许的前提下，尽早开奶。让新生儿吃初乳。初乳中的营养价值高，而且新生儿的吮吸能帮助孕妇开奶。

(2) 抱着新生儿喂奶的时候要留意，是否妨碍新生儿呼吸。

(3) 产妇要选择适合的哺乳衣，还有胸罩。母乳期间，乳房会发胀。胸罩要选择宽松的。如果有溢奶，可以使用防溢乳垫。

(4) 提倡母乳喂养，当新生儿经常哭闹、睡得不踏实时，在排除身体原因后，就要考虑母乳是否充足。

(5) 饮食上，除了汤水之外，还要搭配蔬菜、水果。

(6) 特殊情况下，需医师判断是否能进行母乳喂养，如因母亲疾病、口服疾病相关药物、因新生儿出生时进行抢救、其他疾病引起需进一步观察。

(六) 健康教育

(1) 告知产妇母乳喂养的目的、方法、注意事项及配合要点。

(2) 喂养过程中如有不适,应立即告知护士。

(3) 进行母乳喂养体位:

1) 摇篮式:婴儿的头部枕在产妇前臂上,手托住婴儿的背部和臀部,此方法为常用哺乳姿势。

2) 侧卧式:产妇采取舒适放松的体位进行侧躺,头枕在枕头边缘,婴儿的头部枕在产妇的手臂上,产妇的手臂放在上方的枕头旁,婴儿也采取侧卧位,此方法适合剖宫产术后的产妇。

3) 交叉式:产妇用乳房对侧的胳膊抱住婴儿,用前臂托住婴儿的身体,手在婴儿耳朵或更低一点的水平托住婴儿的头部,将婴儿头部枕在产妇手上,身体用枕头托住,此方法适合较小婴儿。

4) 橄榄球式(环抱式):产妇将婴儿放于胳膊下,用枕头托住其身体并将其头枕在产妇的手上,此方法适合双胎、困倦或焦虑的宝宝及剖宫产术后的产妇。

(七) 知识链接

1. *按摩乳房的方法*(图 5-12)

(1) 一手拇指与其余四指分开,于乳房下端呈"C"字型托住乳房。

(2) 另一手用 2～3 根手指顺时针方向螺旋式从乳房外侧以环形逐渐按摩到乳晕,每一个按摩点按摩数秒后,再移至下一个按摩点。

(3) 用整个手掌从底部向乳头轻轻拍打乳房。

(4) 将示指和拇指放在乳晕周边,轻轻挤奶。

(5) 拇指和示指在乳晕周边不断变换位置,将所有的乳汁排空至不胀为止。

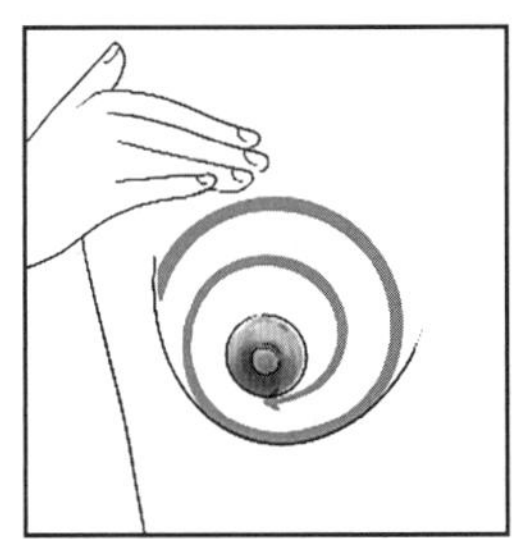
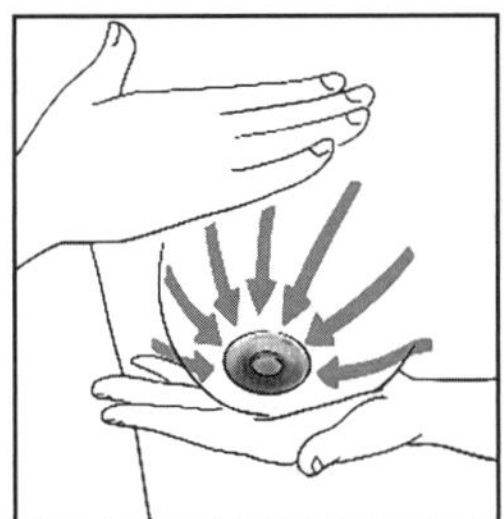
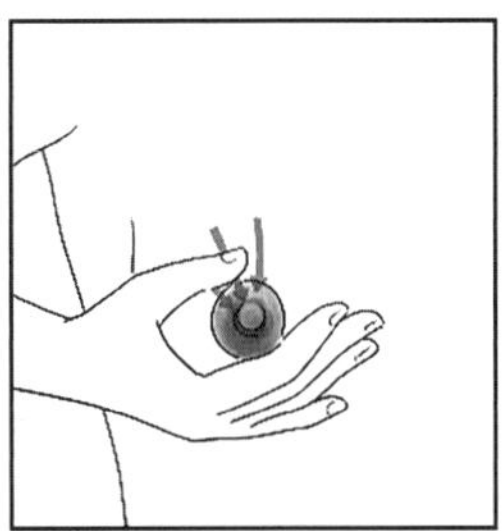
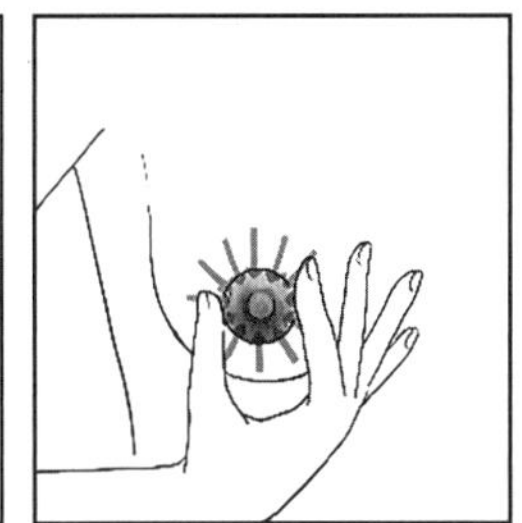

图 5-12　按摩乳房方法

2. *纯母乳喂养*　除母乳外,不给婴儿吃其他任何液体或固体食物,用喂杯、喂管或者奶瓶的方法喂食母亲吸出的母乳,母乳库捐献的母乳也属于纯母乳喂养。WHO 建议最初 6 个月纯母乳喂养,6 个月之后逐渐添加辅食并坚持哺乳 24 个月及以上。

(八) 操作评价

(1) 严格执行查对制度。

(2) 关键步骤全部完成,无错漏。

(3) 操作熟练,动作轻巧。

(4) 产妇能自行母乳喂养。

(5) 护士及时发现乳胀、副乳等情况。

(6) 注意人文关怀,保护孕妇隐私。

(7) 关注产妇主诉,沟通良好。

(丁　娟)

参考文献

[1] 蔡文智.助产技能实训[M].北京:人民卫生出版社,2017.

[2] 黄艳,李亚兰.新入职护士规范化培训常见护理操作与专业技术规范[M].北京:人民卫生出版社,2019.

[3] 姜梅,庞汝艳.助产士规范化培训教材[M].北京:人民卫生出版社,2017:265-267.

[4] 余艳红,陈叙.助产学[M].北京:人民卫生出版社,2017:89-93.

[5] 谢幸,孔北华,段涛.妇产科学(第9版)[M].北京:人民卫生出版社,2018:53-55.

[6] 王玉琼,莫洁玲.母婴护理学[M].北京:人民卫生出版社,2017.

[7] 陈长香,金子环.综合临床护理技术操作规程[M].北京:北京大学医学出版社,2019:190-192.

[8] 殷春.产妇产前会阴消毒方法的改良及其效果观察[J].江苏卫生保健,2011,13(2):43.

[9] 贺勇杰,林海丽.妇产科和儿科护理技术[M].北京:北京科学技术出版社,2016:20-22.

[10] 戴宝珍,余剑珍.临床护理教程[M].上海:复旦大学出版社,2003:186-187.

[11] 钟淑玲,郭惠仙.臭氧液阴道冲洗配合护理干预对治疗顽固性阴道炎治疗的效果[J].国际护理学杂志,2015,34(15):2157-2158.

[12] 郭锦丽,王香莉.专科护理操作流程及考核标准[M].北京:科技技术文献出版社,2017:248-253.

[13] 林雪芳,新生儿游泳对脐带的影响[J].齐鲁护理杂志,2017,23(1):101-102.

[14] 李庆,蒋海莉.新生儿护理中游泳的价值[J].保健文汇,2018,(4):67,119.

[15] 黄银珠,钟宝珠,冯超如,等.优质护理服务在新生儿游泳中的应用[J].中国医药科学,2018,8(3):99-102.

[16] 周倩倩.哺乳体位在母乳喂养时的应用[J].临床医药文献电子杂志,2018,5(97):86-88.

第六章　常见临床护理操作

第一节　引流管的护理

引流管护理是针对各类引流管进行的一系列的护理操作，主要护理原则是无菌操作、妥善固定、保持通畅、准确观察及记录。

通过引流管护理保证引流通畅，观察引流液的色、质、量，及时发现引流管留置期间的并发症或潜在并发症，并给予有效处理，以达到有效引流，促进患者康复的目的。

对各类引流术相关知识的掌握和了解是保证引流管护理质量的基础，因此本节中概述、目的及适应证和禁忌证均围绕各类引流术阐述。

一、胃肠减压护理

（一）概述

胃肠减压术（gastrointestinal decompression）是利用负压吸引原理，通过胃管将积聚于胃肠道内的气体和液体吸出，以降低胃肠道内压力和张力，改善胃肠壁血液循环，促进伤口愈合和胃肠道功能恢复的一种治疗措施（图6－1）。

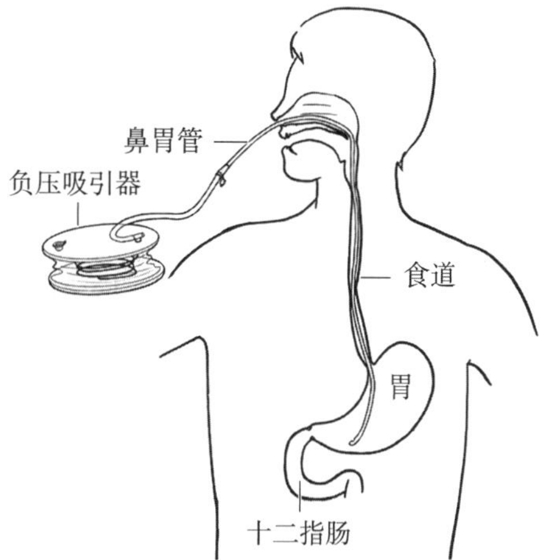

图6－1　胃肠减压在人体内的解剖图示

（二）目的

（1）解除或缓解消化道梗阻所致的症状。

（2）胃肠道手术前准备，以减少胃肠胀气。

（3）胃肠道术后吸出胃肠内气体和胃内容物，减轻胃肠胀气，减少缝线张力和伤口疼痛，促进伤口愈合，改善胃肠壁血液循环，促进消化功能的恢复。

（4）通过对胃肠减压吸出物的判断，可观察病情变化和协助诊断。

（三）适应证

消化道梗阻，胃肠道穿孔的术前及术后，食管、胃、胆道或胰腺手术等。

（四）操作流程

如表6－1所示。

表6-1 胃肠减压护理操作流程

操作步骤	动作要点	备注
核对评估解释	核对：采用两种以上方式核对患者身份 评估：① 患者的意识、年龄、病情、心理状态及合作程度； ② 胃液的色、质、量； ③ 有无腹胀、腹痛、肛门排气； ④ 鼻腔黏膜有无肿胀、破损； ⑤ 胃管插入深度，有无脱出	★
	解释：胃肠减压目的、方法、注意事项及配合要点	
准备和检查用物	素质要求：服装整洁，仪表端庄	
	环境准备：安静、整洁、明亮、温湿度适宜； 擦拭盘、台、车	
	护士准备：洗手、戴口罩	
	备妥用物：托盘、弯盘、治疗巾、负压引流器、血管钳、清水、石蜡油、酒精、溶剂油、棉签、胶带、2 mL 注射器或滴管、别针 2 枚、橡皮筋、手消毒液、量杯、医嘱执行单	
	检查负压引流器：拆外包装，检查装置有无破损、负压、有效期	
	正确处理用物，洗手	
核对解释	核对：采用两种以上方式核对患者身份	
	解释：操作的目的、方法、注意事项及配合要点	
安置体位	放下床挡，协助患者取舒适体位（平卧位或低坡半卧位）	
操作过程	将血管钳夹于胃管的末端	
	铺治疗巾于额下，置弯盘	
	撕旧胶布（由远至近），必要时扶持胃管，防止脱出	★
	需要时用溶剂油、酒精棉签擦胶布痕迹	
	清水棉签清洁鼻孔	
	嘱患者抬起下颌，扶持胃管，滴石蜡油，擦净残余石蜡油	
	胶布固定（由近至远）（图 6-2）	
	更换引流装置，调节负压	
	放松血管钳，观察引流是否通畅	
	固定导管，以防滑脱	
	撤用物，整理床单位	
	协助患者取舒适体位，拉起床挡	
健康宣教	指导注意事项	

（续　表）

操作步骤	动作要点	备注
用物处理	再次核对	
	正确观察计量引流液	
	正确处理用物	
	洗手，脱口罩	
	正确记录	
巡视观察	观察引流液色、质、量	★
	观察胃管固定情况，胃肠减压引流是否通畅	
	观察有无腹胀、腹痛、肛门排气	

注：★表示关键步骤。

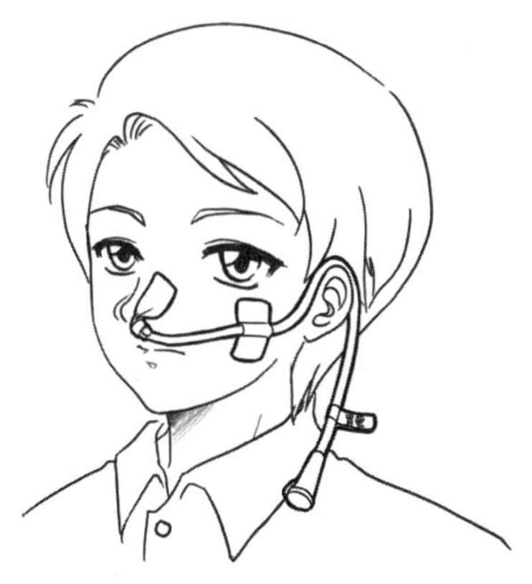

图 6－2　胃管固定方法

（五）注意事项

（1）妥善固定胃管，保持引流通畅，防止扭曲、受压、滑脱。注意胃管刻度，若有脱出，应立即通知医师处理。

（2）胃肠减压期间要注意观察引流量，防止水和电解质失衡。

（3）对于意识不清或躁动不合作的患者，需预防胃管被拉出，必要时可适当地约束。

（4）每天做好鼻腔清洁和润滑。保持口腔清洁，生活不能自理或昏迷的患者可给予口腔护理。

（5）胃肠减压期间如需通过胃管注药，注药后应夹管 30 分钟暂停减压。

（六）操作并发症及处理

1. 黏膜损伤和出血

（1）预防：

1）置管时动作要轻柔。

2）长期置管者，应定期更换胃管。

3）每日用石蜡油滴鼻2次，防止鼻黏膜干燥糜烂。做好口腔护理。

4）妥善固定胃管，避免胃管移动刺激黏膜。

（2）处理：

1）鼻黏膜损伤导致出血者可用冰盐水和去甲肾上腺素浸湿的纱条填塞止血。

2）咽部损伤者，可予药物雾化吸入。

3）胃出血者，可予冰盐水和去甲肾上腺素灌注，并遵医嘱应用制酸剂和保护黏膜药物。

2. 引流不畅

（1）预防：

1）正确插管，定时检查，保证胃管在胃内。

2）妥善固定，避免导管滑脱。

3）从胃管内注入药物后，应用生理盐水或温开水冲洗胃管。

4）保持胃肠减压器的有效负压。

5）观察患者有无腹痛、腹胀等不适。

6）观察引流液的色、质、量。

（2）处理：

1）如为胃肠减压器失效应及时更换。

2）如为堵塞或滑出，可根据病情予以对症处理。

3）必要时予以重新置管。

3. 胃管脱出

（1）预防：

1）妥善固定胃肠减压装置。

2）嘱患者和家属勿自行拔除胃管，昏迷、烦躁患者适当约束。

3）观察出鼻孔处刻度标记的位置有无变化。

（2）处理：

1）立即通知医师。

2）医嘱决定是否重新置管。

3）向患者及家属做好解释安慰工作。

（七）健康教育

（1）告知患者胃肠减压的目的、方法、注意事项及配合要点。

（2）指导患者留置胃肠减压禁食期间应注意口腔卫生，保持口腔清洁。

（3）指导患者胃肠减压期间应多活动，促进胃肠道功能恢复。

（4）指导患者活动，避免牵拉胃管，保持负压状态。如发生引流失效或管路脱开，应及时通知护士。

（八）知识链接

1. 拔管指征　胃肠道手术后患者，待胃肠减压引流量减少，肠蠕动恢复，肛门排气后，可考虑拔管。

2. 拔管方法

(1) 将弯盘置于患者颌下，用血管钳夹紧胃管末端(避免拔管时，液体反流入呼吸道)，撕去胶布。

(2) 用纱布或纸巾包裹近鼻孔处的胃管，嘱患者做深呼吸，在患者呼气时拔管，边拔边擦拭胃管。

(3) 当胃管头端拔至咽喉部时迅速拔出，以免胃管内残留液体滴入气道。

(4) 全部拔出后，将胃管放入弯盘内。清洁患者口、鼻及面部，擦拭胶布痕迹。

(5) 协助患者漱口，取舒适卧位，整理床单位。

(6) 洗手，记录拔管时间、患者情况。

(九) 操作评价

(1) 动作轻巧、熟练，注意节力原则。

(2) 关键步骤全部完成，无错漏。

(3) 操作规范、安全，无操作不良反应。

(4) 注意人文关怀，与患者沟通良好。

(5) 操作中爱伤观念强。

(6) 操作时间不超过 15 分钟。

二、腹腔引流管护理

(一) 概述

腹腔引流是指在腹腔放置引流管将腹腔中的血液、体液或脓液等引流出体外的一种外引流术。

(二) 目的

(1) 预防血液、消化液、渗出液等在腹腔内或手术野内积聚，以免组织损伤，继发感染等。

(2) 排除腹腔脓液和坏死组织，防止感染扩散。

(3) 促使手术野死腔缩小或闭合，保证伤口良好愈合。

(三) 适应证

(1) 腹部手术止血不彻底，有可能继续渗血、渗液者。

(2) 腹腔或腹腔脏器积脓、积液切开后。

(3) 腹部伤口清创处理后，仍有残余感染者。

(4) 肝、胆、胰手术后，有胆汁或胰液从缝合处渗出和积聚时。

(5) 消化道吻合或修补后，有消化液渗漏者。

(四) 操作流程

如表 6－2 所示。

表6-2 腹腔引流管护理操作流程

操作步骤	动作要点	备注
核对医嘱	接到医嘱后,双人核对	★
评估解释	核对:采用两种以上方式核对患者身份	
	评估:① 患者的病情、意识、心理状态及合作程度; ② 腹腔引流液的色、质、量; ③ 有无腹痛,腹腔引流管周围敷料情况	★
	解释:向患者及家属做好解释工作,取得配合	
准备和检查用物	素质要求:服装整洁,仪表端庄	
	环境准备:安静、整洁、明亮、温湿度适宜; 擦拭盘、台、车	
	护士准备:洗手、戴口罩	
	备妥用物:治疗盘、弯盘、治疗巾、引流袋、血管钳、75%乙醇棉球、别针、橡皮筋、量杯、手消毒液、医嘱执行单	
	检查引流袋:外包装是否漏气,是否在有效期内; 打开外袋检查引流袋	
	正确处理用物,洗手	
核对解释	核对:采用两种以上方式核对患者身份	★
	解释:操作的目的、方法、注意事项及配合要点	
安置体位	放下床挡,安置低坡半卧位	
	同侧手臂置于头侧	
	注意隐私保护	
操作过程	用物合理放置,暴露操作部位	
	松固定、夹管	
	铺治疗巾、放置弯盘	
	用75%乙醇棉球消毒引流管衔接处2遍,第3遍消毒后将棉球包于接口处(图6-3)	★
	75%乙醇棉球消毒手指	
	更换引流袋	★
	松血管钳,观察引流是否通畅	
	检查引流管周围皮肤	
	固定引流管,长度适宜,无扭曲(图6-4)	★
	撤用物,整理床单位	
	协助患者取舒适体位,拉起床挡	
健康宣教	指导注意事项	

（续　表）

操作步骤	动作要点	备注
	再次核对	
用物处理	正确观察及计量引流液	
	正确处理用物	
	洗手，脱口罩	
	正确记录	
巡视观察	观察引流液色、质、量	★
	观察引流管固定情况，引流是否通畅	
	观察腹部体征	
	观察腹部引流管周围情况	

注：★表示关键步骤。

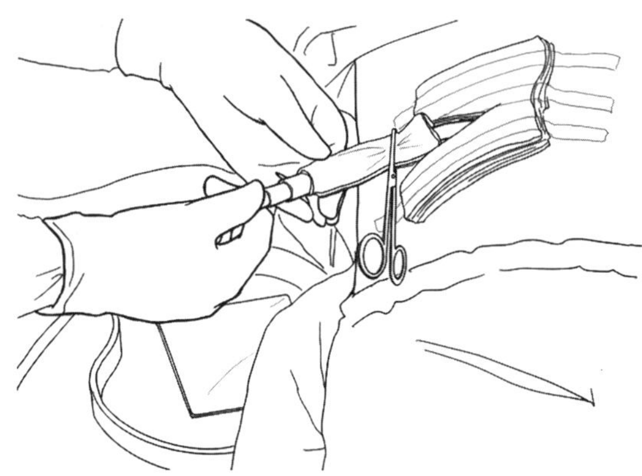

图 6－3　酒精棉球消毒引流管接口部位

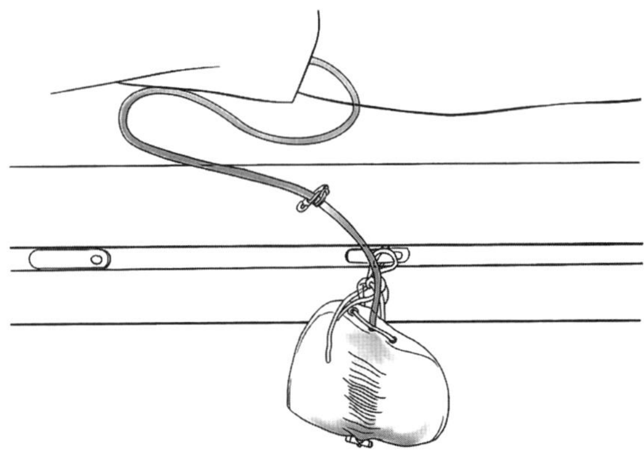

图 6－4　引流管双重固定

（五）注意事项

（1）严格执行无菌操作。

(2) 引流管妥善固定，防止因翻身、搬动或起床活动受到牵拉而脱落。

(3) 保持引流通畅，避免引流管受压、折叠、扭曲，引流液黏稠时可经常予以挤压管壁(图 6－5)。

(4) 下床活动时引流袋位置应低于腹部引流管置管处，防止逆行感染(图 6－6)。

(5) 观察与记录引流液的色、质、量，腹部体征及引流管周围情况。

(6) 保持引流管周围皮肤清洁干燥，如有渗出，及时换药。

(7) 一般普通引流袋每周更换 2 次，抗反流引流袋每周更换 1 次。

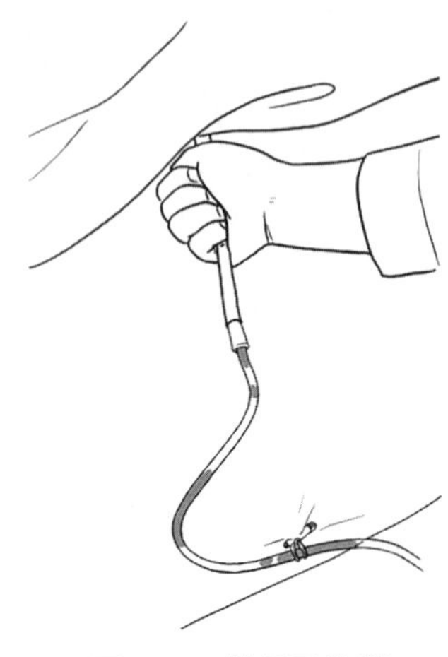

图 6－5 挤压引流管

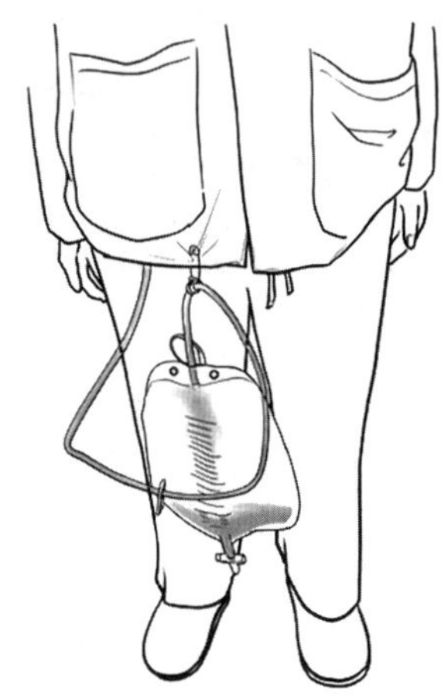

图 6－6 下床活动时引流管固定方法

(六) 操作并发症及处理

1. 导管脱出

(1) 预防：

1) 妥善固定引流管。

2) 告知患者自身保护引流管的重要性。

(2) 处理：

1) 加强患者腹部体征的观察。

2) 立即通知医师进行处理。

2. 导管堵塞

(1) 预防：

1) 维持有效引流。

2) 协助患者保持有效体位。

3) 注意观察引流液的色、质、量。

(2) 处理：立即通知医师，协助医师进行处理。

3. 感染

(1) 预防：

1) 严格无菌操作。

2）按要求定期更换引流袋。

3）保持引流管固定于合适的高度，避免逆流。

4）注意观察患者有无高热、腹痛等不适。

（2）处理：立即通知医师，遵医嘱用药。

4. 引流管周围皮肤损害

（1）预防：

1）保持引流管处敷料清洁干燥。

2）观察局部渗出情况，有异常及时通知医师。

3）注意观察引流管周围皮肤有无异常，局部可涂氧化锌软膏。

（2）处理：一旦出现破损或炎症，应及时通知医师进行对症处理。

（七）健康教育

（1）告知患者腹腔引流管放置的目的、注意事项及配合要点。

（2）告知患者活动时的注意事项，避免牵拉引流管，保证有效引流。如发生引流失效或管路脱开，应及时通知护士。

（八）操作评价

（1）无菌概念强，不违反无菌操作原则。

（2）操作规范、安全，无操作不良反应。

（3）关键步骤全部完成，无错漏。

（4）动作轻巧、熟练，注意节力原则。

（5）注意人文关怀，与患者沟通良好。

（6）操作中爱伤观念强。

（7）操作时间不超过 15 分钟。

三、T 管引流护理

（一）概述

T 管引流术（T-tube drainage）是指胆总管探查或切开取石术后，在胆总管切开处放置 T 形管以引流胆汁、残余结石和支撑胆道的一种治疗措施（图 6－7）。

（二）目的

（1）引流胆汁，减轻胆管内压力，防止胆汁外漏或发生逆行感染。

（2）引流残余结石。

（3）支撑胆道，避免胆道狭窄。

（4）作为检查和治疗胆道疾病的通道。

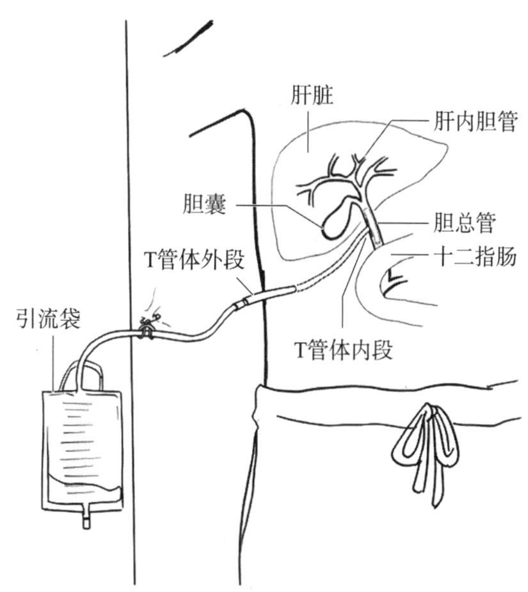

图 6－7　T 管在体内的解剖示意图

(5) 观察胆道感染及出血的情况。

(三) 适应证

常用于胆总管结石、急性梗阻性化脓性胆管炎等胆总管手术的情况。

(四) 操作流程

如表 6-3 所示。

表 6-3　T 管引流护理操作流程

操作步骤	动作要点	备注
核对医嘱	接到医嘱后,双人核对	★
评估解释	核对:采用两种以上方式核对患者身份	★
	评估:① 患者的病情、意识、心理状态及合作程度; ② 胆汁的色、质、量; ③ 有无腹痛、黄疸、发热及引流管周围敷料情况	★
	解释:向患者及家属做好解释工作,取得配合	
准备和检查用物	素质要求:服装整洁,仪表端庄	
	环境准备:安静、整洁、明亮、温湿度适宜; 擦拭盘、台、车	
	护士准备:洗手、戴口罩	
	备妥用物:治疗盘、弯盘、治疗巾、引流袋、血管钳、75%乙醇棉球、别针、橡皮筋、量杯、手消毒液、医嘱执行单	
	检查引流袋:外包装是否漏气,是否在有效期内; 打开外袋检查引流袋	
	正确处理用物,洗手	
核对解释	核对:采用两种以上方式核对患者身份	
	解释:操作的目的、方法、注意事项及配合要点	
安置体位	放下床挡,安置低坡半卧位	
	同侧手臂置于头侧	
	注意隐私保护	
操作过程	用物合理放置,暴露操作部位	
	松固定、夹管	
	铺治疗巾、放置弯盘	
	用 75%乙醇棉球消毒引流管衔接处 2 遍,第 3 遍消毒后将棉球包于接口处	★
	75%乙醇棉球消毒手指	
	更换引流袋	★

（续　表）

操作步骤	动作要点	备注
	松血管钳，观察引流是否通畅	
	检查引流管周围皮肤	
	固定引流管，长度适宜，无扭曲	★
	撤用物，整理床单位	
	协助患者取舒适体位，拉起床挡	
健康宣教	指导注意事项	
用物处理	再次核对	
	正确观察及计量引流液	
	正确处理用物	
	洗手，脱口罩	
	正确记录	
巡视观察	观察引流液色、质、量	★
	观察引流管固定情况，引流是否通畅	
	观察腹部体征、黄疸、发热等情况	
	观察引流管周围情况	

注：★表示关键步骤。

（五）注意事项

（1）严格执行无菌操作。

（2）引流管妥善固定，防止因翻身、搬动或起床活动受到牵拉而脱落。

（3）保持引流通畅，避免引流管受压、折叠、扭曲，胆汁黏稠时可经常予以挤压导管（见图 6－5）。

（4）下床活动时引流袋位置应低于腹部引流管置管处，防止逆行感染。

（5）观察与记录胆汁的色、质、量，大小便颜色，黄疸、发热、腹部体征及引流管周围情况。

（6）保持引流管周围皮肤清洁干燥，如有渗出，及时换药。必要时涂抹皮肤保护剂。

（7）一般普通引流袋每周更换 2 次，抗反流引流袋每周更换 1 次。

（六）操作并发症及处理

1. 导管脱出

（1）预防：

1）妥善固定引流管。

2）告知患者自身保护引流管的重要性。

(2) 处理：

1) 加强患者腹部体征的观察。

2) 立即通知医师进行处理。

2. 导管堵塞

(1) 预防：

1) 维持有效引流。

2) 协助患者保持有效体位。

3) 注意观察引流液的色、质、量。

(2) 处理：立即通知医师，协助医师进行处理。

3. 感染

(1) 预防：

1) 严格无菌操作。

2) 按要求定期更换引流袋。

3) 保持引流管固定于合适的高度，避免胆汁逆流。

4) 注意观察患者有无高热，腹痛等不适。

(2) 处理：立即通知医师，遵医嘱用药。

4. 引流管周围皮肤损害

(1) 预防：

1) 保持引流管处敷料清洁、干燥。

2) 观察局部渗出情况，有异常及时通知医师。

3) 注意观察引流管周围皮肤有无异常，局部可涂氧化锌软膏。

(2) 处理：一旦出现破损或炎症，应及时通知医师进行对症处理。

(七) 健康教育

(1) 告知患者 T 管引流管放置的目的、注意事项及配合要点。

(2) 告知患者活动时的注意事项，避免牵拉引流管，保证有效引流。如发生引流失效或管路脱开，应及时通知护士。

(3) 告知患者 T 管留置期间饮食要点，做好低脂肪饮食的宣教，以免发生腹泻。

(八) 知识链接

(1) 正常胆汁色泽呈黄色或黄绿色，清亮无沉渣，正常成人每日分泌胆汁 800～1 200 mL。术后 24 小时内引流量为 300～500 mL，恢复饮食后可增至每日 600～700 mL，以后逐渐减少至每日 200 mL 左右。术后 1～2 天胆汁呈混浊的淡黄色，以后逐渐加深，清亮，呈黄色。若胆汁突然减少甚至无胆汁流出且患者出现腹痛、发热、黄疸加重，则应考虑引流管有受压、扭曲、折叠、阻塞或脱出，应立即通知医师及时处理；若胆汁量多，提示胆道下端有梗阻的可能；若胆汁混浊，应考虑结石残留或胆管炎症未完全控制。

(2) T 管放置后引流时间相对较长，致大量胆汁丢失引起水电解质紊乱和消化不良。早期抬高 T 管使胆汁流入肠道，有利于肠道功能的早日恢复，避免大量钾等电解质的丢失。T 管抬高时，需密切观察患者病情变化，注意有无出血、胆瘘、感染、引流管堵塞及胆汁性腹膜炎等并发症的发生。

(3) T 管引流术后 10～14 天，可试行夹管。观察患者胆汁澄清，食欲增加，体温正常时可饭前、饭后各夹管 1 小时，夹管后无腹痛、发热等不适主诉可全天夹管。夹管 1～2 天，观察患者无查科(charcot)三联征出现，可行 T 管造影，观察胆总管下端是否通畅。造影后开放 T 管引流 1～2 天，将造影剂引出，防止过敏反应。如无特殊情况，可考虑拔管。拔管时间应根据患者具体情况而定。拔管后观察有无胆汁外漏，若有异常应及时处理。

(九) 操作评价

(1) 无菌概念强，不违反无菌操作原则。

(2) 操作规范、安全，无操作不良反应。

(3) 关键步骤全部完成，无错漏。

(4) 动作轻巧、熟练，注意节力原则。

(5) 注意人文关怀，与患者沟通良好。

(6) 操作中爱伤观念强。

(7) 操作时间不超过 15 分钟。

四、PTBD/PTCD 管护理

(一) 概述

经皮穿刺肝胆管引流术[percutaneous transhepatic biliary (cholanic) drainage, PTBD/PTCD]是在影像设备引导下，利用特制穿刺针经皮穿入肝，再将造影剂直接注入胆道而使肝内外胆管迅速显影，同时通过造影管行胆道引流，即可将胆汁引流至体外，降低胆道内压力，缓解黄疸的方法(图 6-8)。

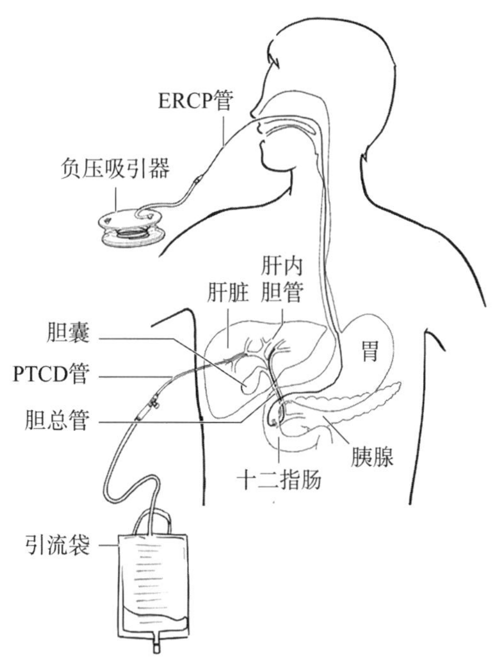

图 6-8　PTCD 管和 ERCP 管在体内的解剖示意图

(二) 目的

引流胆汁，解除胆汁淤积，降低胆道内压力，缓解黄疸，便于后续治疗。

(三) 适应证

(1) 恶性梗阻性黄疸需姑息性胆道减压治疗。

(2) 良性胆道狭窄或急性胆管炎需胆道引流减压。

(3) 胆道手术需术前减黄准备。

(4) 须经皮胆道入口行支架植入、狭窄

胆道扩张、结石或异物取出、近距离放射治疗。

(5) 须经皮胆道入口行胆道造影或病理活检为胆道疾病做诊断参考。

(四) 禁忌证

(1) 严重凝血功能障碍。

(2) 严重的急性化脓性梗阻性胆管炎。

(3) 严重肝肾功能不全。

(4) 高龄,全身条件差。

(五) 操作流程

如表6-4所示。

表6-4 PTBD/PTCD管护理操作流程

操作步骤	动作要点	备注
核对医嘱	接到医嘱后,双人核对	★
评估解释	核对:采用两种以上方式核对患者身份	★
	评估:① 患者的病情、意识、心理状态及合作程度; ② 胆汁的色、质、量; ③ 有无腹痛、黄疸、发热及引流管周围敷料情况	★
	解释:向患者及家属做好解释工作,取得配合	
准备和检查用物	素质要求:服装整洁,仪表端庄	
	环境准备:安静、整洁、明亮、温湿度适宜; 擦拭盘、台、车	
	护士准备:洗手、戴口罩	
	备妥用物:治疗盘、弯盘、治疗巾、引流袋、血管钳、75%乙醇棉球、别针、橡皮筋、量杯、手消毒液、医嘱执行单	
	检查引流袋:外包装是否漏气,是否在有效期内; 打开外袋检查引流袋	
	正确处理用物,洗手	
核对解释	采用两种以上方式核对患者身份	
	解释操作的目的、方法、注意事项及配合要点	
安置体位	放下床挡,安置低坡半卧位	
	同侧手臂置于头侧	
	注意隐私保护	
操作过程	用物合理放置,暴露操作部位	
	松固定、夹管	
	铺治疗巾、放置弯盘	
	戴手套	

（续　表）

操作步骤	动作要点	备注
	用75%乙醇棉球消毒引流管衔接处2遍，第3遍消毒后将棉球包于接口处	★
	更换引流袋	
	松血管钳，观察引流是否通畅	
	检查引流管周围皮肤	
	固定引流管，长度适宜，无扭曲	★
	撤用物，脱手套	
	整理床单位	
	协助患者取舒适体位，拉起床挡	
健康宣教	指导注意事项	
用物处理	再次核对	
	正确观察及计量引流液	
	正确处理用物	
	洗手，脱口罩	
	正确记录	
巡视观察	观察引流液色、质、量	★
	观察引流管固定情况，引流是否通畅	
	观察腹部体征、黄疸，发热等情况	
	观察引流管周围情况	

注：★表示关键步骤。

（六）注意事项

（1）严格执行无菌操作。

（2）引流管妥善固定，防止因翻身、搬动或起床活动受到牵拉而脱落。

（3）保持引流通畅，避免引流管受压、折叠、扭曲，胆汁黏稠时可经常予以挤压管壁。

（4）下床活动时引流袋位置应低于腹部引流管置管处，防止逆行感染。

（5）观察与记录胆汁的色、质、量，大小便颜色，黄疸、发热、腹部体征及引流管周围情况。

（6）保持引流管周围皮肤清洁干燥，如有渗出，及时换药。必要时涂抹皮肤保护剂。

（7）一般普通引流袋每周更换2次，抗反流引流袋每周更换1次。

（8）行PTBD/PTCD术后24小时内注意观察患者有无出血及急性胰腺炎的发生。

（9）拔管时间应根据患者后续治疗方法而定。长期引流应每3～6个月更换引流管。

（七）操作并发症及处理

1. 导管脱出

(1) 预防：

1) 妥善固定引流管。

2) 告知患者自身保护引流管的重要性。

(2) 处理：

1) 加强患者腹部体征的观察。

2) 立即通知医师进行处理。

2. 导管堵塞

(1) 预防：

1) 维持有效引流。

2) 协助患者保持有效体位。

3) 注意观察引流液的色、质、量。

(2) 处理：立即通知医师，协助医师进行处理。

3. 感染

(1) 预防：

1) 严格无菌操作。

2) 按要求定期更换引流袋。

3) 保持引流管固定于合适的高度，避免胆汁逆流。

4) 注意观察患者有无高热，腹痛等不适。

(2) 处理：立即通知医师，遵医嘱用药。

4. 引流管周围皮肤损害

(1) 预防：

1) 保持引流管处敷料清洁干燥。

2) 观察局部渗出情况，有异常及时通知医师。

3) 注意观察引流管周围皮肤有无异常，局部可涂氧化锌软膏。

(2) 处理：一旦出现破损或炎症，应及时通知医师进行对症处理。

（八）健康教育

(1) 告知患者 PTBD/PTCD 管放置的目的、注意事项及配合要点。

(2) 指导患者活动时的注意事项，避免牵拉引流管，保证有效引流。如发生引流失效或管路脱开，应及时通知护士。

（九）操作评价

(1) 无菌概念强，不违反无菌操作原则。

(2) 操作规范、安全，无操作不良反应。

(3) 关键步骤全部完成，无错漏。

(4) 动作轻巧、熟练，注意节力原则。

(5) 注意人文关怀，与患者沟通良好。

(6) 操作中爱伤观念强。

(7) 操作时间不超过 15 分钟。

五、ENBD 管护理

(一) 概述

内镜下鼻胆管引流术(endoscopic nosal biliary drainage, ENBD)是在十二指肠镜直视下施行的胆管置管引流减压技术。即在内镜逆行胰胆管造影的基础上将引流管插至胆管预定部位,途经十二指肠、胃、食管,经咽喉部从鼻腔引出,由此形成鼻胆管引流(见图 6-8)。

(二) 目的

(1) 解除或者缓解胆道梗阻所致的症状。

(2) 进行胆道手术的术前准备,促进肝功能恢复。

(三) 适应证

(1) 急性化脓性梗阻性胆管炎。

(2) ERCP 后或碎石后预防结石嵌顿及胆管感染。

(3) 原发或继发性良、恶性肿瘤所致的胆管梗阻。

(4) 肝胆管结石所致的胆管梗阻。

(5) 急性胆源性胰腺炎。

(6) 创伤性或医源性胆管狭窄或胆瘘。

(7) 临床须重复胆管造影或采集胆汁进行生化和细菌学检查。

(8) 胆管结石须灌注药物溶石治疗,硬化性胆管炎行药物灌注治疗,胆管癌的腔内化学治疗等。

(四) 禁忌证

(1) 急性胰腺炎或慢性胰腺炎急性发作。

(2) 上消化道狭窄、梗阻,内窥镜不能通过者。

(3) 有胆道狭窄或梗阻,不具备胆管引流条件者。

(4) 严重心肺功能不全,频发心绞痛者。

(5) 食管静脉重度曲张者等。

(五) 操作流程

如表 6-5 所示。

表 6-5　ENBD 管护理操作流程

操作步骤	动作要点	备注
核对评估解释	核对:采用两种以上方式核对患者身份	
	评估:① 患者的意识、年龄、病情、心理状态及合作程度; ② 胆汁的色、质、量;	★

（续　表）

操作步骤	动作要点	备注
	③ 有无腹痛、黄疸、发热； ④ 鼻腔黏膜有无肿胀、破损； ⑤ 鼻胆管有无脱出	
	解释：操作目的、方法、注意事项及配合要点	
准备和检查用物	素质要求：服装整洁，仪表端庄	
	环境准备：安静、整洁、明亮、温湿度适宜； 擦拭盘、台、车	
	护士准备：洗手、戴口罩	
	备妥用物：托盘、弯盘、治疗巾、负压引流器、血管钳、清水、石蜡油、酒精、溶剂油、棉签、胶带、2 mL 注射器或滴管、别针 2 枚、橡皮筋、手消毒液、量杯、医嘱执行单	
	检查负压引流器：拆外包装，检查装置有无破损、负压、有效期	
	正确处理用物，洗手	
核对解释	采用两种以上方式核对患者身份	
	解释操作的目的、方法、注意事项及配合要点	
安置体位	放下床挡，协助患者取舒适体位	
操作过程	将血管钳夹于鼻胆管的末端	
	铺治疗巾，置弯盘	
	撕旧胶布（由远至近），必要时扶持鼻胆管，防止脱出	★
	需要时用溶剂油、酒精棉签擦胶布痕迹	
	清水棉签清洁鼻孔	
	嘱患者抬起下颌，扶持鼻胆管，滴石蜡油，擦净残余石蜡油	
	胶布固定（由近至远）	★
	更换引流装置，调节负压	★
	放松血管钳，观察引流是否通畅	
	固定导管，以防滑脱	★
	撤用物，整理床单位	
	协助患者取舒适体位，拉起床挡	
健康宣教	指导注意事项	

（续　表）

操作步骤	动作要点	备注
用物处理	再次核对	
	正确观察计量引流液	
	正确处理用物	
	洗手，脱口罩	
	正确记录	
巡视观察	观察引流液色、质、量	★
	观察鼻胆管固定情况，负压引流是否通畅	
	观察有无腹痛、黄疸、发热	

注：★表示关键步骤。

（六）注意事项

（1）妥善固定鼻胆管，保持引流通畅，防止扭曲、受压、滑脱。注意鼻胆管刻度，若有脱出，应立即通知医师处理。

（2）对于意识不清或躁动不合作的患者，需防止鼻胆管被拉出，必要时可适当约束。

（3）观察与记录胆汁的色、质、量，大小便颜色，黄疸、发热、腹部体征等情况。

（4）每日做好鼻腔清洁和润滑。保持口腔清洁，生活不能自理或昏迷的患者可给予口腔护理。

（七）操作并发症及处理

1. 黏膜损伤和出血

（1）预防：

1）置管时动作要轻柔。

2）每日用石蜡油滴鼻2次，防止鼻黏膜干燥糜烂。做好口腔护理。

3）妥善固定导管，避免导管移动刺激黏膜。

（2）处理：

1）鼻黏膜损伤者可用冰盐水和去甲肾上腺素浸湿的纱条填塞止血。

2）咽部损伤者，可予药物雾化吸入。

2. 引流不畅

（1）预防：

1）正确插管，定时检查。

2）妥善固定，避免导管滑脱及受压。

3）观察患者有无腹痛、腹胀等不适。

4）观察引流液的色、质、量。

（2）处理：

1）如为堵塞或滑出，可根据病情对症处理。

2）必要时重新置管。

3. 导管脱出

(1) 预防：

1) 妥善固定。

2) 嘱患者和家属勿自行拔除导管，昏迷、烦躁患者适当约束。

3) 观察出鼻孔处刻度标记的位置有无变化。

(2) 处理：

1) 立即通知医师。

2) 医嘱决定是否重新置管。

3) 向患者及家属做好解释安慰工作。

(八) 健康教育

(1) 告知患者鼻胆管护理的目的、注意事项及配合要点。

(2) 告知患者留置鼻胆管期间床上翻身及下床活动的注意事项。

(3) 指导患者日常生活中避免牵拉鼻胆管，保持负压状态。如发生引流失效或导管脱出，应及时通知护士。

(九) 知识链接

胆汁颜色及引流量的变化与病情变化密切相关。

1. 胆汁颜色

(1) 长期胆道梗阻的患者胆汁为深黄色或酱油色，置管引流通畅 2～4 天后颜色渐渐变成淡黄色，同时患者腹胀、黄疸逐渐减轻。

(2) 化脓性胆管炎的患者胆汁中可有大量黄白色脓性絮状物及泥沙样漂浮物，易堵塞导管，在解除梗阻、通畅引流后，腹痛、发热等症状可明显缓解。

2. 胆汁量　梗阻患者置管后，胆汁引流每天可达 400～1 100 mL，平均每天 500 mL，随着梗阻的缓解，肝功能逐渐改善。某些梗阻患者行 ENBD 术后引流量不多，每天约 100 mL，但症状得到明显好转。

(十) 操作评价

(1) 无菌概念强，不违反无菌操作原则。

(2) 操作规范、安全，无操作不良反应。

(3) 关键步骤全部完成，无错漏。

(4) 动作轻巧、熟练，注意节力原则。

(5) 注意人文关怀，与患者沟通良好。

(6) 操作中爱伤观念强。

(7) 操作时间不超过 15 分钟。

六、胸腔闭式引流护理

(一) 概述

胸腔闭式引流(thoracicclosеddrainage)是将胸腔引流管放置在胸膜腔，引流液体和气体，促进肺复张的方法。

（二）目的

（1）引流胸膜腔内的积血、积液、积气。

（2）重建胸膜腔内负压。

（3）维持纵隔的正常位置。

（4）促进肺复张。

（5）消灭残腔，预防感染。

（三）适应证

（1）开胸术后的患者。

（2）气胸、血胸、脓胸等患者。

（3）胸腔穿刺术治疗下肺无法复张者。

（四）操作流程

如表 6－6 所示。

表 6－6　胸腔闭式引流护理操作流程

操作步骤	动作要点	备注
评估解释	核对：采用两种以上方式核对患者身份	
	评估：① 患者意识状态、病情、有无呼吸困难及合作程度； ② 引流是否通畅，引流管有无扭曲、受压，引流液的色、质和量；观察水柱波动情况，有无气泡溢出； ③ 患者伤口敷料有无渗出，有无皮下气肿	★
	解释：胸腔闭式引流的目的、方法、注意事项及配合要点	
准备和检查用物	素质要求：服装整洁，仪表端庄	
	环境准备：安静、整洁、明亮、温湿度适宜； 擦拭盘、台、车	
	护士准备：洗手、戴口罩	
	备妥用物：一次性水封瓶一套，100 mL 无菌水或生理盐水、2 把大血管钳、50 mL（或 20 mL）注射器、治疗盘（弯盘、棉签、碘消毒液、75％乙醇棉球）、治疗巾、医嘱执行单、手套、手消毒液、锐器盒	
胸腔闭式引流瓶准备	① 开启瓶盖，消毒生理盐水瓶口； ② 打开一次性水封瓶，取出漏斗插入水封腔口内，将生理盐水从漏斗处注入至水封腔内水位线上 1～2 cm； ③ 连接引流管，并确认引流系统的密闭性	★
	正确处理用物，洗手	
核对解释	核对：采用两种以上方式核对患者身份	
	解释：胸腔闭式引流的目的、方法、注意事项及配合要点	
协助安置体位	协助患者取舒适低坡半卧位	
	患侧手臂放于对侧肩部或上举	

（续　表）

操作步骤	动作要点	备注
	暴露操作部位	
	注意隐私保护	
铺巾、夹管、置弯盘	将治疗巾铺于引流管接口下方	
	用 2 把血管钳双重夹闭胸腔引流管接头上方 6 cm 处	
	将弯盘置于治疗巾上	
消毒接口	用 75％乙醇棉球消毒引流管衔接处 2 遍，第 3 遍消毒后将棉球包于接口处	★
更换水封瓶	更换引流装置	
	再次确认引流系统密闭	★
	松血管钳，观察水柱波动	★
	妥善固定，检查引流管无受压、扭曲	
	脱手套、洗手	
操作后处理	协助取舒适卧位，整理床单位	
	指导注意事项	
	清理用物，正确处理	
	洗手，脱口罩	
	准确记录：记录更换时间，引流液的色、质、量	

注：★表示关键步骤。

（五）注意事项

(1) 严格无菌操作，瓶内引流液超过 2/3 瓶（或引流超过 3 天）时应更换水封瓶；保持胸壁引流口处敷料清洁、干燥，一旦渗湿及时更换；水封瓶位置应低于胸壁引流口平面 60～100 cm，以防水封瓶内液体逆流入胸腔，造成逆行感染。

(2) 保持胸腔闭式引流的密闭性，更换水封瓶或搬动患者时，先用止血钳双向夹闭引流管，防止空气进入胸膜腔。若引流管从胸腔滑脱，立即用手捏住胸壁引流管口处皮肤，并立即通知医师协助进一步处理；若引流管连接处脱落或引流瓶损坏，应立即反折或用床旁血管钳夹闭引流管，并更换引流装置。

(3) 胸腔闭式引流期间应保持引流通畅，定时挤压引流管，防止引流管扭曲、受压和阻塞。

(4) 观察记录：①密切观察并准确记录引流液的颜色、性状和量。②密切注意水封瓶中水柱波动的情况，以判断引流是否通畅。一般水柱波动的范围为 4～6 cm，若水柱波动幅度过大，提示可能存在肺不张；若水柱无波动，提示引流管不通畅或肺已经完全复张；若患者出现气促、胸闷、气管向健侧偏移等情况，则提示引流管阻塞，应挤捏引流管，促使其恢复通畅，并立即通知医师处理。③若引流液每小时超过 200 mL，且持续 2 小时以上，呈鲜红色，则提示胸腔内有活动性出血，应立即报告医师处理。

（六）操作并发症及处理

1. 疼痛

(1) 预防：

1) 告知有关密闭式引流的知识，使患者了解置管的重要性，并能很好地配合。

2) 患者咳嗽排痰时轻提引流管，防止摆动导致疼痛。

3) 保持引流通畅，及时提供医师拔管指征，以尽早拔管。

4) 拔管前嘱患者深吸气，然后屏气，以免拔管时损伤肺脏或导致疼痛及造成气胸。

(2) 处理：

1) 遵医嘱使用镇痛剂或在排痰前给予止痛药物。

2) 请医师适当调整引流管的位置，以免胸管与胸膜摩擦。

2. 引流不畅

(1) 预防：

1) 保持引流管长度适宜，翻身活动时防止受压、折叠、扭曲、脱出。

2) 将引流瓶放于安全处，保持引流瓶低于胸壁引流口 60～100 cm。

3) 观察水封瓶内的水柱波动情况。观察引流液的量、颜色、性质，并做好记录。

4) 定时挤压胸管。

(2) 处理：

1) 发现有引流液突然减少，告知医师并查找原因。

2) 嘱患者变换体位、挤捏胸管、请医师将引流管位置进行调整以确定引流管是否通畅。

3. 肺不张

(1) 预防：

1) 予半卧位，协助患者拍背咳嗽排痰，咳痰时协助轻提引流管，以免管道摩擦引起疼痛，致咳痰无效。

2) 给予雾化吸入，稀释痰液。

3) 咳嗽排痰前适当给予止痛剂，使疼痛减轻，增加咳痰的效果。

4) 保持引流管的通畅。

(2) 处理：必要时吸痰。

4. 感染

(1) 预防：

1) 保持引流瓶低于胸壁引流口 60～100 cm，防止引流液倒流入胸腔。

2) 更换引流瓶及穿刺处敷料时严格无菌操作。

3) 观察置管局部皮肤有无红、肿、分泌物及疼痛加剧。

4) 观察和记录引流液的色、质、量。观察患者体温的变化。

(2) 处理：遵医嘱使用抗生素。

5. 开放性气胸(脱管引起)

(1) 预防:

1) 告知患者及家属引流装置的重要性及发生意外紧急处理的方法。

2) 妥善固定处理好引流装置的各个接口。

3) 注意插管周围皮下有无气肿、捻发感。

4) 床旁备 2 把血管钳,告知患者及家属不可擅动,做好交接班。

5) 搬运患者过程中妥善固定并夹闭引流管(气胸患者根据医嘱决定是否夹闭)。

(2) 处理:一旦有引流管脱出,应立即捏紧伤口处皮肤并通知医师,并用凡士林纱布覆盖,用纱布棉垫封闭引流管口,并且严密观察,对症处理。

(七) 健康教育

(1) 告知患者胸腔闭式引流目的、方法、注意事项及配合要点。

(2) 告知患者床上活动时避免引流管的扭曲、受压、折叠;下床活动时,引流瓶的位置应低于膝盖且保持直立。

(3) 指导患者置管期间,尽量取半坐卧位,以利胸膜腔内液体和气体排出,促进肺复张。

(4) 指导患者进行呼吸功能锻炼,鼓励有效咳嗽、咳痰,有利于积液排出,促进肺膨胀,增加通气量。

(八) 知识链接

(1) 全肺术后的胸腔引流管呈钳闭状态,以保证术后患侧胸膜腔内有一定的积液,维持双侧胸腔内压力平衡,防止纵隔过度摆动。根据气管位置可调整引流管开放的时间及次数,如气管明显向健侧移位,在排除肺不张后酌情开放血管钳,放出适量的气体或液体,每次放液量不宜超过 100 mL,速度宜慢,以免快速多量放液引起纵隔突然移位,导致心搏骤停。

(2) 拔管护理:

1) 拔管指征:留置引流管 48～72 小时后,如果水封瓶中无气体逸出且引流液颜色变浅,24 小时引流液量＜50 mL,脓液＜10 mL,胸部 X 线提示肺复张良好无漏气,患者无呼吸困难或气促,即可考虑拔管。

2) 拔管方法:协助医师拔管,嘱患者先深吸一口气,在深吸气末屏气,迅速拔管,并立即用凡士林纱布和厚敷料封闭胸壁伤口,胸带包扎固定。

3) 拔管后护理:拔管后 24 小时内,应注意观察患者是否有胸闷、呼吸困难、发绀、切口漏气、渗液、出血和皮下气肿等,如发现异常,及时通知医师处理。

(九) 操作评价

(1) 无菌概念强,不违反无菌操作原则。

(2) 操作规范、安全,无操作不良反应。

(3) 关键步骤全部完成,无错漏。

(4) 动作轻巧、熟练,注意节力原则。

(5) 注意人文关怀,与患者沟通良好。

(6) 操作中爱伤观念强。

(7) 操作时间不超过 20 分钟。

七、脑室外引流护理

(一) 概述

脑室外引流(external ventricular drainage)是经颅骨钻孔穿刺侧脑室,放置引流管将脑脊液、血液引流至体外,以有效降低患者颅内压,避免或减缓脑疝的发生,是神经外科常用的急救手段。

(二) 目的

(1) 引流血性、炎性脑脊液,缓解因脑脊液循环通路受阻所致的颅内高压状态。

(2) 向脑室内注入抗生素治疗脑膜炎。

(3) 行脑脊液生化和细胞学检查。

(4) 监测颅内压,可直接、客观、及时反映颅内压变化的情况。

(三) 适应证

(1) 颅内压增高出现脑危象或脑疝。

(2) 肿瘤或其他颅内病变引起的脑积水。

(3) 自发性或外伤性脑室内出血或脑内血肿破入脑室系统。

(4) 后颅凹手术前,为防止在切开后颅凹硬膜后小脑急性膨出,造成脑组织裂伤和继发性脑干损伤;在术后持续引流出血性脑脊液,以避免脑室系统梗阻,并可以调整颅内压力。

(5) 开颅术中和术后行颅内压监测。

(四) 操作流程

如表 6-7 所示。

表 6-7　脑室外引流护理操作流程

操作步骤	动作要点	备注
评估解释	核对:采用两种以上方式核对患者身份	★
	评估: ① 患者的年龄、病情、意识、瞳孔、呼吸、血压、脉搏、心理状态及合作程度; ② 有无头痛、头晕、恶心、呕吐等不适; ③ 脑室引流管周围及各接口敷料是否清洁干燥,有无渗血、渗液	★
	解释:向患者及家属解释操作目的、注意事项及配合要求	
准备和检查用物	素质要求:服装整洁,仪表端庄	
	环境准备:安静、整洁、明亮、温湿度适宜; 擦拭盘、台、车	
	护士准备:流动水洗手、戴口罩	

（续　表）

操作步骤	动作要点	备注
	备齐用物、放置合理：手消毒液、橡皮筋、别针、脑室引流架、医嘱执行单	
核对解释	核对：采用两种以上方式核对患者身份	
	解释：操作目的、方法、注意事项及配合要点	
	隔帘遮挡，保护隐私	
协助安置体位	放下床挡，按医嘱给予正确的体位（平卧位或抬高床头15°～30°）	★
固定引流装置	脑室引流架放置于患者脑室引流侧床旁	★
	将引流瓶和引流袋分别挂于脑室引流架上钩和下钩固定处	
	保持患者侧脑室前角（平外耳道口）与脑室引流架刻度位置处于同一水平	
	移动并固定脑室引流架挂钩，调节引流瓶滴管口高度至侧脑室前角上方10～15 cm处	
	调节引流袋位置低于腰椎水平处	
	检查脑室引流架挂钩固定装置是否旋紧，架轮是否刹车固定	
	用橡皮筋、别针将引流瓶前段导管妥善固定于床单上	
观察	缓慢打开引流管开关	★
	根据医嘱控制引流速度和量，每日引流量不超过500 mL	
	观察引流管是否通畅，引流液的色、质、量	
	观察头部伤口和各个接口处敷料是否干燥	
	观察各项感染指标，预防颅内感染	
	引流袋鼓胀积气时，及时打开引流袋开关排出积气	
	再次观察患者瞳孔、意识、生命体征，有无头痛、头晕等症状	
搬运	搬运或转运前夹闭脑室引流管	★
	将引流瓶和脑室外引流管妥善放置在患者头侧	
	搬运结束后妥善固定引流装置并及时开放	
拔管	拔管前遵医嘱抬高引流管高度或夹闭引流管	★
	观察患者有无头痛、呕吐等症状	
	拔管后观察伤口有无脑脊液漏	
操作后处理	协助患者舒适卧位	
	整理床单位，撤除隔帘遮挡	

（续 表）

操作步骤	动作要点	备注
	再次核对	
	观察患者有无不适反应	
	指导注意事项	
	清理用物，正确处理	
	流动水洗手，脱口罩	
	准确记录	

注：★表示关键步骤。

（五）注意事项

（1）严格遵守无菌操作原则。

（2）妥善固定引流装置，保持引流通畅，适当限制患者头部活动范围，活动及翻身时应避免牵拉引流管。对婴幼儿、意识不清、躁动不安、有精神症状者应适当给予约束或镇静，防止非计划性拔管的发生。

（3）观察引流液的色、质、量，准确记录。若手术后脑脊液中有大量鲜血或术后血性脑脊液的颜色逐渐加深，则提示有脑室内出血，应立即通知医师处理。

（4）警惕低压症状，如头痛、头晕、恶心、呕吐、乏力、耳鸣和嗜睡，平卧或头低位可以缓解，坐起加重。

（5）根据病情调节引流管高度，引流管放置早期放于侧脑室水平上 10～15 cm。病情康复，放置中期一般宜将引流管放置在正常压力位置，为 18～20 cm。

（6）移动患者或进行某些辅助检查时应夹闭引流管，待体位正常及引流管位置正常后再予以开放，以免过度引流或逆流。

（7）脑室引流的持续时间为 7～10 天，不应超过 2 周。若有必要延长引流时间，可拔管另选穿刺位置重新置管。

（8）拔管前 24～48 小时需抬高引流袋，并夹闭引流管，夹管后应密切观察，如患者出现头痛、呕吐等颅内压增高症状，必要时复查头颅 CT，如证实颅压仍高，应立即开放夹闭的引流管，并告知医师。如无上述症状，即可拔管，缝合伤口。拔管后注意观察患者的意识和瞳孔变化、有无脑脊液漏、伤口敷料有无渗血等情况。

（六）操作并发症及处理

1. 出血

（1）预防：

1）引流袋悬挂应高于脑室平面 10～20 cm 为宜，以维持正常的颅内压。

2）告知家属不要随意改变引流袋的位置和高度。

3）注意观察脑脊液的性状，若术后脑脊液中有大量鲜血或术后血性脑脊液颜色逐渐加深，应马上通知医师。

(2) 处理：

1) 遵医嘱用药。

2) 密切观察意识、瞳孔及呼吸变化。

2. 感染

(1) 预防：

1) 严格无菌操作。

2) 保持穿刺部位干燥，保证引流系统的密闭性。

3) 注意观察脑脊液是否混浊、呈毛玻璃状或有絮状物。

4) 观察记录引流速度和引流量。一般每日引流量以不超过 500 mL 为宜，引流速度和量过快或过多应通知医师。

5) 引流时间不宜超过 1～2 周。

6) 每日更换头部治疗垫巾，由医师按要求定时更换引流袋。

7) 密切观察体温变化。

(2) 处理：

1) 遵医嘱用药。

2) 如有高热，应做好高热护理，降低脑细胞代谢。

3) 烦躁、意识障碍者予适当约束。

3. 引流不畅

(1) 预防：

1) 保持引流通畅，避免引流管受压、扭曲、折叠。

2) 妥善固定，防止引流管脱出。

3) 术后患者头部活动范围应适当限制，并保持有效体位。

4) 翻身和护理操作时应避免牵拉引流管。搬动时应先夹管，安置妥当后再打开引流管。

5) 对意识不清、躁动患者等，应予约束。

(2) 处理：立即通知医师处理。

(七) 健康教育

(1) 告知患者头部不可剧烈活动，不可随意搬动脑室引流架，防止导管滑脱。

(2) 不可随意调节床头高度和引流管调节开关，防止引流过快或过慢导致颅内压改变。

(3) 引流过程中如有不适症状或引流管管路脱开、伤口敷料潮湿时，及时告知护士。

(4) 不可搔抓头部伤口，以免引流管脱出。

(八) 知识链接

(1) 正常脑组织位于密闭的颅腔内，脑组织、血液和脑脊液三者共同产生颅内压，正常颅内压为 5～15 mmHg，在发生颅内出血性病变、肿瘤生长或脑组织水肿等时，颅内压会上升，上升到 20 mmHg 时为轻度颅内压增高，上升到 20～40 mmHg 时为中度颅内压增高，超过 40 mmHg 则为重度颅内压增高。增高的颅内压会引起脑组织移位，重要部位受压可产生严重后果，严重者脑干受压，发生脑疝，可危及生命。

(2) 脑室引流管可以用来引流脑脊液和监测颅内压，但使用时需要注意。

1）严格无菌操作，避免经引流管导致的颅内感染。继发性化脓性脑室炎和脑膜炎是脑脊液外引流最严重的并发症，也是导致患者意外死亡的主要原因之一。细菌侵入的最主要途径就是引流管内脑脊液。严格无菌操作、避免引流管漏液和逆流、防止引流管外口与脑脊液收集瓶中的液体接触及外出检查时夹闭引流管等都是预防颅内感染的重要环节。

2）避免脱管与堵管。脱管多与患者躁动、医护不当操作相关。为此，对躁动的患者应给予适当镇静和头部固定，操作时切忌粗暴。堵管原因包括管径太小，血块或沉淀物阻塞和引流管位置改变等。应严密固定引流管，选择管径稍大的引流管。合并脑室出血、可疑血块阻塞时可反复挤压引流管；若血块较大，也可经引流管给予溶栓药物。

3）一般引流量每天不超过 200 mL，最多每天不超过 500 mL，过度引流可引起硬膜下或硬膜外血肿、硬膜下积液、动脉瘤再破裂、低颅压、反常性脑疝、颅内积气等。

（九）操作评价

（1）无菌概念强，不违反无菌操作原则。

（2）操作规范、安全，无操作不良反应。

（3）关键步骤全部完成，无错漏。

（4）动作轻巧、熟练，注意节力原则。

（5）操作中爱伤观念强。

（6）操作时间不超过 15 分钟。

（肖沙璐　胡　敏　唐颖嘉）

第二节　造口护理

（一）概述

肠造口护理（enterostomy care/stoma care）是对结肠、回肠造口患者进行皮肤清洁、更换造口器具、预防及处理造口并发症的一项护理活动。

（二）目的

（1）保持肠造口周围皮肤清洁，预防造口周围皮肤并发症的发生。

（2）观察肠造口黏膜及其周围皮肤情况。

（3）帮助患者掌握肠造口的护理方法。

（三）操作流程

如表 6－8 所示。

表 6－8　造口护理操作流程

操作步骤	动作要点	备注
核对医嘱	接到医嘱后，双人核对	
评估解释	核对：采用两种以上方式核对患者身份	

（续　表）

操作步骤	动作要点	备注
	评估：① 患者的病情、意识、自理能力、合作程度及学习能力； ② 患者对肠造口护理知识和技能的掌握程度； ③ 肠造口的类型、功能状态及有无并发症	★
	解释：肠造口护理目的、方法、注意事项及配合要点	
准备和检查用物	素质要求：服装整洁，仪表端庄	
	环境准备：安静、整洁、明亮、温湿度适宜，有隐私保护设施；擦拭台、盘、车	
	护士准备：洗手、戴口罩	
	备妥用物： 造口袋、剪刀、造口测量尺、造口护肤粉、防漏膏、湿巾纸（或温水、纱布或棉球）、卫生纸、一次性棉垫、垃圾袋、手套、医嘱执行单	
核对解释	核对：采用两种以上方式核对患者身份	
	解释：肠造口护理目的、方法、注意事项及配合要点	
患者准备	协助患者取舒适体位	
	注意保护隐私和保暖	
	操作部位身下垫一次性棉垫，保护床单位	
去除旧袋	戴手套	
	揭底盘：一手按压皮肤，另一手轻揭底盘；从上至下揭除，注意保护皮肤	★
	观察底盘溶胶情况：根据底盘溶胶及污染情况，指导患者造口袋更换的频率、造口用具选择及护理方法	★
清洗	用软手纸初步清洁后，再用湿巾纸（或温水棉球、纱布或毛巾）清洁造口及周围皮肤，应由外到内清洗	★
	用卫生纸擦干周围皮肤	
观察	观察造口：黏膜色泽，有无水肿、并发症等	★
	观察周围皮肤：有无破损、过敏等情况	
测量	测量造口大小，将尺寸用笔描记在造口底板上，注意方向相反	★
裁剪底盘	用剪刀沿着标记裁剪，底盘口径比造口大 1～2 mm	★
粘贴底盘	如有需要，再次清洁造口及周围皮肤	

（续　表）

操作步骤	动作要点	备注
	根据情况选择使用造口附件产品： 造口护肤粉：擦干皮肤，在造口黏膜及皮肤处撒上造口护肤粉，掸去多余的护肤粉； 保护膜：喷或涂上保护膜，待干； 防漏膏：将防漏膏挤出直接涂在造口黏膜与皮肤交界处以及皮肤凹陷或不平处，取湿棉签轻轻压平（根据情况也可涂在底盘内圈上）（图 6－9、6－10）	★
	撕下底盘保护纸，按照造口位置由下而上粘贴，轻压内侧周围，再由内向外侧加压，使造口底盘能紧贴在皮肤上	
	扣袋：两件式要及时扣上造口袋，确保扣紧，防止从衔接处渗漏	
	上夹：使用开口袋者，将造口袋开口处反折后拉平，再夹上夹子检查造口底盘和造口袋粘贴效果，防止渗漏和脱落	
核对观察	再次核对	
	观察患者反应	
操作后处理	脱手套、洗手	
	协助患者取舒适卧位，整理床单位	
	告知注意事项	
	清理用物，正确处理	
	洗手，脱口罩，记录	

注：★表示关键步骤。

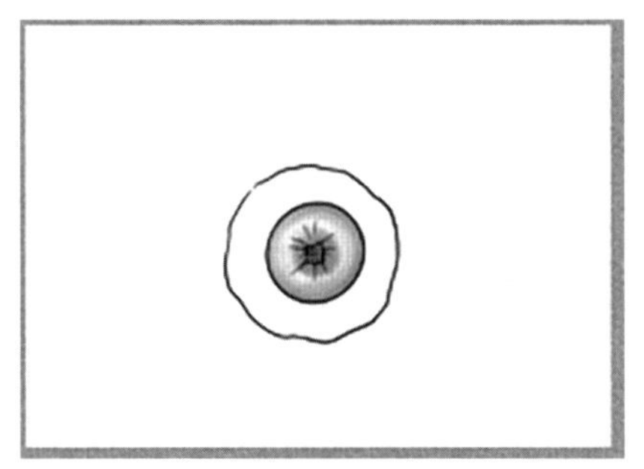

图 6－9　防漏膏涂抹于皮肤上

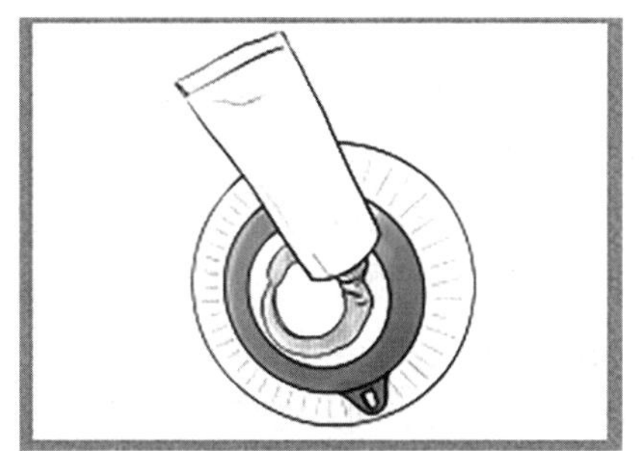

图 6－10　防漏膏涂抹于造口底盘上

（四）注意事项

（1）根据肠造口类型及特点选择合适的造口器具。

（2）根据造口及周围皮肤情况选择合适的造口附件产品。

（3）底盘应根据肠造口大小裁剪，距离造口边缘 1～2 mm。

（4）造口周围皮肤一定要清洗干净并擦干。

(5) 底盘应从下往上贴。如周围皮肤有皱褶，需将皮肤捋平后再贴上底盘。

(6) 造口袋使用过程中如有渗漏、不适，应及时更换。

(7) 及时有效处理造口相关并发症。

(五) 操作并发症及处理

1. 造口周围炎

(1) 预防：

1) 正确选择和使用造口器具，防止皮肤过敏及粪液渗漏。

2) 适当使用造口护肤粉或皮肤保护膜，减少皮肤刺激。

3) 切忌频繁更换造口袋底盘，以免损伤皮肤，增加感染机会。

(2) 处理：

1) 及时清洁皮肤，减少局部刺激。

2) 必要时使用皮肤外用药物。

2. 造口水肿

(1) 注意观察造口黏膜水肿是否有加重及血运异常。

(2) 处理：

1) 造口术后 2～5 天可见黏膜水肿，一般不必处理。

2) 如有加重，可用生理盐水或高渗盐水湿敷。

3. 造口黏膜出血

(1) 预防：

1) 清洁造口或更换造口袋时注意动作轻柔，避免摩擦黏膜。

2) 宜用软手纸轻轻抓持粪便，不可用硬纸擦。

3) 避免频繁清洗、擦拭肠黏膜，减少损伤。

(2) 处理：可予造口护肤粉或溃疡粉涂抹以促进愈合。

4. 造口狭窄

(1) 评估造口狭窄的表现及程度。

(2) 处理：

1) 术后定期扩肛，并指导患者自行扩肛。

2) 保持大便通畅。若患者食指难以通过造口，应指导患者减少不溶性纤维摄入，增加液体摄入量。

3) 若小指无法伸入造口时，应通知医生。

(六) 健康教育

(1) 告知患者肠造口护理的目的、方法、注意事项及配合要点。

(2) 告知患者常见的肠造口及周围皮肤并发症和处理方法。

(3) 告知患者如有问题，及时咨询医师或护士。

(4) 教会患者及家属进行造口袋更换操作。

(七) 知识链接

1. 造口器具选择的依据　造口护理产品有许多种类，各有不同的特点。为了能在日常生活中应对自如，必须根据每位患者造口、皮肤状态和生活习惯及经济能力等情况选择最适合的造口护理用品。

选择造口器具时应考虑的因素如下。

(1) 造口类型。

(2) 手术后时间。

(3) 造口本身情况。

(4) 造口周围皮肤情况。

(5) 造口患者的身体、活动情况。

(6) 造口患者的喜好、对生活质量的要求、对经济的要求。

2. 造口袋排放及清洁　造口袋内排泄物超过 1/3 时考虑排放或更换造口袋，注意尽量不超过 1/2。一件式开口袋排放排泄物后，清洁排放口即可，禁止用水冲洗造口，防止污水渗漏到底盘下，刺激损伤皮肤。

3. 肠造口术后健康教育

(1) 饮食指导：如未患有特殊饮食要求的基础疾病，肠造口患者术后的饮食与术前相比变化不大。

为提高生活质量，减少并发症，降低护理难度，可注意饮食：①少进食易产气食物，如豆类、萝卜、洋葱、碳酸饮料、啤酒等。进食时应细嚼慢咽、少说话，以减少吞咽空气。②少进食易产生异味的食物，如洋葱、大蒜、香辛类调味品。多喝去脂奶或酸奶，食用叶绿素含量高的绿叶蔬菜，有助于控制粪臭。③避免进食容易引起腹泻的食物，如豆类、辛辣食物、煎炸食物等。少食油腻食物，在尝试某种新食物时不要一次进食过多。④适量进食粗纤维食物，同时保证充足的饮水量(每天 2 000 mL)。含粗纤维较多的食物有玉米、南瓜、红薯、卷心菜、莴笋、绿豆芽、叶类蔬菜等。⑤避免进食容易引起便秘的食物，如番石榴、巧克力等，氢氧化铝、碳酸钙、吗啡类药物也易引起便秘。发生便秘，最佳应对方法是多喝水、多进食蔬菜和水果，如香蕉、红薯等，必要时在医师指导下服用缓泻剂。⑥回肠造口者，少食难消化食物，如种子类食物(各类干果、坚果等)、椰子、菠萝、蘑菇、玉米、冬笋、水果皮等。多食富含维生素 C 的水果，如橙、柚、柠檬、山楂等。

(2) 日常生活指导：

1) 做好造口周围皮肤的清洁与护理，掌握造口袋更换方法及频率。

2) 衣着：避免紧身衣裤(裙)，以免摩擦或压迫造口。

3) 沐浴：手术切口愈合后，无论粘贴或除去造口袋均可沐浴，排泄物不成形者建议佩戴造口袋沐浴。

4) 旅行：需做好充分准备，带上充足造口袋及造口护理用品。

5) 运动：选择一些力所能及且不易增加腹内压的运动，如太极拳、散步、广播体操、游泳、跑步等。

6) 工作：当身体完全康复，可恢复以前工作，应避免重体力劳动。

7) 性生活：极大部分造口者可以恢复性生活，消除顾虑及恐惧心理，取得配偶理解，适度和谐、有规律的性生活可增强患者的自信、调整内分泌、利于康复。

8）社交活动：鼓励造口者回归社会，正常社交。积极参加各类活动，如造口联谊会，与病友保持联系，互相鼓励、交流造口护理经验和体会，对身心康复有积极作用。

（八）操作评价

（1）造口底盘裁剪合适，粘贴牢固。

（2）操作规范、安全，无操作不良反应。

（3）关键步骤全部完成，无错漏。

（4）动作轻巧、熟练，注意节力原则。

（5）注意人文关怀，与患者沟通良好。

（6）操作中爱伤观念强。

（7）操作时间不超过 15 分钟。

（吴　燕）

第三节　皮肤牵引的护理

（一）概述

皮肤牵引又称间接牵引，是用贴敷于患肢皮肤上的胶布（胶布牵引）或包压于患肢皮肤上的牵引带（海绵带牵引），利用其与皮肤的摩擦力，通过滑轮装置及肌肉骨骼上的附着点，将牵引力传递到骨骼。由于胶布会对患者的皮肤产生刺激作用，故目前临床上胶布牵引已较少见（图 6－11）。

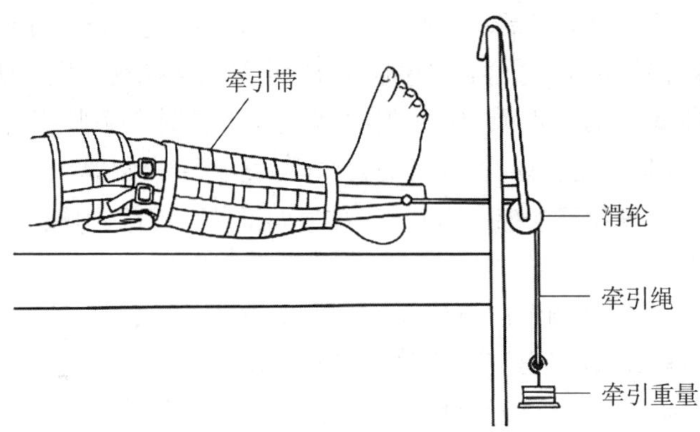

图 6－11　皮肤牵引示意图

（二）目的

皮肤牵引是将牵引力直接加于皮肤，间接牵拉肌肉骨骼，不穿破骨组织，对肢体损伤小，可起到患肢制动、减轻疼痛的作用。

（三）适应证

（1）骨折、关节脱位的复位及维持复位后的稳定。

（2）挛缩畸形的矫正治疗和预防。

（3）骨、关节疾病治疗的术前准备。

（4）炎症肢体的制动和抬高。

（5）防止因骨骼病变引起的病理性骨折。

（四）操作流程

如表 6－9 所示。

表 6－9　皮肤牵引的护理操作流程

操作步骤	动作要点	备注
核对医嘱	接到医嘱后，双人核对	★
评估解释	核对：采用两种以上方式核对患者身份	★
	评估：① 患者的病情、骨折类型、年龄、意识； ② 了解患者的合作程度、体重； ③ 了解患者牵引部位的皮肤情况、疼痛程度	★
	解释：皮肤牵引的目的、方法、注意事项及配合要点	
准备和检查用物	素质要求：服装整洁，仪表端庄	
	环境准备：安静、整洁、明亮、温湿度适宜	
	护士准备：洗手、戴口罩	
	用物准备：医嘱执行单、皮肤牵引套、牵引绳、牵引架、重量砝码、棉垫、毛巾、手消毒液	
核对解释	核对：采用两种以上方式核对患者身份	★
	解释：皮肤牵引护理的目的、方法、注意事项及配合要点	
协助安置体位	皮肤牵引前做好患肢皮肤的清洁工作	★
	患者取平卧位	
	患肢取外展中立位	
上牵引套	牵引套内平铺薄毛巾； 一人平托起肢体，另一人将患肢塞入牵引套(牵引套上缘位于大腿中上 1/3 处，下缘至踝关节上三横指)； 按患者患肢长度调整牵引套上下部分分隔距离，暴露膝关节，并使牵引套中线与患肢对齐	★
固定	骨隆突处部位以棉垫保护	★
	系上皮肤牵引套的尼龙搭扣	
	松紧适宜，松紧度以能够伸进 1～2 指为宜	

（续　表）

操作步骤	动作要点	备注
安装牵引架	安装牵引架	★
	系上牵引绳，牵引绳上不可压有重物	
	根据医嘱放置重量砝码，悬离地面 30～35 cm	
核对观察	再次核对	★
	观察患者牵引后反应	
	查看牵引是否持续有效	
操作后处理	整理床单位	
	告知注意事项	
	清理用物，正确处理	
	洗手，脱口罩	
	观察记录：牵引时间、牵引重量、患肢肿胀程度、牵引处皮肤情况、肢端血供及感觉运动功能	

注：★表示关键步骤。

（五）注意事项

（1）牵引过程中应观察皮肤情况，防止皮肤出现水疱、破溃和压力性损伤。

（2）牵引带应松紧适度，太松易滑脱，太紧妨碍血运，应经常观察牵引肢体循环情况。

（3）保持牵引有效，观察肢体位置是否正确。每班检查牵引装置是否稳定，若有松脱及时调整；维持牵引体位，不随意增减牵引重量；每班测量患肢长度，及时调整牵引重量和体位，防止过度牵引。

（4）注意患肢保暖，在保暖加盖被时应注意不将盖被压在牵引绳上，以免抵消牵引力。

（5）牵引重量要适度，一般不超过 5 kg，重量过小会影响畸形的矫正和骨折的复位；重量过大会因过度牵引造成骨折不愈合。

（6）牵引过程中观察患肢肢端血供、感觉运动功能，若患者主诉患肢疼痛、麻木、感觉异常，患肢肢端出现发绀、肿胀、发冷等，应及时报告医师并遵医嘱协助处理。

（7）牵引过程中需保持平卧位，协助患者做好生活护理，满足患者需求。

（六）操作并发症预防及处理

1. 皮肤受损

（1）预防：牵引前，注意观察患肢皮肤有无淤血及循环障碍，局部可予保暖，但禁止使用热水袋；保持牵引处皮肤清洁干燥，以减少皮肤瘙痒；给予适当的牵引重量，避免过度牵引；床单位保持整洁干燥无碎屑，协助患者改变体位，做好骶尾部、足跟等骨隆突起部位按摩，防止长时间受压。

（2）处理：患肢皮肤若出现水疱，可使用注射器将其抽瘪，并用无菌敷料覆盖，定时换药；出现压力性损伤时，应加强局部减压，必要时使用溃疡贴、贝复剂等促进创面愈合；

加强营养，以改善机体抵抗力。

2. 足下垂

(1) 预防：保持患肢处于正确的体位，防止腓总神经受到卡压；注意观察患肢的末梢循环，感觉及运动情况；保持踝关节处于功能位；指导患者进行适当的功能锻炼，防止下肢肌肉萎缩、踝关节僵硬。

(2) 处理：患足予穿丁字鞋固定，保持中立位；协助理疗师做好患肢的康复训练。

3. 牵引失效

(1) 预防：被服和用物不可压在牵引绳上；牵引绳不可脱离滑轮，牵引绳要和患肢在同一条轴线上；在牵引过程中，身体过分地向床头、床尾滑动，以致头或脚抵住了床头和床尾栏杆，而失去身体的反牵引作用，应及时纠正；不可随意放松或减轻牵引重量，重量砝码应保持悬空。

(2) 处理：一旦失效，查找原因，及时纠正。

4. 便秘

(1) 预防：调节饮食，增加营养的摄入，多进水、水果、蔬菜，增加植物纤维；指导患者进行腹部按摩，促进肠蠕动。

(2) 处理：遵医嘱使用开塞露或口服缓泻剂；必要时给予灌肠。

5. 感染

(1) 呼吸系统：坠积性肺炎。

1) 预防：鼓励患者利用牵引架上的拉手抬起上身，以加强深呼吸，促进血液循环；指导患者进行有效的咳嗽咳痰，翻身时给予协助拍背咳痰。

2) 处理：适当抬高床头；遵医嘱予雾化吸入，并加强翻身拍背，鼓励和督促患者咳嗽排痰；遵医嘱使用抗生素治疗。

(2) 泌尿系统：尿路感染。

1) 预防：鼓励患者多饮水，促进排泄；留置导尿者，每日做好导管及会阴护理；长期导尿者，应定时更换导尿管和集尿袋，定时夹管训练膀胱收缩功能。

2) 处理：鼓励多喝水；给予膀胱冲洗；遵医嘱应用抗生素治疗。

(七) 健康教育

(1) 向患者及家属解释皮肤牵引的目的、方法、注意事项及配合要点。

(2) 指导患者床上功能锻炼，加强患肢肌肉的收缩运动，加强骨折远端关节的主动和被动运动。

(3) 告知患者及家属不能随意增减砝码重量，不可随意改变体位。

(4) 牵引过程中如有不适，及时告知护士。

(八) 操作评价

(1) 皮肤牵引持续有效。

(2) 操作规范、安全，无操作不良反应。

(3) 关键步骤全部完成，无错漏。

(4) 动作轻巧、熟练，注意节力原则。

(5) 注意人文关怀,与患者沟通良好。

(6) 操作中爱伤观念强。

(王　琳)

第四节　骨牵引的护理

(一) 概述

骨牵引又称直接牵引,是将不锈钢钢针穿过骨骼的坚硬部位,通过牵引钢针直接牵引骨骼(图 6-12)。

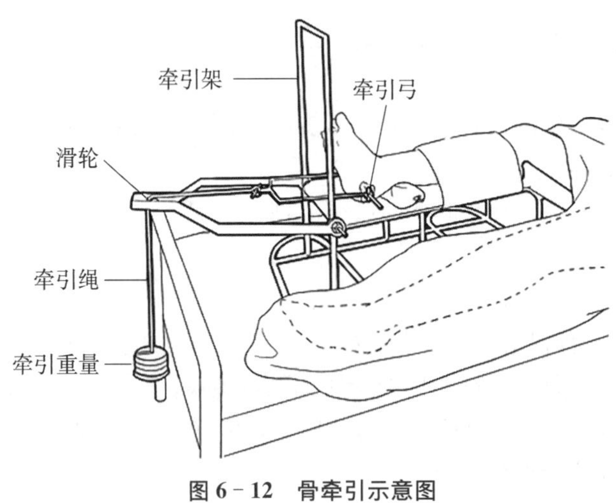

图 6-12　骨牵引示意图

(二) 目的

(1) 牵拉关节和骨骼,使脱位的关节或错位的骨折复位,并维持复位的位置。

(2) 牵拉及固定关节,以减轻关节面所承受的压力,缓解疼痛,使局部休息。

(3) 校正和预防因肌肉挛缩所致的关节畸形。

(三) 适应证

(1) 骨折、关节脱位的复位及维持复位后的稳定。

(2) 挛缩畸形的矫正治疗和预防。

(3) 防止因骨折病变引起的病理性骨折。

(4) 不适合手术的患者。

(四) 禁忌证

(1) 有骨质损伤和骨质疏松的患者。

(2) 局部感染、血友病、血管相关疾病的患者。

(五) 操作流程

如表 6-10 所示。

表 6-10　骨牵引的护理操作流程

操作步骤	动作要点	备注
核对医嘱	接到医嘱后，双人核对	★
评估解释	核对：采用两种以上方式核对患者身份	★
	评估：① 患者的病情、骨折类型、部位、年龄、意识； ② 了解患者的合作程度、体重； ③ 了解患者牵引针孔的局部皮肤情况、疼痛程度	★
	解释：骨牵引的目的、重要性、注意事项及配合要点	
准备和检查用物	素质要求：服装整洁，仪表端庄	
	环境准备：安静、整洁、明亮、温湿度适宜	
	护士准备：洗手、戴口罩	
	备妥用物：医嘱执行单、皮肤消毒液、75%乙醇纱布、棉签、弯盘、手消毒液	
核对解释	核对：采用两种以上方式核对患者身份	
	解释：骨牵引护理的目的、方法、注意事项及配合要点	
观察	取下针孔处纱布	
	观察针孔周围有无红肿、脓性分泌物、皮温是否升高	
	观察患肢肢端血供、感觉运动功能、足背动脉搏动情况	
	观察受压处皮肤情况	
消毒针孔	洗手	★
	棉签蘸取皮肤消毒液消毒针孔，先针眼，后针眼周围，顺序正确，一根棉签用于一个部位，不能反复使用	
	消毒由近针眼端到远针眼端一个方向消毒，不得来回涂擦	
	最后以 75%乙醇纱布缠绕针眼处	
核对观察	再次核对	
	询问患者有无不适	
	查看骨牵引是否持续有效	
操作后处理	整理床单位	
	告知注意事项	
	清理用物，正确处理	
	洗手，脱口罩	
	观察记录：消毒时间、特殊情况通知医师、处理措施及效果观察	

注：★表示关键步骤。

(六) 注意事项

(1) 保持有效牵引,注意牵引绳是否受压,牵引重量是否合适,牵引绳应与患肢长骨纵轴方向保持一致,牵引的重量砝码应悬空,不可着地或靠于床沿。

(2) 注意观察患肢远端动脉搏动、皮肤颜色、温度、是否有淤血、肿胀,感觉运动功能及术区周围肿胀是否进行性加重,发现异常,立即通知医师并协助处理。

(3) 注意患肢保暖。被服、用物不可压在牵引绳上。

(4) 观察针孔有无渗血渗液,渗出液多时应及时更换纱布,保持针孔部位清洁干燥,密切观察体温变化,注意针孔周围有无红、肿、热、痛及脓性分泌物。每日 2 次用皮肤消毒液消毒针孔,用 75%乙醇纱布覆盖。不要把针孔周围的痂皮去掉,因其起屏障作用,能有效防止细菌及污物进入孔道。

(5) 鼓励和协助患者做早期功能锻炼,加强患肢肌肉的收缩运动,加强骨折远端关节的主动和被动运动。

(七) 操作并发症的预防及处理

1. 牵引失效

(1) 预防:被服、用物不可压在牵引绳上;牵引绳不可脱离滑轮,牵引绳要和患肢在同一条轴线上;在牵引过程中,身体过分地向床头、床尾滑动,以致头或脚抵住了床头和床尾栏杆,而失去身体的反牵引作用,应及时纠正;不可随意放松或减轻牵引重量,重量砝码应保持悬空。

(2) 处理:一旦失效,查找原因,及时纠正。

2. 足下垂(下肢骨牵引)

(1) 预防:保持患肢处于正确体位,下肢骨牵引防止腓总神经受到卡压;注意观察患肢的末梢循环,感觉及运动情况;保持踝关节处于功能位;指导患者进行适当的功能锻炼,防止下肢肌肉萎缩、踝关节僵硬。

(2) 处理:

1) 患足予穿丁字鞋固定,保持中立位;协助理疗师做好患肢的康复训练。

2) 维持有效牵引:做好床旁交接班,每班检查牵引装置是否稳定,保持牵引绳与肢体轴方向一致;维持牵引体位,不随意增减牵引重量;每日测量患肢长度,检查骨折复位情况,及时调整牵引重量,防止过度牵引。

3. 便秘

(1) 预防:调节饮食,增加营养摄入,多饮水,多进食水果、蔬菜,增加植物纤维摄入;指导患者进行腹部按摩,促进肠蠕动。

(2) 处理:遵医嘱使用开塞露或口服缓泻剂;必要时给予灌肠。

4. 感染

(1) 骨牵引针孔感染。

1) 预防:观察针孔有无渗血渗液,渗出液多时应及时更换纱布,保持针孔部位清洁干燥;每日 2 次用皮肤消毒液消毒针孔,用 75%乙醇纱布覆盖;不要把针孔周围的痂皮去掉,因其起屏障作用,能有效防止细菌及污物进入孔道;密切观察体温变化,注意针孔周围有无红、肿、热、痛及脓性分泌物，定期做血常规检查。

2）处理：如发生感染，应立即抬高患肢，停止关节锻炼；全身应用抗生素；及时清除孔道分泌物，保持周围皮肤清洁干燥；感染严重者须切开引流。

（2）呼吸系统：坠积性肺炎。

1）预防：鼓励患者利用牵引架上的拉手抬起上身，以加强深呼吸，促进血液循环；指导患者进行有效的咳嗽咳痰，翻身时给予协助拍背咳痰。

2）处理：适当抬高床头；遵医嘱予雾化吸入，并加强翻身拍背，鼓励和督促患者咳嗽排痰；遵医嘱使用抗生素治疗。

（3）泌尿系统：尿路感染。

1）预防：鼓励患者多饮水，促进排泄；留置导尿者，每日做好导管及会阴护理；长期导尿者，应定时更换导尿管和集尿袋，定时夹管训练膀胱收缩功能。

2）处理：鼓励多喝水；给予膀胱冲洗；遵医嘱应用抗生素治疗。

（4）骨筋膜室综合征。

1）预防：抬高患肢，高于心脏水平；鼓励患者在床上进行肌肉收缩及患肢远端的关节活动，以促进淋巴及静脉血液回流；密切观察患肢肿胀、疼痛、活动、牵拉痛及动脉搏动情况，做到及早发现异常，及时处理。

2）处理：如出现皮肤苍白、发凉、发绀，脉搏减弱或消失，应尽早手术切开，以免造成肢体坏死等严重后果。

（八）健康教育

（1）向患者及家属解释骨牵引的目的、方法、注意事项及配合要点。

（2）指导患者床上功能锻炼，加强患肢肌肉的收缩运动，加强骨折远端关节的主动和被动运动。

（3）告知患者及家属不能随意增减砝码重量，不可随意改变体位。

（4）牵引过程中如有不适，及时告知护士。

（九）知识链接

骨牵引重量计算：一般股骨骨牵引重量相当于患者体重的 1/7～1/10，胫骨、跟骨骨牵引重量相当于患者体重的 1/10～1/15，上肢骨牵引重量一般为患者体重的 1/15～1/20，颅骨骨牵引重量相当于患者体重的 1/12。

（十）操作评价

（1）骨牵引持续有效。

（2）无菌概念强，不违反无菌操作原则。

（3）操作规范、安全，无操作不良反应。

（4）关键步骤全部完成，无错漏。

（5）动作轻巧、熟练，注意节力原则。

（6）注意人文关怀，与患者沟通良好。

（7）操作中爱伤观念强。

（王　琳）

第五节　经外周静脉置入中心静脉导管的护理

（一）概述

经外周静脉穿刺的中心静脉导管(peripherally inserted central venous catheter, PICC)是经上肢贵要静脉、肘正中静脉、头静脉、肱静脉，颈外静脉(新生儿还可通过下肢大隐静脉、头部颞静脉、耳后静脉等)穿刺置管，尖端位于上腔静脉或下腔静脉的导管(图6-13、6-14)。

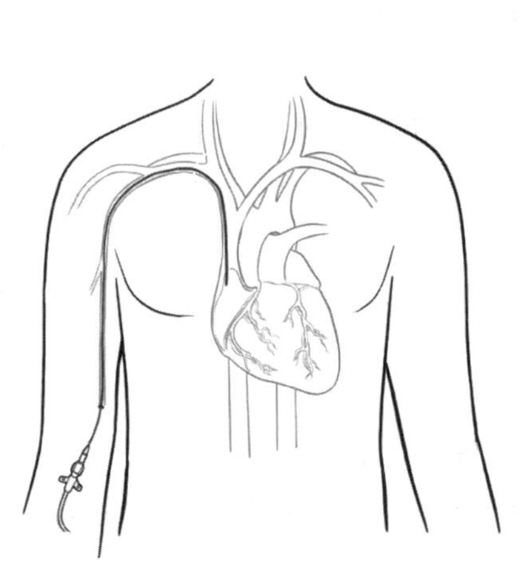

图 6-13　PICC 在人体内示意图

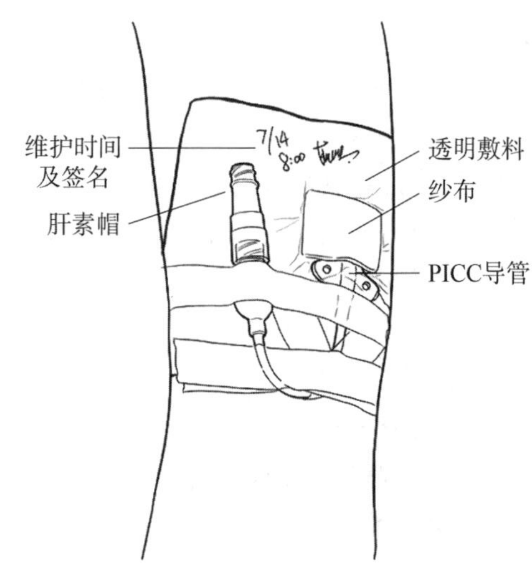

图 6-14　PICC 外固定图

（二）目的

(1) 补充水、电解质及调节酸碱平衡的药物。

(2) 补充机体所需要的能量及营养物质。

(3) 输注需快速起效又不能经口服及肌内注射的药物。

(4) 输注各种血液制品。

(5) 满足中长期反复静脉输液治疗患者的需求。

（三）适应证

(1) 有缺乏外周静脉通道的倾向。

(2) 抗肿瘤药物、持续腐蚀性药物或已知刺激性药物、胃肠外营养，各种抗生素及许多 pH>9 或 pH<5 的液体或药物，以及渗透压>600 mmol/L 的液体或药物。

(3) 需反复输血或血制品，或反复采血。

(4) 需要中长期、连续或者间歇的静脉输液给药。

（四）禁忌证

(1) 评估置管途径有感染可能。

(2) 评估置管途径有外伤史、血管外科手术史、放射治疗史、静脉血栓形成史、动静脉瘘、肢体肿胀者。

(3) 有严重的出血性疾病、严重凝血障碍者。

(4) 有上腔静脉压迫者。

(五) 操作流程

如表 6 - 11 所示。

表 6 - 11　PICC 护理操作流程

操作步骤	动作要点	备注
核对医嘱	接到医嘱后，双人核对	★
评估解释	核对：采用两种以上方式核对患者身份	★
	评估： 患者的年龄、病情、意识、过敏史及量臂围评估手臂是否肿胀； 评估导管刻度； 评估置管局部有无渗出、红肿、触痛 评估维护手册记录情况 评估患者心理状态及合作程度	★
	解释：操作目的、注意配合事项	
准备和检查用物	素质要求：服装整洁，仪表端庄	
	环境准备：安静、整洁、明亮、温湿度适宜； 擦拭盘、台、车	
	护士准备：流动水洗手、戴口罩	
	备妥用物：专用护理包或中心静脉护理盘(需另备酒精棉球或棉片、胶带、无菌手套)、医嘱执行单、10 mL 预充式导管冲洗器或 10 mL 以上注射器及无菌生理盐水(前端开口型 PICC 备肝素钠稀释液 10 U/mL 3～5 mL)、卷尺、输液接头、手消毒液、医用垃圾桶、锐器盒	★
	洗手	
核对解释	核对：采用两种以上方式核对患者身份	
	解释：维护的目的、方法、注意事项	
安置体位	根据病情安置体位	
	暴露置管侧手臂，测量肘上 10 cm 处臂围	
维护	洗手	
	打开维护包	
	患者手臂下垫巾	
	预冲输液接头	

（续　表）

操作步骤	动作要点	备注
	由下往上撕除旧敷料，以免将导管带出	★
	观察穿刺点周围皮肤情况、有无渗出物、导管外露长度、有无滑出或回缩	
	根据需要清除皮肤表面胶布痕迹（勿伤及导管），妥善放置导管，避免导管滑出	
	洗手	
	戴无菌手套	
	消毒导管及周围皮肤：以穿刺点为中心，由内向外螺旋式摩擦消毒 3 次，直径≥20 cm	
	撤去旧移液接头，用酒精棉片或酒精棉球包裹接口擦拭≥15 秒（图 6－15）	
	抽回血，仅抽至延长管透明处可见即可	
	用 10 mL 以上无菌生理盐水脉冲式冲管，最后 1～2 mL 正压封管（如是前端开口型 PICC 应用 10 mL 以上无菌生理盐水脉冲式冲管后，用 0～10U/mL 肝素稀释液 3～5 mL 正压封管后，夹闭拇指夹）	★
	换上新的输液接头	
	充分自然待干后，体外导管“C”或“U”形放置	★
	无张力粘贴敷料，排除贴膜下多余空气（图 6－16）	
	高举平台法“U”形固定延长管	
	敷料上应注明日期，操作者签名	
恢复体位	再次核对	
	协助患者取舒适体位	
	必要时拉起床挡	
	洗手	
健康宣教	告知注意事项，防止导管滑脱	
	呼叫铃放于易取处	
用物处理	正确处理用物	
	洗手，脱口罩	
准确记录	记录 PICC 维护手册、护理记录单	★

注：★表示关键步骤。

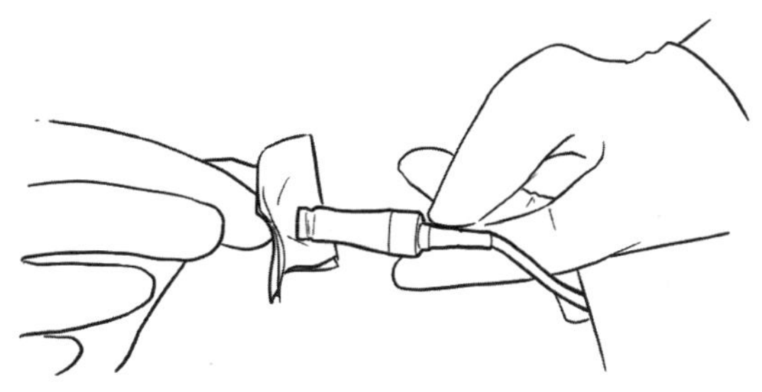

图 6-15　酒精棉球消毒输液接头

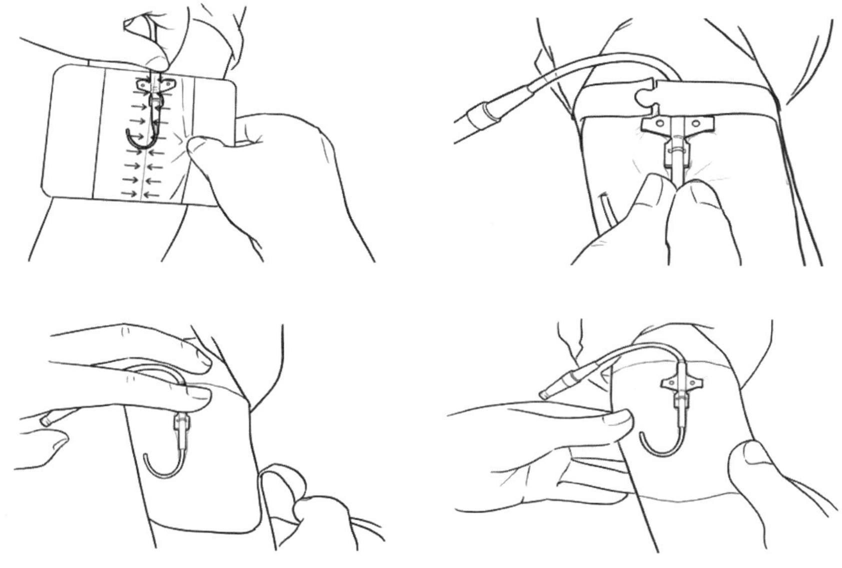

图 6-16　无张力固定

(六) 注意事项

(1) 严格执行查对制度和无菌操作原则。

(2) PICC 输注药物前宜通过抽回血来确定导管在静脉内。

(3) PICC 给药前宜用生理盐水 10～20 mL 脉冲式冲洗导管，如果遇到阻力或者抽吸无回血，应进一步确定导管的通畅性，不应强行冲洗导管。

(4) 输注刺激性、腐蚀性药物过程中，注意观察回血情况，确保导管在静脉管腔内。

(5) 输入血制品、白蛋白、静脉营养、脂肪乳剂、甘露醇等黏滞性药物后，必须立即冲洗导管。

(6) 三向瓣膜 PICC 输注完毕，用生理盐水 10～20 mL 脉冲式冲洗导管后正压封管；前端开口型 PICC 输注完毕，予生理盐水 10～20 mL 脉冲式冲洗导管后，可用 0～10 U/mL 肝素稀释液 3～5 mL 正压封管。

(7) 每日观察穿刺点及周围皮肤的完整性。

(8) PICC 导管应至少每周维护一次。

(9) 无菌透明敷料至少每 7 天更换一次，无菌纱布敷料至少每 2 天更换一次。若穿刺部位发生渗液、渗血时应及时更换敷料；穿刺部位的敷料发生松动、污染等完整性受损时应立即更换。

(10) PICC 导管留置时间不宜超过 1 年，或遵照产品使用说明书。

(11) 根据病情、导管留置时间、并发症等因素进行评估，尽早由静脉治疗专科护士拔管。拔除后应检查导管的完整性，并保持穿刺点 24 小时密闭干燥。

(12) 凡进行 PICC 置管、拔管或经 PICC 采血均须由有资格证书的专科护士进行操作。

(13) PICC 常规维护应由参加培训并考核合格的护理人员进行操作。

(七) 操作并发症的预防及处理

1. PICC 导管断裂

(1) 预防：

1) 置管位置以肘上为宜，尽量避开关节活动处。

2) 做好患者宣教，指导合理活动，避免置管侧肢体频繁屈肘及过度负重。

3) 规范化维护和使用，贴膜时采取“U”形或“S”形的固定方式，避免导管打折。使用 10 mL 以上注射器或一次性专用冲洗装置。

4) 避免高压注射泵注射对比剂(耐高压导管除外)。

5) 如遇阻力或者抽吸无回血，不应强行冲洗导管。

6) 拔管时动作轻柔，缓慢、匀速；如遇阻力，切勿强行拔管，可采取穿刺点上方热敷及改变体位等措施，必要时行血管彩超及摄 X 线片定位。

(2) 处理：

1) 立即停止输液，通知医师及静疗专科护士。

2) 嘱患者卧床，置管侧肢体制动，测量双侧臂围并记录。

3) 如为体外断裂，按住体外残端，避免导管进入体内。静脉治疗专科护士在严格无菌操作下进行导管修剪，酌情拍片定位。

4) 如为体内断裂，立即在置管侧肢体腋下扎止血带；每隔 20～30 分钟放松一次，每次 30 秒～1 分钟，严密观察肢体末梢循环。请血管外科、介入科会诊，行静脉切开或介入手术取出断裂导管。

2. PICC 导管滑脱

(1) 预防：

1) 做好患者宣教，指导合理活动，避免置管侧肢体做大幅度运动、摩擦，洗澡时注意导管保护，避免贴膜处遇水松动。

2) 进行导管维护时注意导管保护，避免牵拉导管。

3) 每次操作维护前进行导管刻度评估并记录导管外露刻度。

(2) 处理：

1) 立即停止输液，通知医师及静疗专科护士。

2) 保持导管的无菌状态，使用无菌敷料将外露导管覆盖。

3) 妥善固定导管，指导患者置管侧肢体勿剧烈活动及做上举动作，避免导管再次滑脱。

4）拍片确定导管尖端位置，由静疗护士进一步处理（如在上腔静脉，可给予修剪并使用固定器，如导管尖端不在上腔静脉，根据治疗需求可暂时保留或者拔除）。

5）如需拔管，拔管后保持穿刺点 24 小时密闭。

（八）健康教育

（1）告知患者 PICC 维护的目的、注意事项及配合要点。

（2）告知患者 PICC 带管期间须每周维护 1 次。间隔时间不得超过 7 天。

（3）日常应增加置管侧手部活动。如置管位置在肘窝或肘下，则应减少肘部活动。血液高凝者、天气寒冷、穿衣厚者应增加活动，以防止血栓形成。

（4）日常生活不受影响，但应注意避免：

1）用置管侧手臂支撑身体，提取重物（不超过 5kg）。

2）置管侧手臂做大环肩的动作。

3）置管侧手臂长时间受压，如睡觉时减少置管侧卧位。

4）置管侧手臂测量血压。

5）进行桑拿、游泳、羽毛球、俯卧撑、引体向上等活动。

（5）穿刺部位不可浸入水中，应尽量避免盆浴。可行淋浴，但淋浴前需使用专用沐浴用硅胶套包裹于置管处手臂外，也可用干毛巾包裹于穿刺点外，再用保鲜膜包裹于干毛巾外。

（6）如为三向瓣膜 PICC（蓝色导管），禁止增强 CT 时行造影剂高压推注。

（7）大量出汗、沾水或其他原因导致贴膜翘起、卷边、脱落，必须及时前往医院更换，以免导管滑出。

（8）如遇导管滑出、导管内有回血、置管侧手臂肿胀或疼痛、穿刺点明显大量渗血渗液，需及时就医。

（9）请患者及家属妥善保管 PICC 维护手册。如有特殊情况，可向维护人员告知。

（九）知识链接

1．导管材质　硅胶和聚氨酯，均不透射线。

（1）硅胶：是一种很有弹性的材料，在穿刺过程中因其对静脉内膜损伤小并可漂浮在静脉中，从而能降低血栓形成的风险。另外，硅胶增加了导管与机体的生物相容性，降低了纤维蛋白对导管的黏附性（抗血栓）。该材质的导管可用于长期通路装置。

（2）聚氨酯：聚氨酯结实但不坚硬，在静脉内会受人体中心温度的影响变得更软、更柔韧。其优越的拉伸（物理）强度和柔韧性能使导管壁变得更薄，内径变得更大，从而达到高流速的效率。另外，该材质因导管外径较小，不仅能减少穿刺损伤，而且更容易经皮穿刺，从而降低静脉炎和其他感染性并发症的风险。聚氨酯材料对人体有很高的生物相容性，使纤维蛋白对导管材料的吸附性变得很小。

2．导管规格　管径从 3～6Fr，有单腔、双腔和三腔设计。

3．导管结构　有开口式和瓣膜式。瓣膜可位于导管的尖端或末端。瓣膜是一种有压力调节的安全阀，可减少因运动或不自主反应（如咳嗽）致中心静脉压增加而引发的血液反流，从而降低导管堵塞和感染的风险。瓣膜式导管由于压力差设定流向，一般采用生理盐水冲管即可。

（十）操作评价

（1）严格执行查对制度。

（2）无菌概念强，不违反无菌操作原则。

（3）操作规范、安全，无操作不良反应。

（4）关键步骤全部完成，无错漏。

（5）动作轻巧、熟练，注意节力原则。

（6）注意人文关怀，与患者沟通良好。

（7）操作中爱伤观念强。

（8）操作时间小于 15 分钟。

（王　琳　肖沙璐）

第六节　输液港的护理

（一）概述

输液港（implantable venous access port，PORT）是完全植入人体内的闭合输液装置，包括尖端位于上腔静脉的导管部分及埋植于皮下的注射座（图 6－17）。

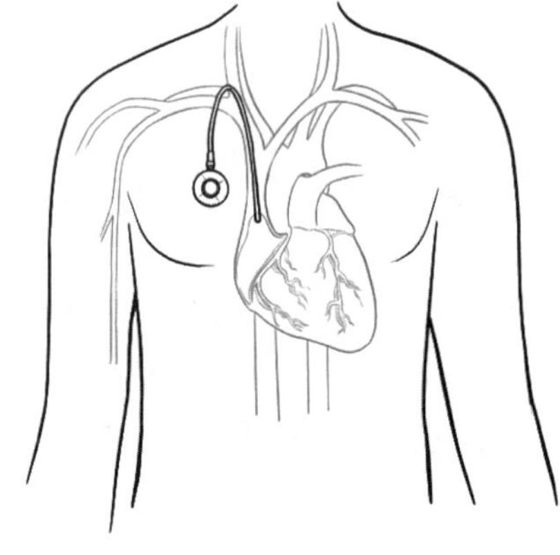

图 6－17　输液港在人体内示意图

（二）目的

（1）补充水、电解质及调节酸碱平衡的药物。

（2）补充机体所需要的能量及营养物质。

（3）输注需快速起效又不能经口服及肌内注射的药物。

（4）输注各种血液制品。

（5）满足长期反复静脉输液治疗患者的需求。

（三）适应证

（1）抗肿瘤药物、持续腐蚀性药物或已知刺激性药物、胃肠外营养，各种抗生素及许多 pH＞9 或 pH＜5 的液体或药物，以及渗透压＞600 mmol/L 的液体或药物。

（2）需反复输血或血制品，或反复采血。

（3）需要长期、连续或者间歇的静脉输液给药。

（四）禁忌证

（1）确诊或疑似感染、菌血症或败血症。

（2）患者体质、体型不适宜植入式输液港。

（3）确定或怀疑对输液港材料过敏者。

(4) 经皮穿刺导管植入法禁忌证：①严重的肺阻塞疾病；②预穿刺部位曾经放射治疗；③预插管部位有血栓形成迹象或经受过血管外科手术。

(五) 操作流程

如表 6－12 所示。

表 6－12　PORT 护理输液操作流程

操作步骤	动作要点	备注
核对医嘱	接到医嘱后，双人核对	★
评估解释	核对：采用两种以上方式核对患者身份	★
	评估： ① 患者的年龄、病情、意识、过敏史，有无心脏病史； ② 港体穿刺部位及周围皮肤有无红肿、皮疹、疼痛、渗出等情况，无损伤针留置情况； ③ 患者心理状态及合作程度； ④ 维护手册注意情况	★
	解释： PORT 输液的目的、方法、注意事项、药物的作用及配合要点； 嘱患者排尿	
准备和检查用物	素质要求：服装整洁，仪表端庄	
	环境准备：安静、整洁、明亮、温湿度适宜； 擦拭台、盘、车	
	护士准备：洗手、戴口罩	
	备齐用物、放置合理：注射盘(弯盘、酒精棉片或酒精棉球)、医嘱执行单、10 mL 预充式导管冲洗器或 10 mL 以上注射器及无菌生理盐水、无菌纱布、一次性输液器、药液、手消毒液、锐器盒、胶布，根据需要准备输液接头	
	双人按照正确方法查对药液	
	检查输液器及药液、消毒液、无菌纱布、酒精棉片或酒精棉球、预充式导管冲洗器(或注射器及无菌生理盐水)	
	正确处理用物	
	洗手	
核对解释	核对：采用两种以上方式核对患者身份	
	解释：输液的目的、方法、注意事项、药物的作用及配合要点	
安置体位	根据病情安置患者体位	
	充分暴露穿刺部位	

（续　表）

操作步骤	动作要点	备注
给药	洗手	
	置静脉盘于床头柜	
	排气	
	再次核对	
	无菌纱布垫于导管接头下	★
	酒精棉片或棉球包裹输液接头消毒≥15 秒	
	抽回血确认导管位置	
	见回血后脉冲式注入生理盐水 10 mL	
	连接输液器	
	妥善固定输液接头与输液器衔接处	
	“U”形固定延长管	
	根据药物及病情或医嘱调节滴速(图 6－18)	
恢复体位	协助患者取舒适体位	
	整理床单位，必要时拉起床挡	
	洗手	
	再次核对	★
	观察患者用药后反应	
健康宣教	告知注意事项	
	呼叫铃放于易取处	
用物处理	正确处理用物	
	洗手，脱口罩	
	准确记录：注射时间、药物名称、浓度、剂量，患者反应	
巡视观察	定时巡视	★
	观察患者的用药反应	
	观察穿刺部位有无红、肿、热、痛、渗出等表现	
	观察有无输液反应等相关并发症	
并发症处理	一旦发生静脉治疗相关并发症，按相应流程处理	
输液结束	用 10 mL 预充式导管冲洗器，或 10 mL 以上注射器以脉冲方式推注 10～20 mL 生理盐水冲洗导管，并正压封管	
	及时关闭拇指夹	

注：★表示关键步骤。

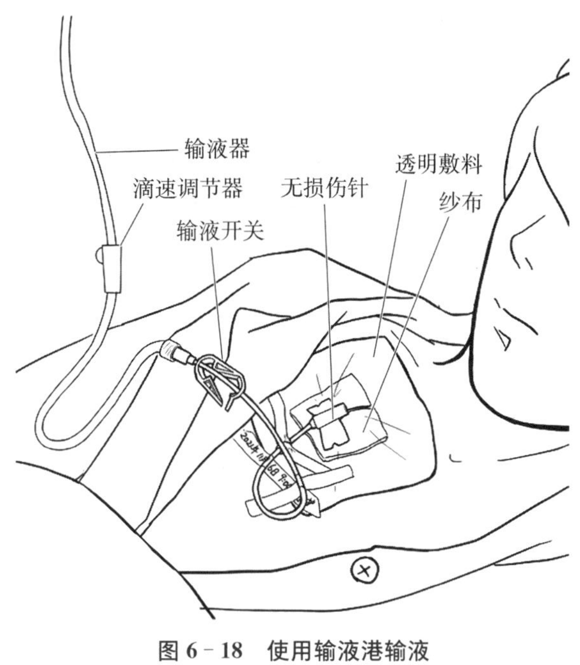

图 6－18 使用输液港输液

（六）注意事项

（1）严格执行查对制度和无菌操作原则。

（2）PORT 带管间歇期至少每 4 周维护 1 次。期间如经 PORT 输液，等同于维护。

（3）维护或输液时必须使用专用无损伤针，每 7 天更换。治疗期间须使用大于 $10\times10\ cm^2$ 敷贴固定，透明敷贴每 7 天更换，无菌纱布类敷贴（不包括用无菌纱布垫于针下固定或减压后的透明敷贴）每 2 天更换。如有特殊情况，及时更换。

（4）应妥善固定无损伤针，避免带针期间移动针头，以免损伤泵体。

（5）输注任何药物前，均需通过回抽回血确定导管在静脉管腔内。如遇阻力或抽吸不畅，不可强行冲洗，应分析原因，进一步确定导管通畅性。

（6）静脉用药及插针前后，密切观察患者局部有无红、肿、热、痛或药物渗出现象，并观察有无胸闷、胸痛及呼吸急促等症状，尤其输液滴速是否随患者体位改变而改变。

（7）输注血制品、白蛋白、静脉营养液、脂肪乳剂、甘露醇等黏滞性药物后，需冲洗导管。

（8）维护及治疗期间，按要求准确记录维护手册。

（9）凡经 PORT 置针、采血、拔针均须由有资格证书的专科护士进行操作。PORT 常规维护应由参加培训并考核合格的护理人员进行操作。

（七）健康教育

（1）告知患者 PORT 输液的目的、注意事项、药物的作用及配合要点。

（2）告知患者在输液期间如有不适，及时通知护士。

（3）告知患者 PORT 带管间歇期至少每 4 周维护 1 次。期间如经 PORT 输液，等同于维护。

(4) 留置无损伤针期间患者应避免洗澡。待拔除无损伤针伤口痊愈后可以洗澡,生活亦可如常,不受静脉输液港影响。

(5) 植入 PORT 后,可进行 CT、MRI 等放射检查,但在检查前事先告知放射科检验人员。一般活动(如篮球、高尔夫、游泳等)不受限制。但要避免做 PORT 植入侧上肢的外展活动(如举重、俯卧撑、引体向上等),以免港体与导管断裂。

(6) 如港体周围皮肤出现红肿、疼痛、皮疹、渗出等,需及时就医。

(7) 行 CT、MRI、造影检查时,严禁经 PORT 高压推注对比剂(耐高压港体除外),以免导管破裂。

(8) 过机场安检时,可事先告知机场安检人员。

(9) 请患者及家属妥善保管 PORT 维护手册。如有特殊情况,可告知维护人员。

(八) 知识链接

1. PORT 的主要构成　PORT 是一种可以完全植入人体内的闭合静脉输液系统,可为患者提供长期的静脉输液通路。包括一个港座(也称注射座、穿刺座),以及与之相连的不透射线的导管。港座上的硅胶隔垫可接受被称作蝶翼针(Huber 针)的无损伤针穿刺 1 500～2 000 次。PORT 的植入及取出均需由经过培训的医师经手术进行。导管和港座之间的连接可在手术过程中通过导管锁锁定。

2. PORT 的部位

(1) 通常选择胸壁。如患者有上腔静脉阻塞综合征,也可选择放置于腹壁,其导管尖端位于下腔静脉的膈膜水平。

(2) 如胸壁无法植入港体,还可以经外周静脉植入 PORT,一般放置在上臂。该 PORT 港体的尺寸大约是胸部 PORT 的一半,一般采用单个注射座的设计。而导管较胸部 PORT 更长。不得在手臂 PORT 侧上臂测量血压,也禁止在手臂 PORT 上方抽血或行静脉穿刺。

3. PORT 的结构与材质

(1) 导管类型包括末端开放式、末端瓣膜式。

(2) 注射座由树脂或钛合金构成,可以进行磁共振成像等检查。树脂注射座对磁共振、CT 和放射线无干扰,而钛合金注射座对上述射线均有不同程度的干扰。PORT 可分为耐高压 PORT 及非耐高压 PORT,耐高压 PORT 可以高压注射对比剂,非耐高压 PORT 严禁高压注射对比剂。

(九) 操作评价

(1) 严格执行查对制度。

(2) 无菌概念强,不违反无菌操作原则。

(3) 操作规范、安全,无操作不良反应。

(4) 关键步骤全部完成,无错漏。

(5) 动作轻巧、熟练,注意节力原则。

(6) 注意人文关怀,与患者沟通良好。

(7) 操作中爱伤观念强。

(8) 操作时间小于 10 分钟。

(肖沙璐)

参考文献

[1] 杨明玉,周玉虹. 外科护士规范操作指南[M]. 北京:中国医药科技出版社,2016:11.
[2] 田姣,李哲. 实用普外科护理手册[M]. 北京:化学工业出版社,2017:9.
[3] 吴欣娟. 外科护理工作标准流程图表[M]. 长沙:湖南科学技术出版社,2018:10.
[4] 吴欣娟,张晓静. 实用临床护理操作手册[M]. 北京:中国协和医科大学出版社,2018:63.
[5] 张玲娟,席惠君. 新入职护士规范化培训护理操作流程与考核标准[M]. 上海:上海科学技术出版社,2018:18.
[6] 赵欣,于媛媛. 有创颅内压监测与脑室外引流技术结合对重症颅脑损伤血肿清除术后患者的临床应用[J]. 河北医学,2017,23(8):1340-1342.
[7] 朱春霞,巫秋霞. 脑室外引流患者的护理体会[J]. 广东医学,2016,37(增刊):266-268.
[8] 周定标,周良辅. 神经外科脑脊液外引流中国专家共识(2018 版)[J]. 中华医学杂志,2018,98(21):1646-1649.
[9] 王泠,胡爱玲. 伤口造口失禁专科护理[M]. 北京:人民卫生出版社,2018:158-168.

图书在版编目(CIP)数据

实用临床护理操作规程/吴燕主编. —上海：复旦大学出版社，2023.9
(实用临床护理规范系列)
ISBN 978-7-309-16433-6

Ⅰ.①实… Ⅱ.①吴… Ⅲ.①护理学-技术操作规程 Ⅳ.①R47-65

中国版本图书馆 CIP 数据核字(2022)第 186914 号

实用临床护理操作规程
吴 燕 主编
责任编辑/江黎涵

复旦大学出版社有限公司出版发行
上海市国权路 579 号 邮编：200433
网址：fupnet@fudanpress.com http://www.fudanpress.com
门市零售：86-21-65102580 团体订购：86-21-65104505
出版部电话：86-21-65642845
上海丽佳制版印刷有限公司

开本 787×1092 1/16 印张 22.25 字数 487 千
2023 年 9 月第 1 版第 1 次印刷

ISBN 978-7-309-16433-6/R・1974
定价：88.00 元